マンガでわかる!

統合失調症

Schizophrenia

中村ユキ
Nakamura Yuki
著

当事者のみなさん
福田正人
Fukuda Masato
監修

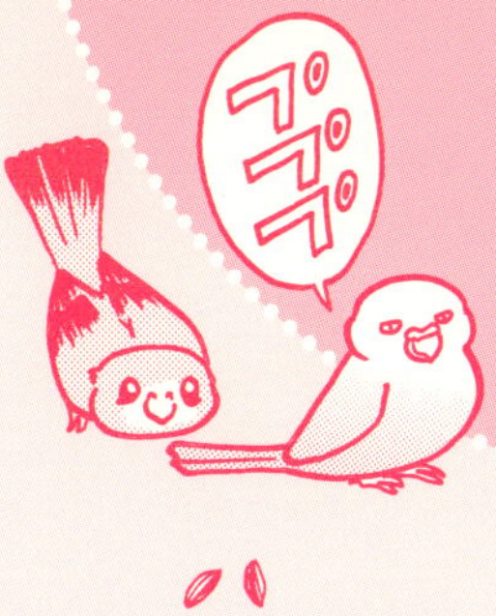

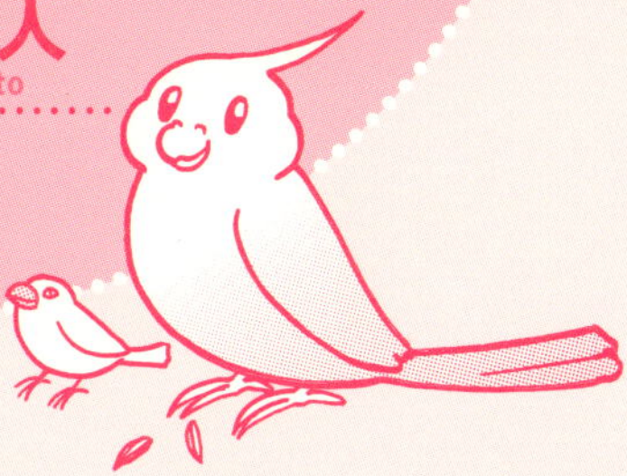

日本評論社

はじめに

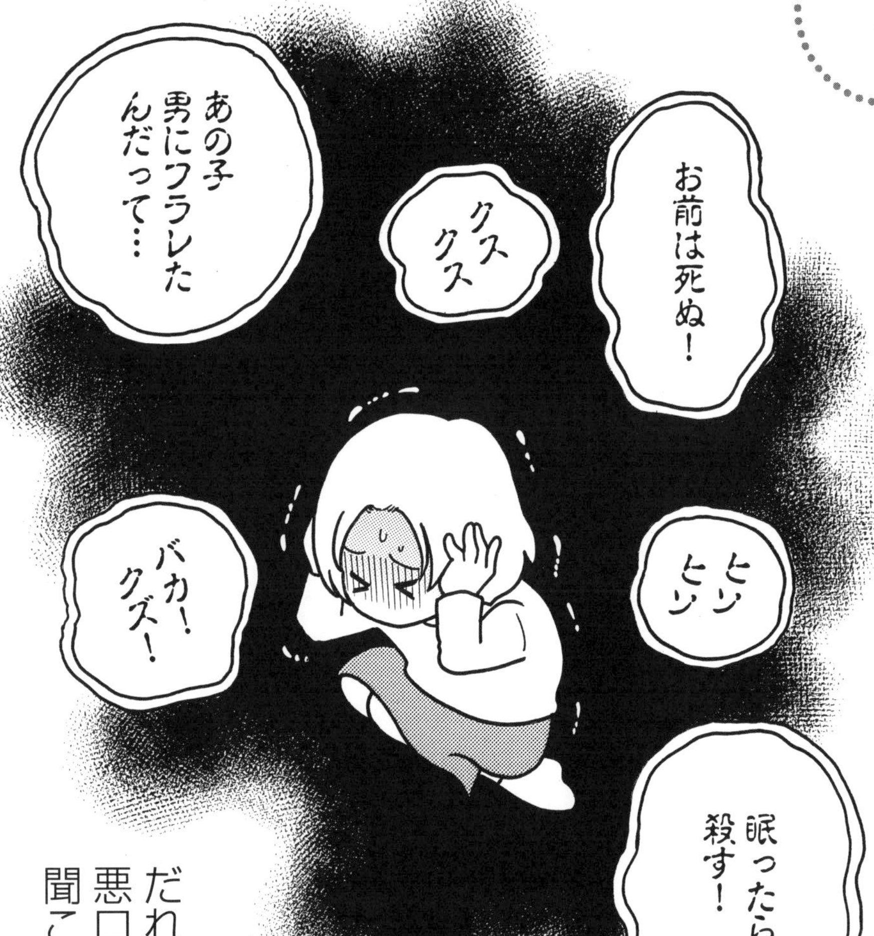
お前は死ぬ！
クスクス
あの子男にフラレたんだって…
ヒソヒソ
バカ！クズ！
眠ったら殺す！

だれもいないのに
悪口や命令が
聞こえてきたり…

人には見えないモノが見えたりする

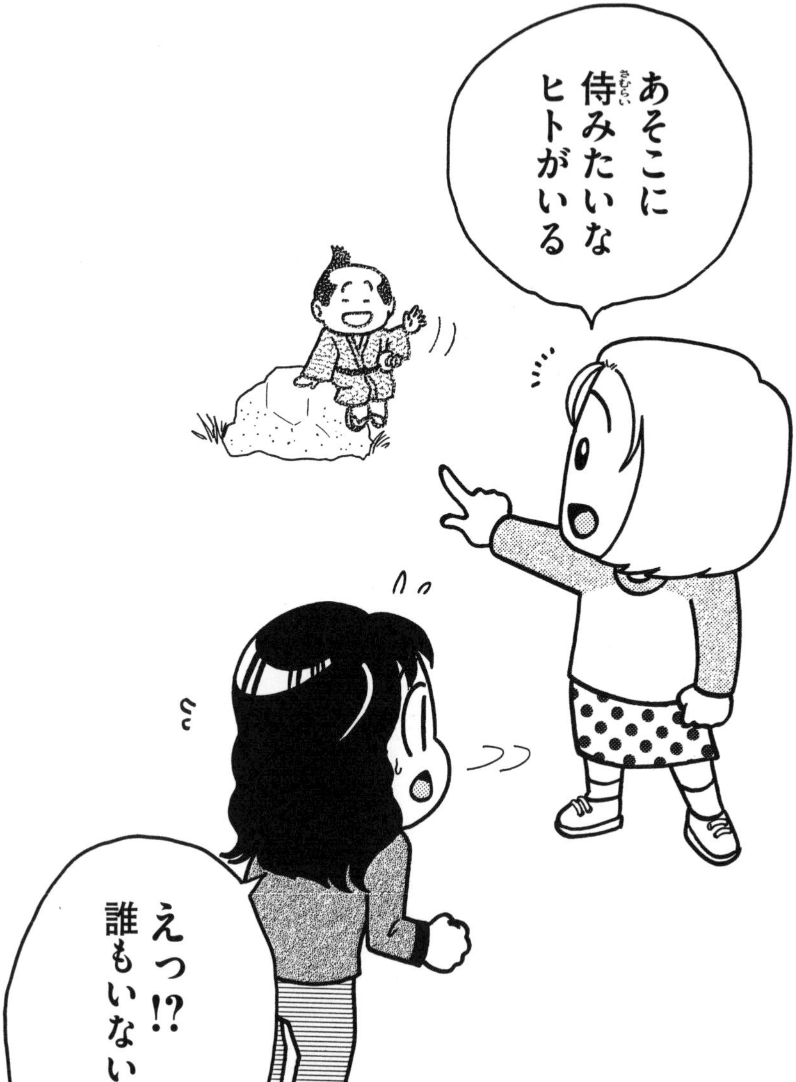
あそこに侍《さむらい》みたいなヒトがいる
えっ!? 誰もいないよ

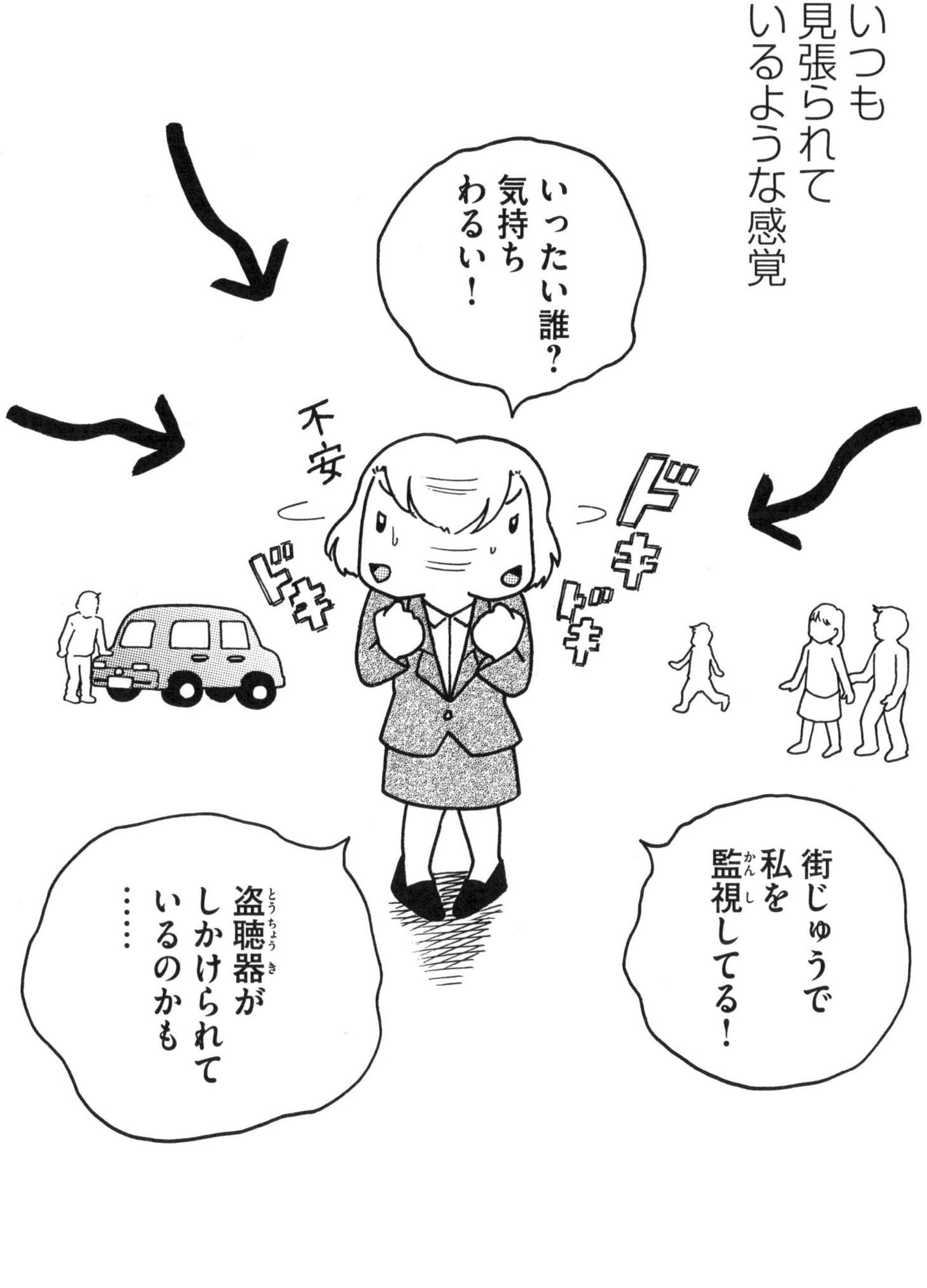
いつも見張られているような感覚
いったい誰？気持ちわるい！
ドキ
ドキ
不安
ドキ
街じゅうで私を監視《かんし》してる！
盗聴器《とうちょうき》がしかけられているのかも……

自分の考えが他人に伝わっているような感覚

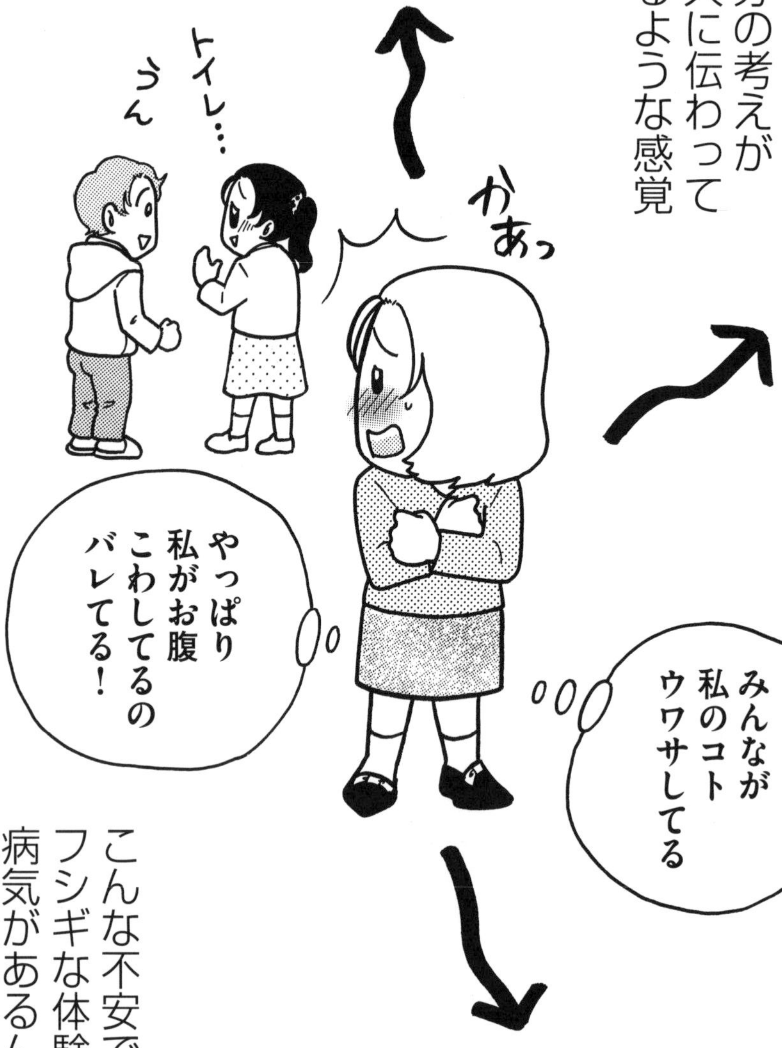
トイレ…
うん
かあっ
みんなが私のコトウワサしてる
やっぱり私がお腹こわしてるのバレてる！

こんな不安でフシギな体験をする病気があるんです

それは――
統《とう》合《ごう》失《しっ》調《ちょう》症《しょう》と
いう病気です

およそ100人に1人が
発症するという
ありふれた病気
なんだけど

体験があまりにリアルに
感じられるため
本人が病気だとは
気づきにくいんだって

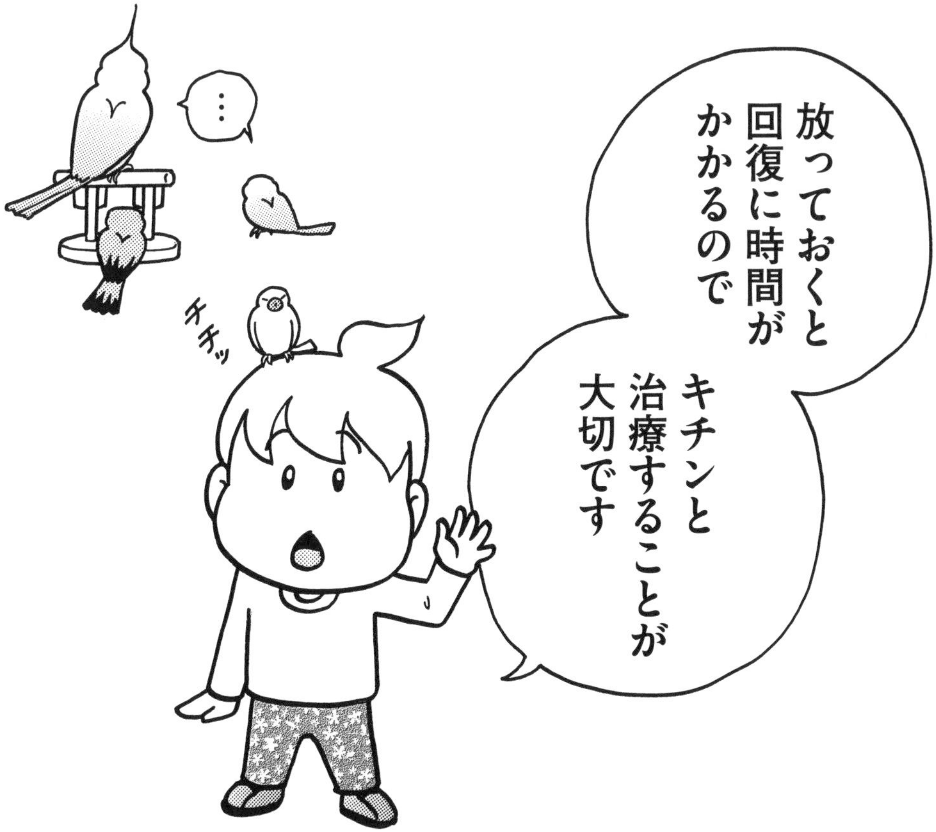
放っておくと回復に時間がかかるので
キチンと治療することが大切です
…
チチッ

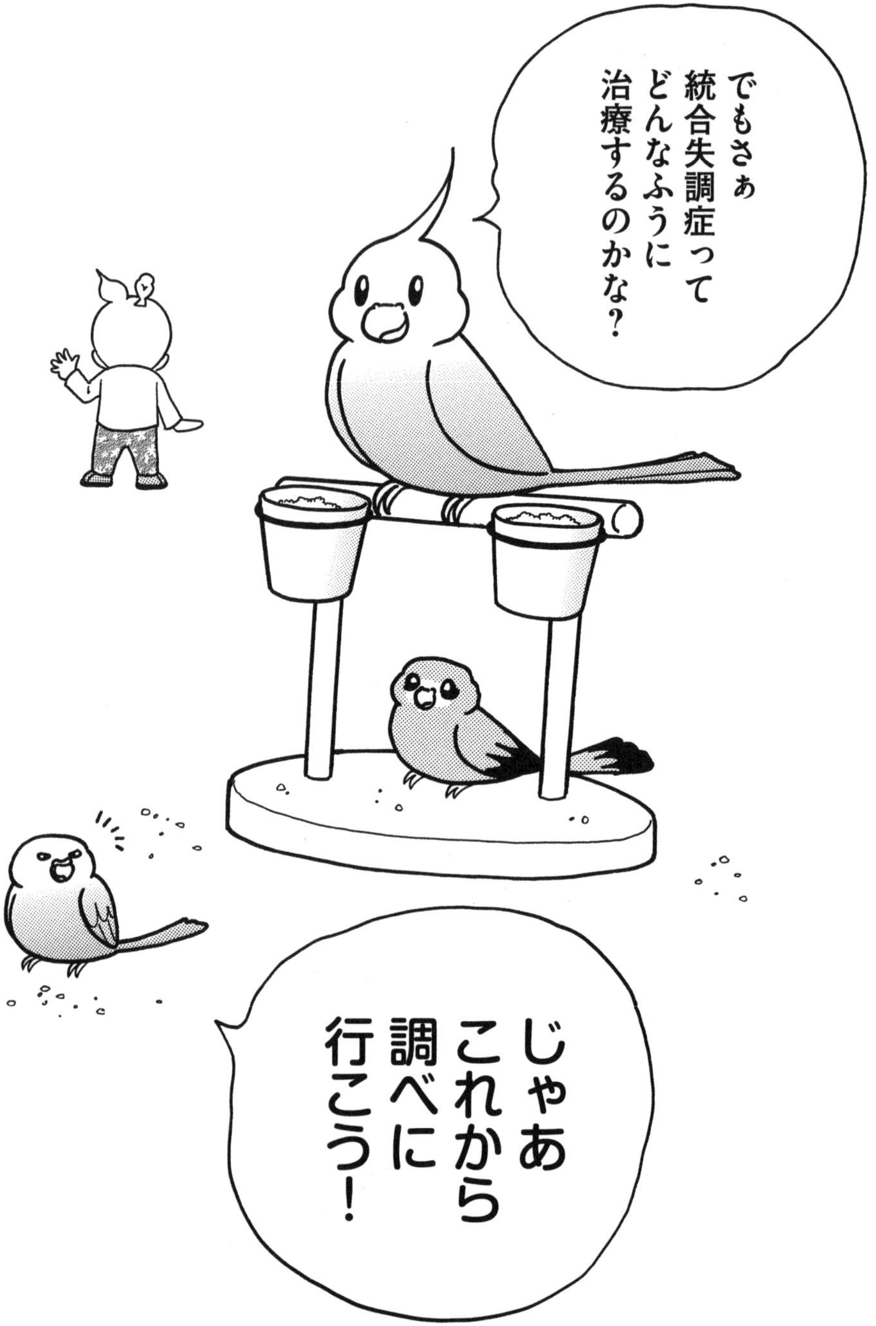
でもさぁ統合失調症ってどんなふうに治療するのかな？
じゃあこれから調べに行こう！

＊このマンガは事実をもとに再構成したフィクションです。

おもな登場人物

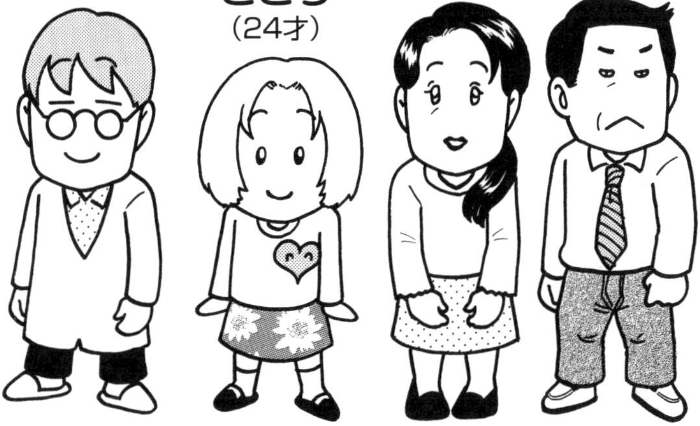

こころの
主治医
主人公
こころ
（24才）
母
（49才）
父
（53才）

ナビゲーター・中村家

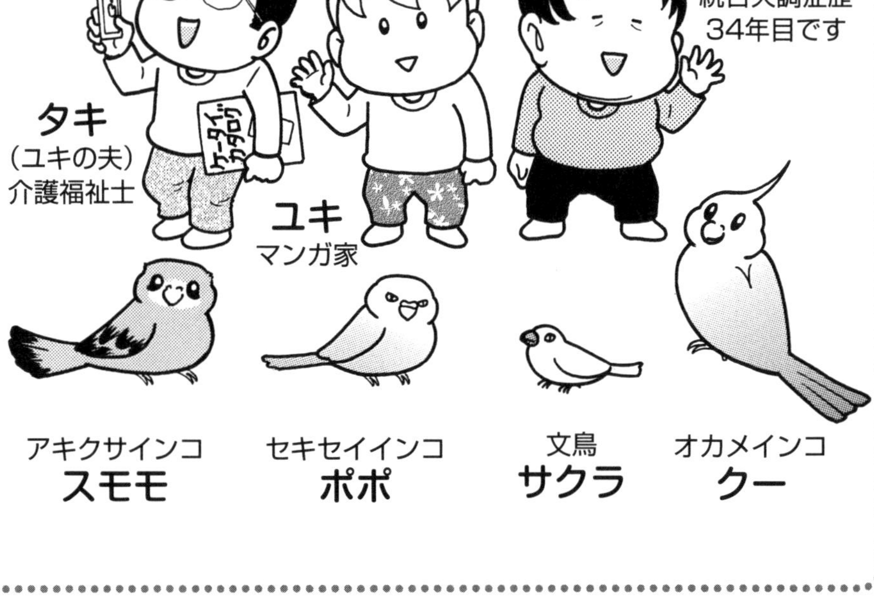

タキ
（ユキの夫）
介護福祉士
ケータイ
カタログ
ユキ
マンガ家
お母ちゃん
統合失調症歴
34年目です
アキクサインコ
スモモ
セキセイインコ
ポポ
文鳥
サクラ
オカメインコ
クー

●もくじ●

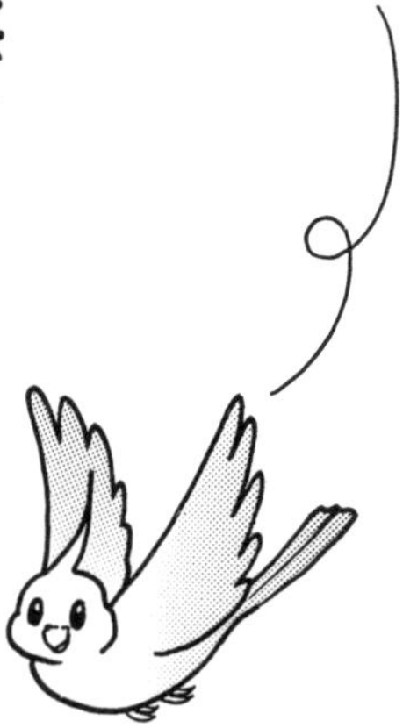

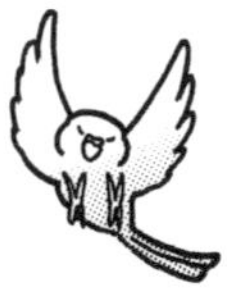

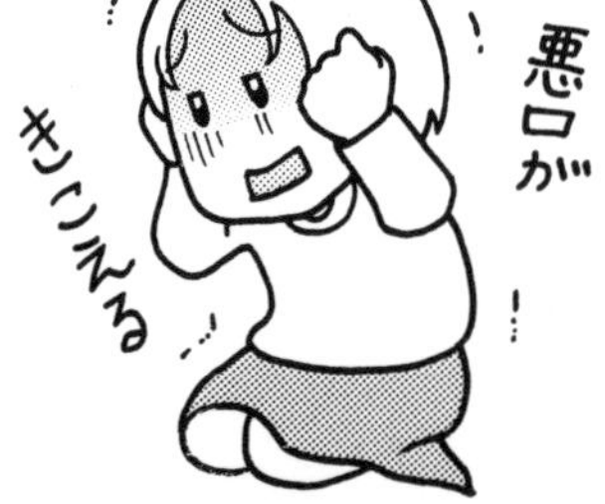

第2章 統合失調症ってこんなビョーキ 33

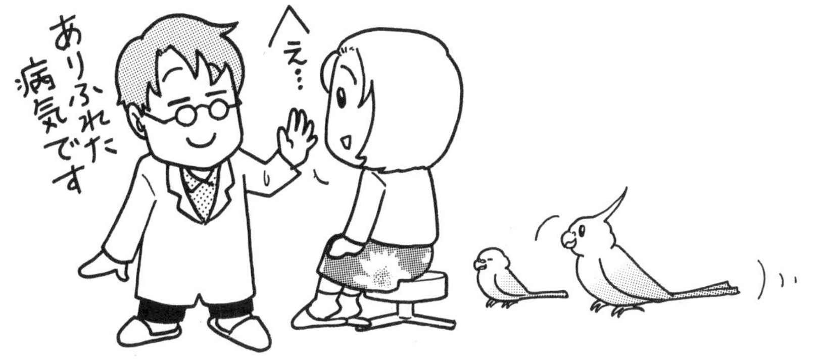

第3章 再発予防と回復を高める生活 91

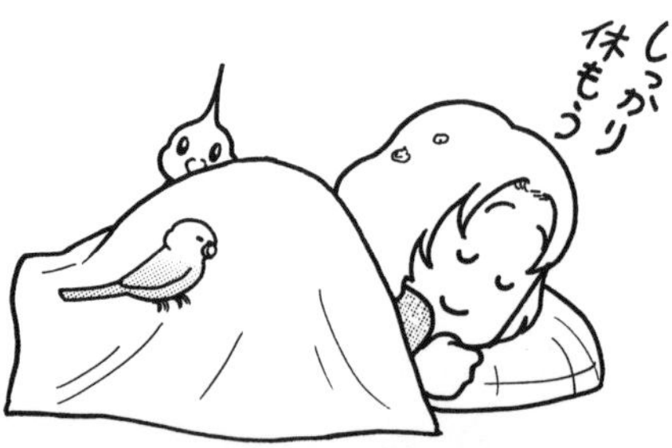

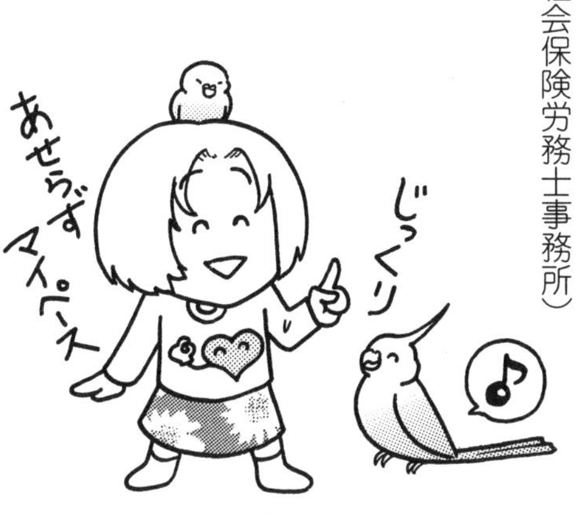
あせらず
マイペース
じっくり

終章

中村家《わがや》流統合失調症生活《トーシツライフ》　工夫あれこれ　161

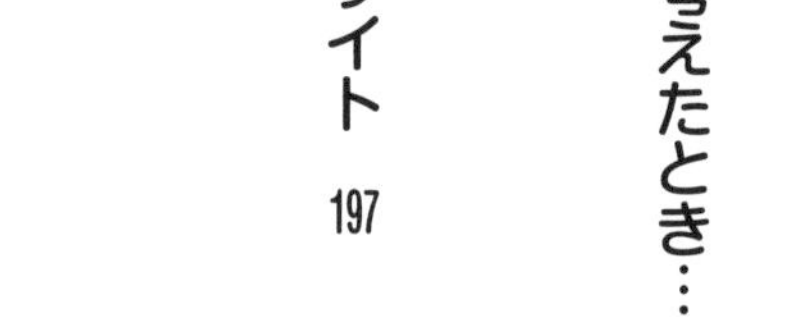

第1章

発症から受診まで

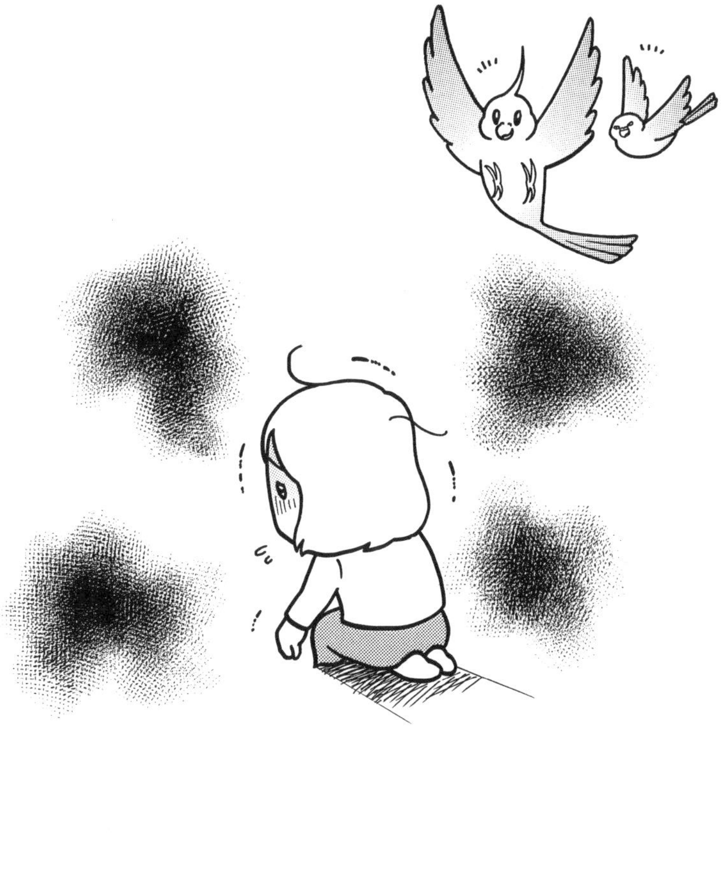

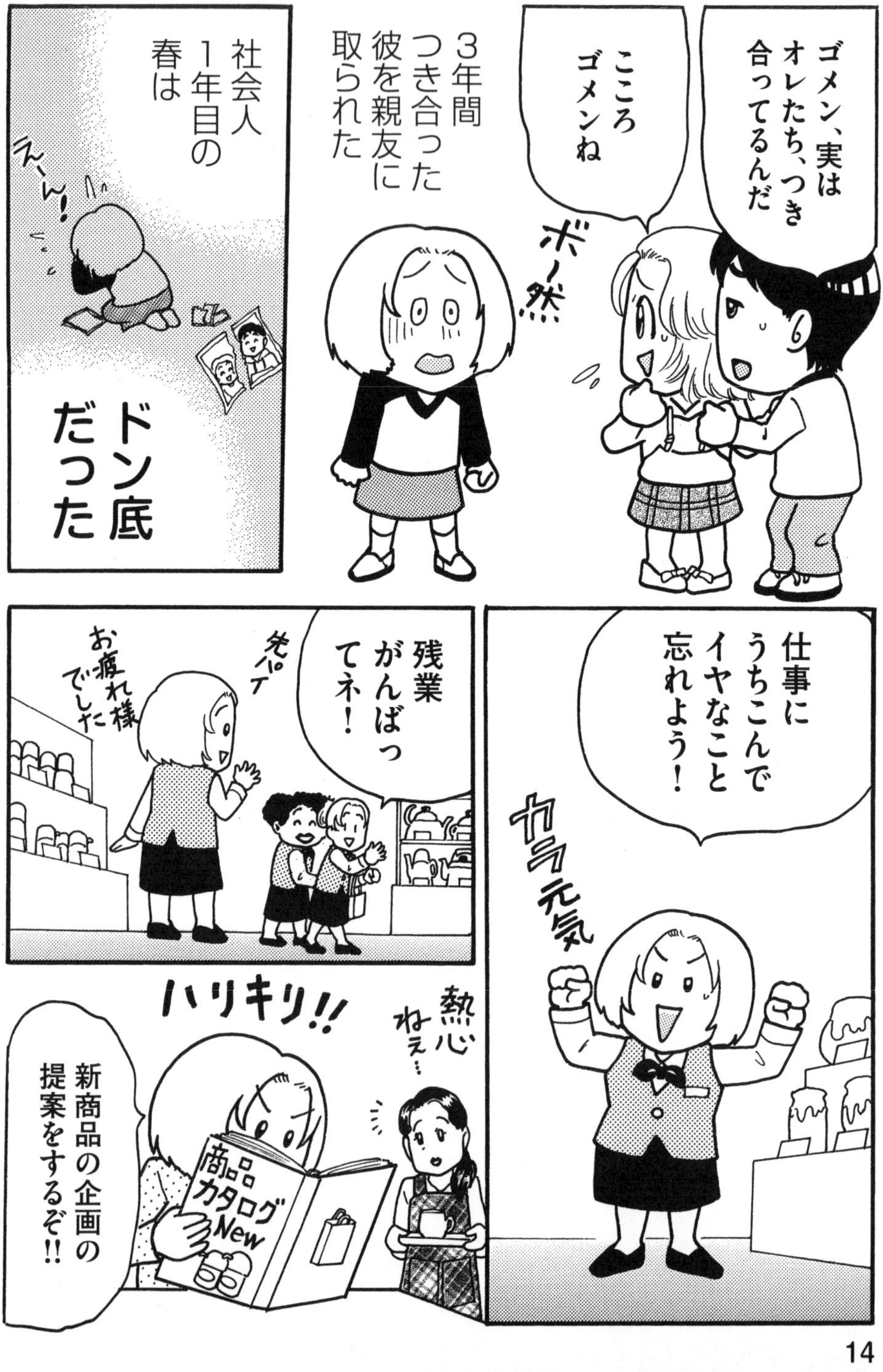
ゴメン、実はオレたち、つき合ってるんだ
こころゴメンね
ボー然
3年間つき合った彼を親友に取られた
社会人1年目の春は
えーん!
ドン底だった
仕事にうちこんでイヤなこと忘れよう!
カラ元気
残業がんばってネ!
先パイ
お疲れ様でした
ハリキリ!!
熱心ねぇ…
新商品の企画の提案をするぞ!!
商品カタログNew

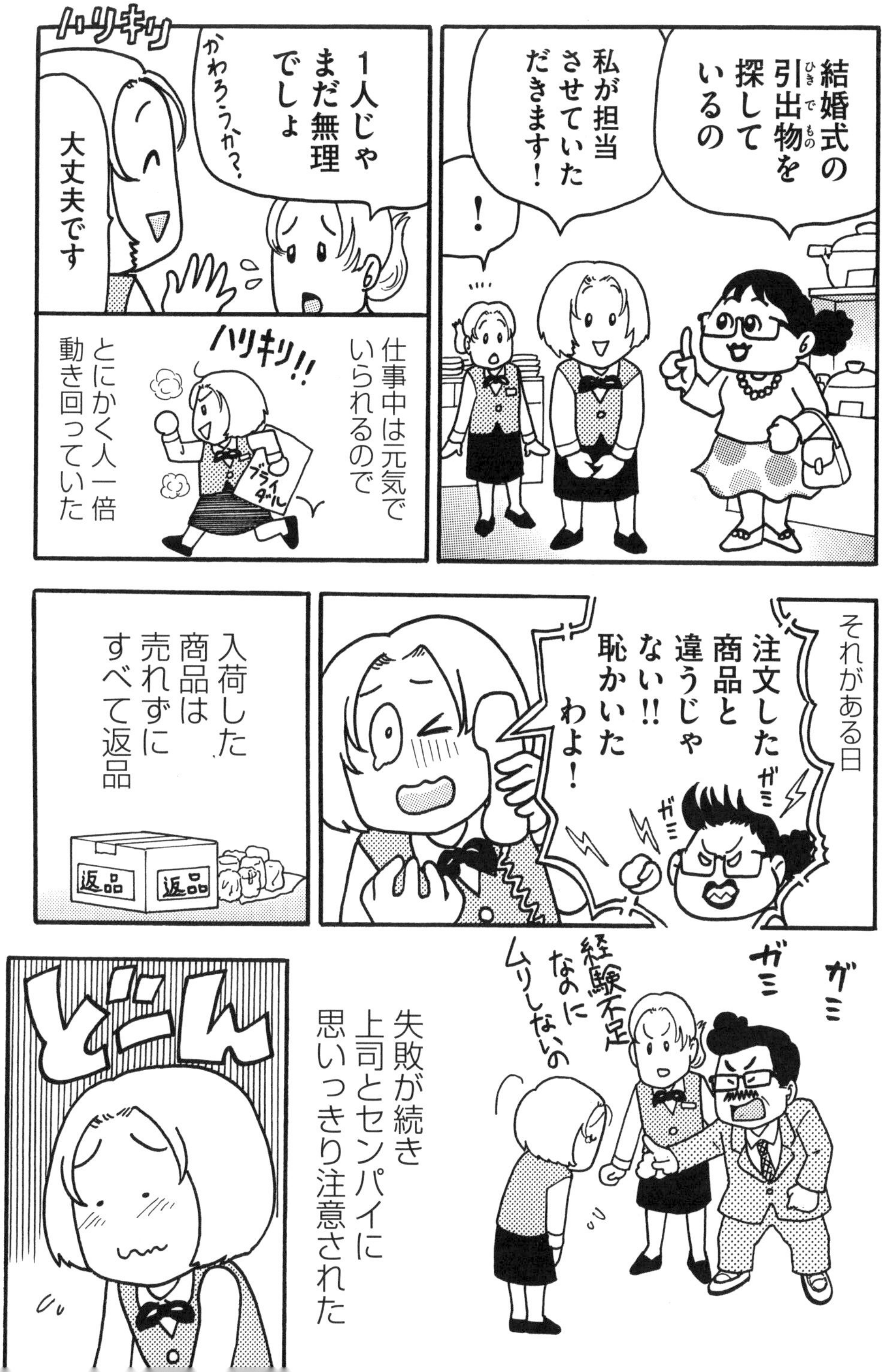
結婚式の引出物《ひきでもの》を探しているの
私が担当させていただきます！
！
ハリキリ
1人じゃまだ無理でしょ
かわろうか？
大丈夫です
仕事中は元気でいられるので
ハリキリ!!
ブライダル
とにかく人一倍動き回っていた
それがある日
注文した商品と違うじゃない!! 恥かいたわよ！
ガミ
ガミ
入荷した商品は売れずにすべて返品
返品
返品
ガミ
ガミ
経験不足なのにムリしないの
失敗が続き上司とセンパイに思いっきり注意された
どーん

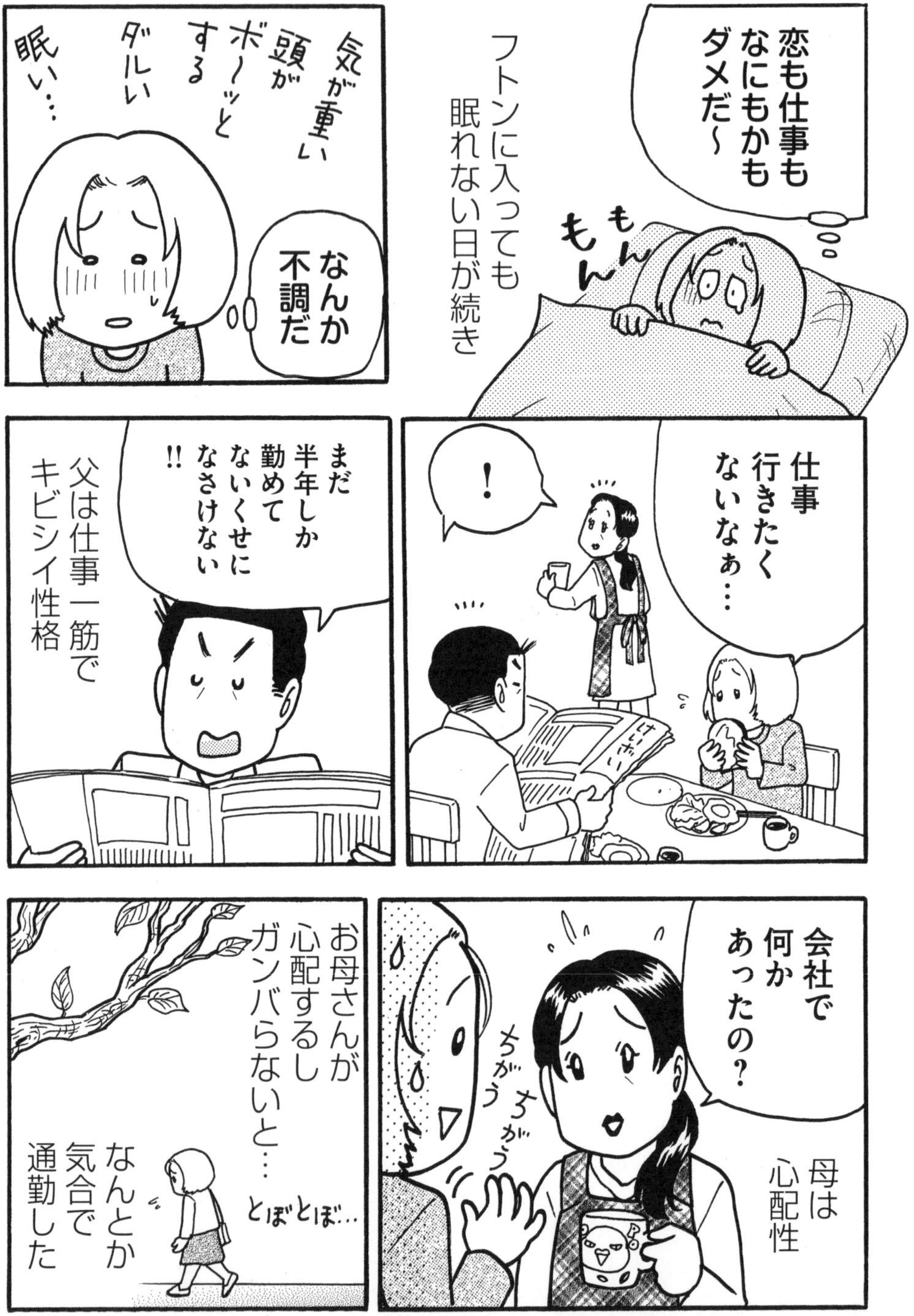
恋も仕事もなにもかもダメだ～
もんもん
フトンに入っても眠れない日が続き
なんか不調だ
気が重い
頭がボ～ッとする
ダルい
眠い…
仕事行きたくないなぁ…
！
まだ半年しか勤めてないくせになさけない!!
父は仕事一筋でキビシイ性格
会社で何かあったの？
ちがう ちがう
母は心配性
お母さんが心配するしガンバらないと…
とぼとぼ…
なんとか気合で通勤した

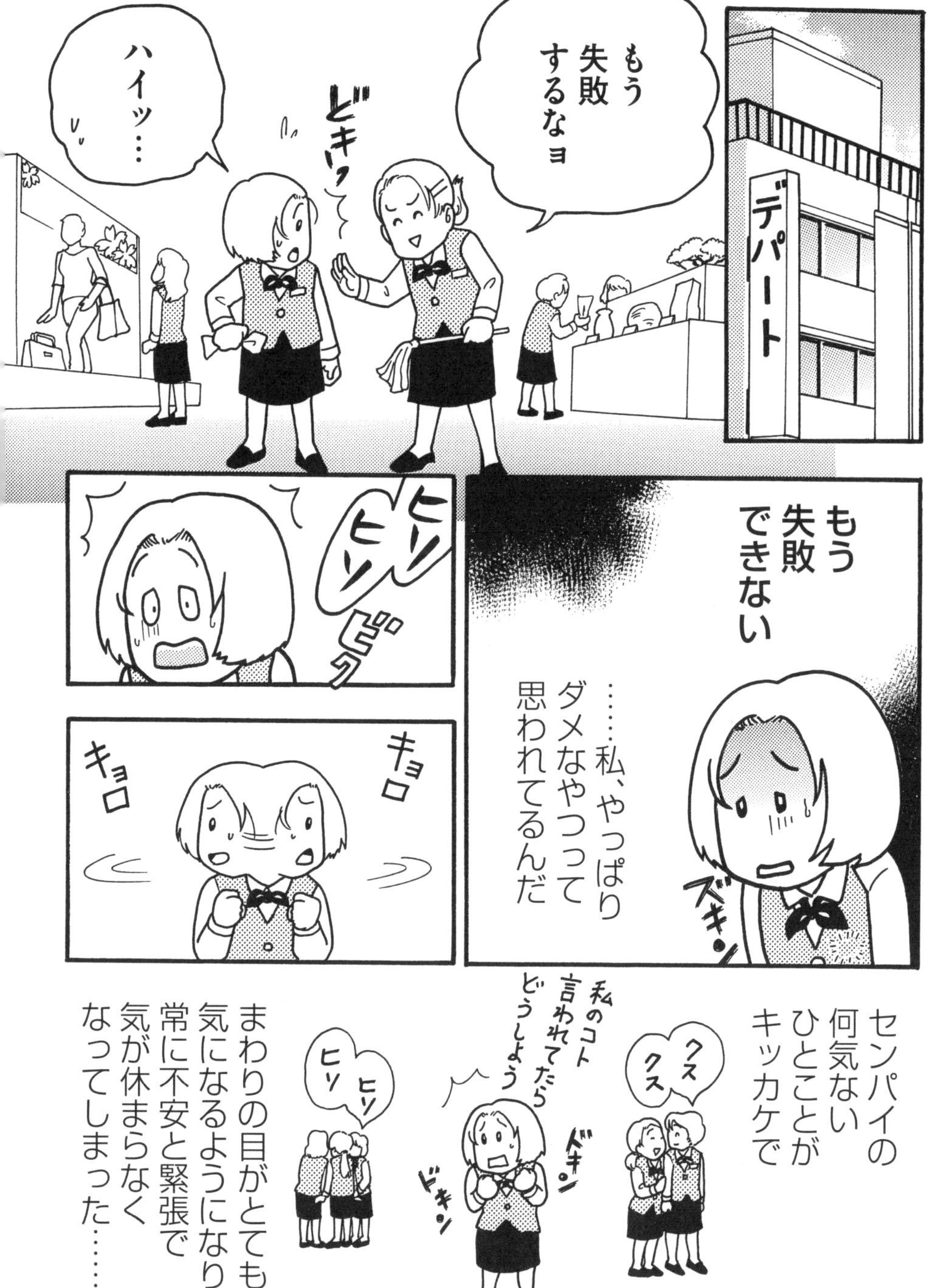
デパート
もう失敗するなョ
ドキッ
ハイッ…
もう失敗できない
……私、やっぱりダメなやつって思われてるんだ
ズキッ
ヒソ ヒソ
ビク
キョロ キョロ
センパイの何気ないひとことがキッカケで
クス クス
私のコト言われてたらどうしよう
ドキン ドキン
ヒソ ヒソ
まわりの目がとても気になるようになり常に不安と緊張で気が休まらなくなってしまった……

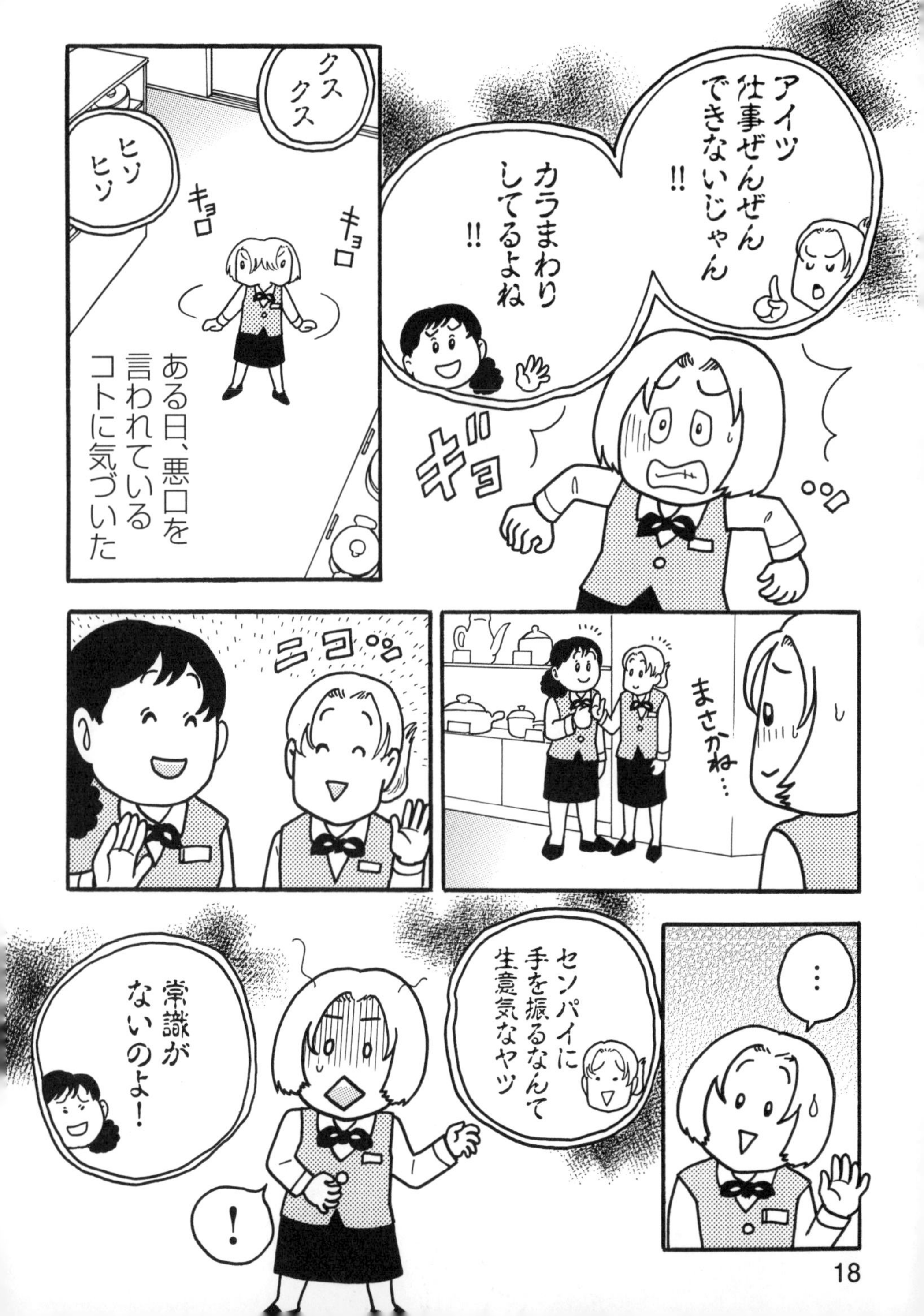
クスクス
ヒソヒソ
キョロ
キョロ
ある日、悪口を言われているコトに気づいた
アイツ仕事ぜんぜんできないじゃん!!
カラまわりしてるよね!!
ギョ
まさかね…
ニコ
…
センパイに手を振るなんて生意気なヤツ
常識がないのよ!
!

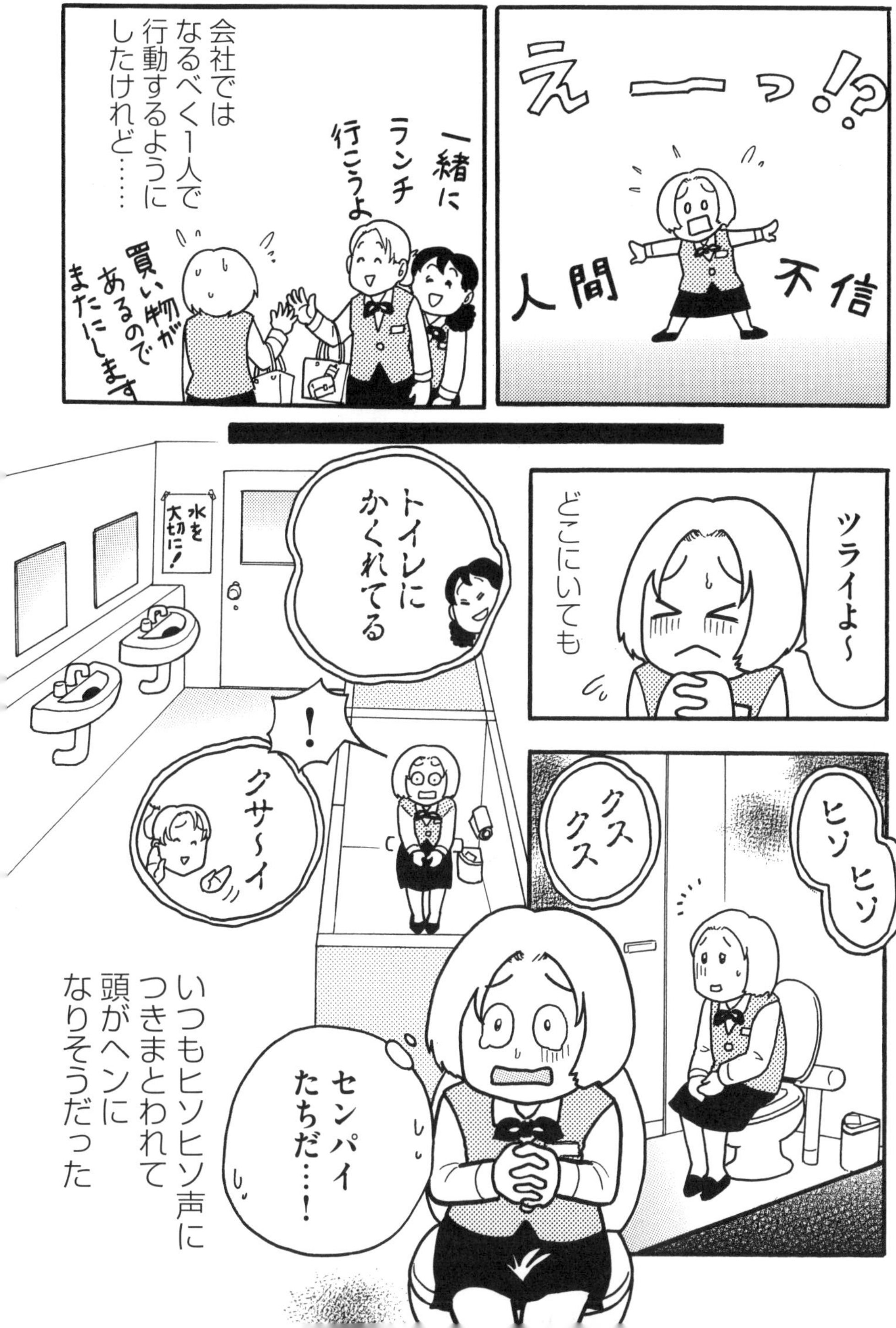
えーーっ!?
人間不信
会社ではなるべく1人で行動するようにしたけれど……
一緒にランチ行こうよ
買い物があるのでまたにします
どこにいても
ツライよ～
ヒソヒソ
クスクス
水を大切に!
トイレにかくれてる
!
クサ～イ
センパイたちだ……!
いつもヒソヒソ声につきまとわれて頭がヘンになりそうだった

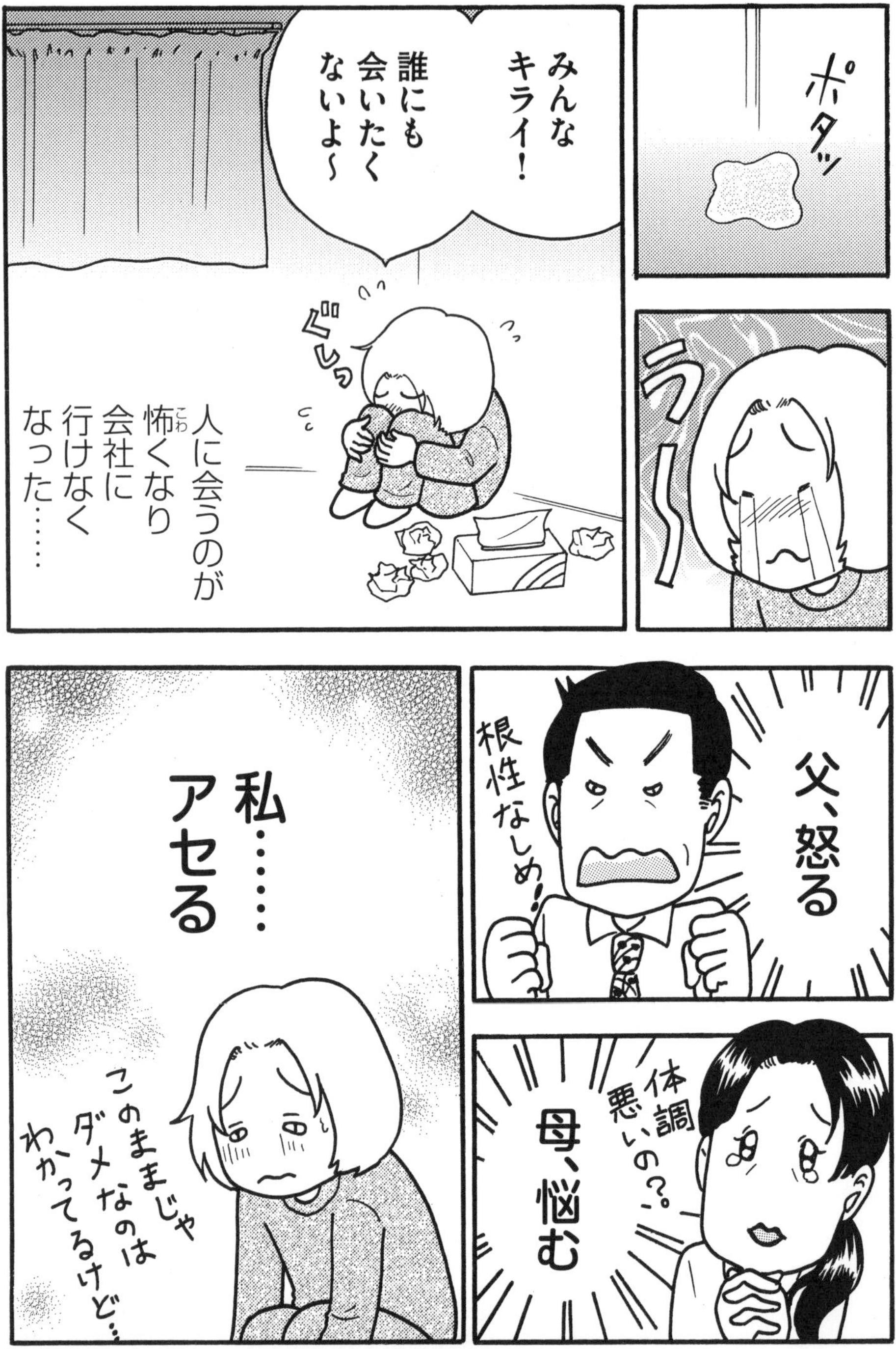
ポタッ
う〜
みんなキライ! 誰にも会いたくないよ〜
ぐしっ
人に会うのが怖《こわ》くなり会社に行けなくなった……
父、怒る
根性なしめ!
母、悩む
体調悪いの??
私……アセる
このままじゃダメなのはわかってるけど…

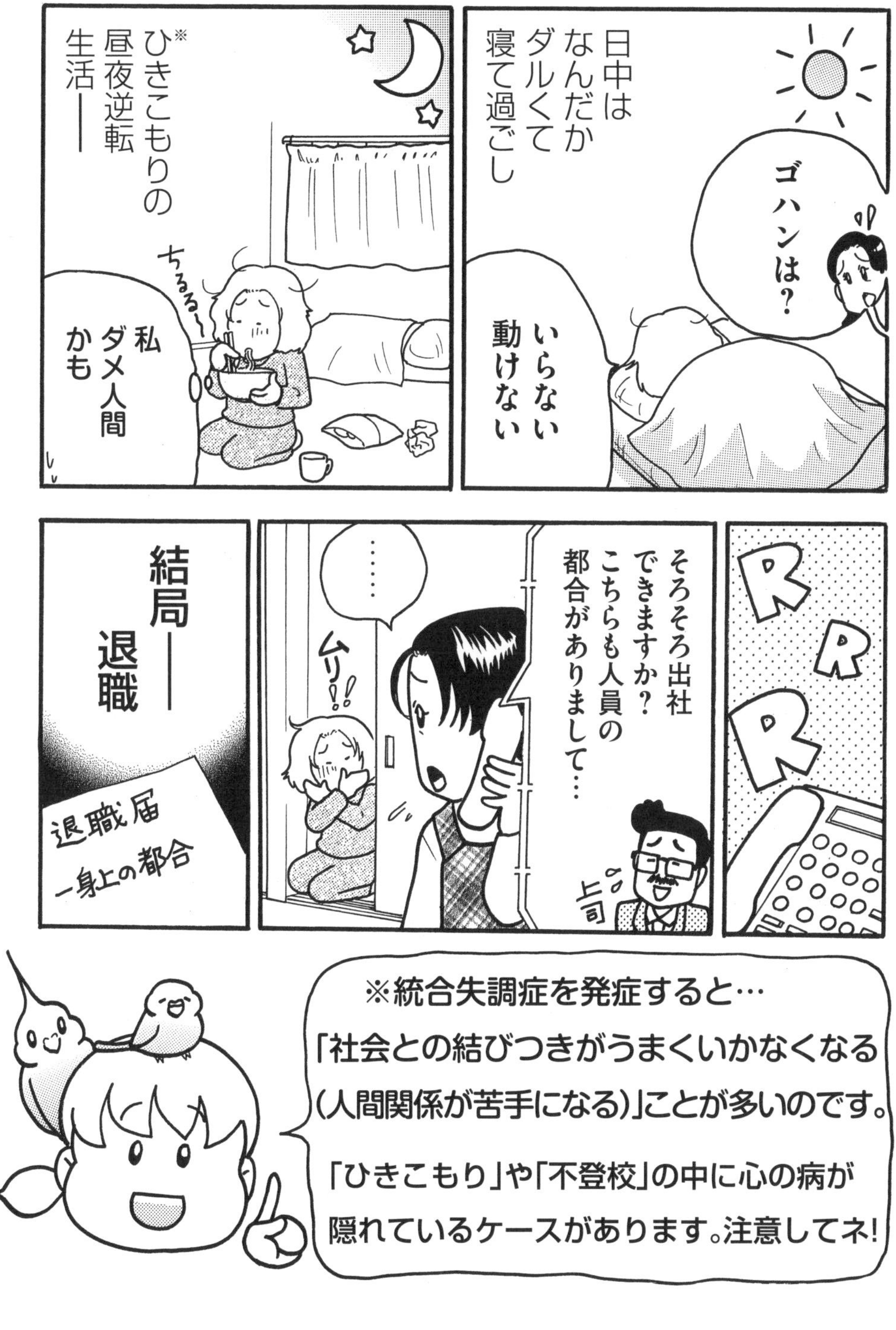

日中は
なんだか
ダルくて
寝て過ごし
ゴハンは？
いらない
動けない
ひきこもりの※
昼夜逆転
生活――
ちゅるる〜
私
ダメ人間
かも
RRR
そろそろ出社
できますか？
こちらも人員の
都合がありまして…
上司
……
ムリ!!
結局――
退職
退職届
一身上の都合
※統合失調症を発症すると…
「社会との結びつきがうまくいかなくなる
（人間関係が苦手になる）」ことが多いのです。
「ひきこもり」や「不登校」の中に心の病が
隠れているケースがあります。注意してネ！

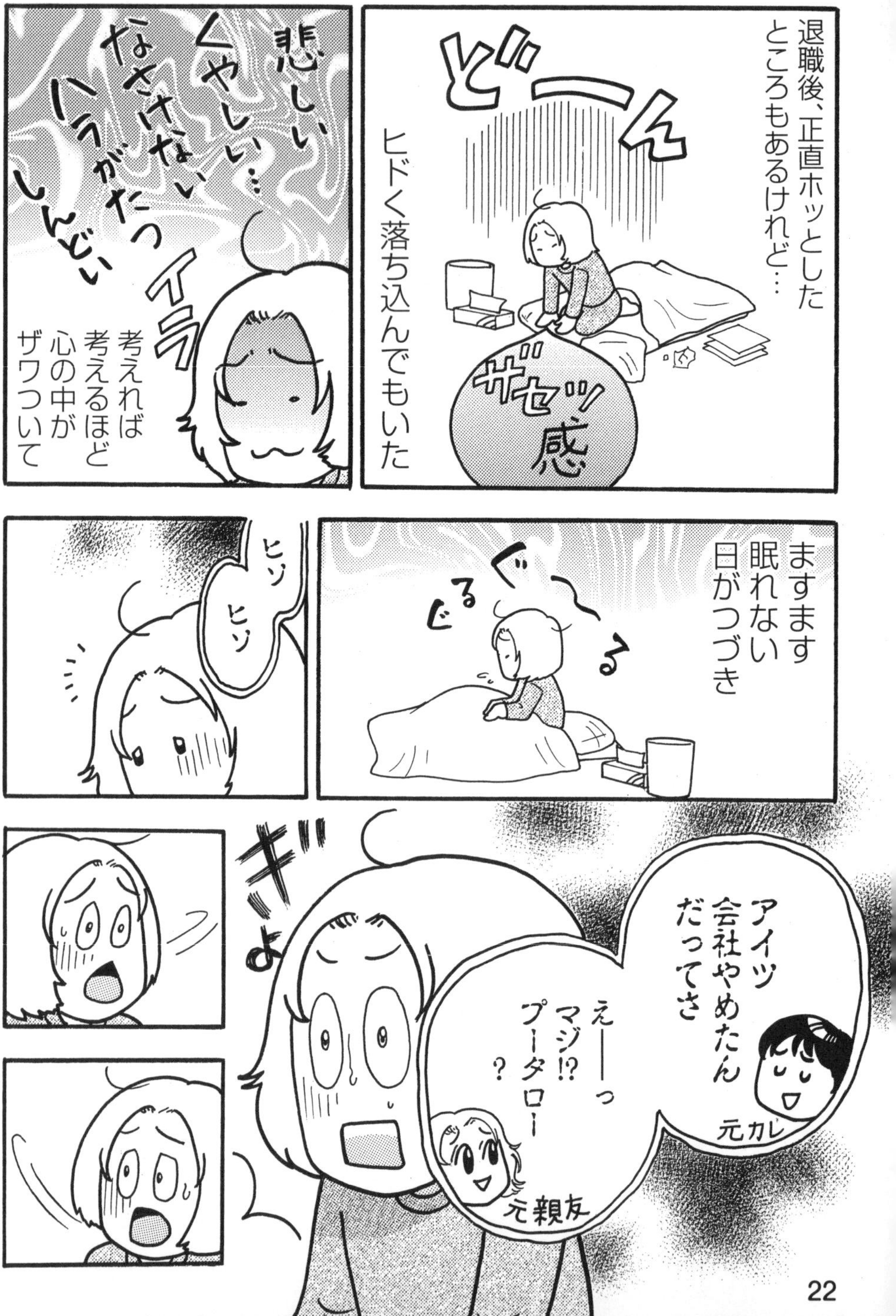
退職後、正直ホッとしたところもあるけれど…
どーん
ザセツ感
ヒドく落ち込んでもいた
悲しい
くやしい…
なさけない
ハラがたつ
しんどい
イラ
考えれば考えるほど心の中がザワついて
ますます眠れない日がつづき
ぐ〜る
ぐるぐる
ヒソ ヒソ
ギョ
アイツ会社やめたんだってさ
元カレ
えーーっ マジ!? プータロー??
元親友

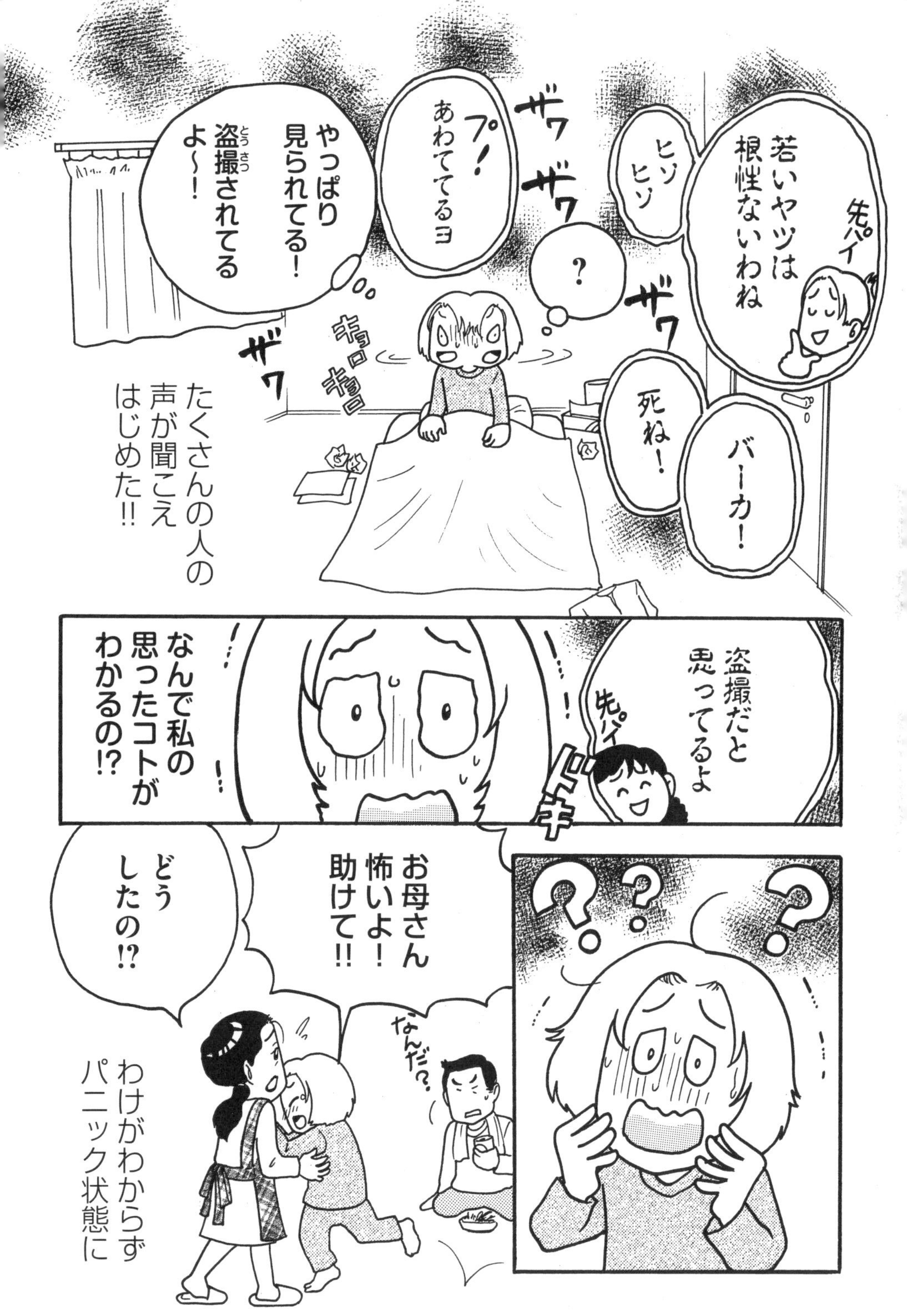
先パイ
若いヤツは根性ないわね
ヒソヒソ
ザワ
?
プ！あわててるヨ
ザワ
ザワ
やっぱり見られてる！盗撮《とうさつ》されてるよ～！
ザワ
キョロキョロ
死ね！
バーカ！
たくさんの人の声が聞こえはじめた!!
先パイ
盗撮だと思ってるよ
ドキ
なんで私の思ったコトがわかるの!?
???
お母さん怖いよ！助けて!!
どうしたの!?
なんだ?
わけがわからずパニック状態に

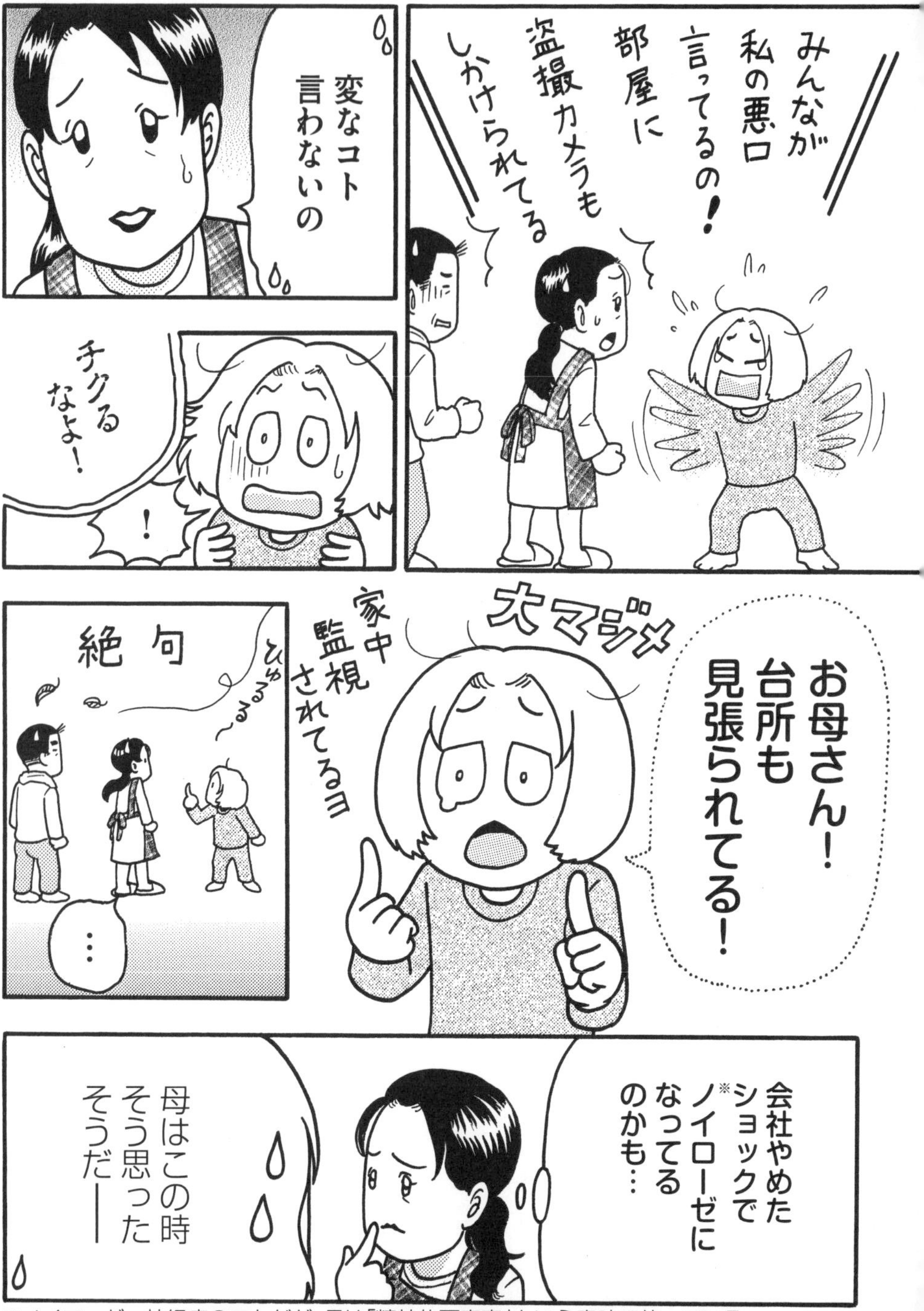
みんなが私の悪口言ってるの!
部屋に盗撮カメラもしかけられてる
変なコト言わないの
チクるなよ!
!
大マジメ
お母さん!台所も見張られてる!
家中監視されてるヨ
絶句
ひゅるる〜
…
会社やめたショックで※ノイローゼになってるのかも…
母はこの時そう思ったそうだ——

※ノイローゼ＝神経症のコトだが、母は「精神的不安定」という意味で使っている

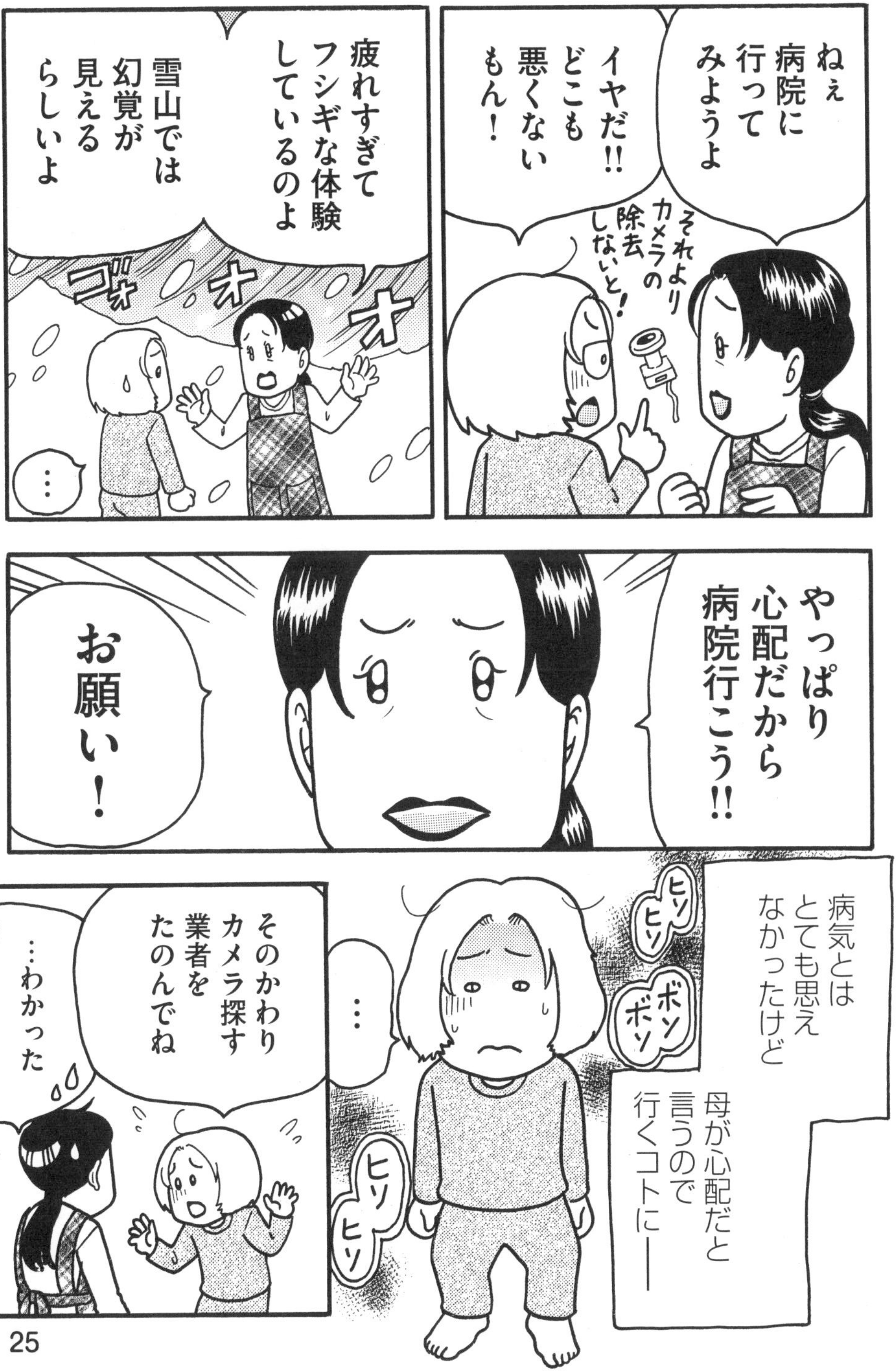
ねぇ 病院に 行って みようよ
イヤだ!! どこも 悪くない もん!
それより カメラの 除去 しないと!
疲れすぎて フシギな体験 しているのよ
雪山では 幻覚が 見える らしいよ
ゴォオオ
…
やっぱり 心配だから 病院行こう!!
お願い!
病気とは とても思え なかったけど
ヒソ ヒソ
ボソ ボソ
…
母が心配だと 言うので 行くコトに――
ヒソ ヒソ
そのかわり カメラ探す 業者を たのんでね
…わかった

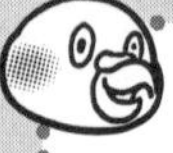

盗聴器・盗撮器を探してください！

　みなさん、ご存じでしたか？
探偵社には統合失調症の患者さんからの相談が毎月何件もあるそうなのです。共通した相談内容は……

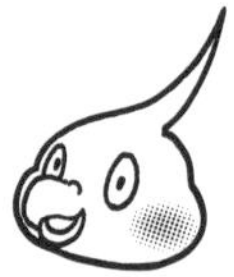

●家の中での自分の行動を近所のみんなが知っていて、陰で自分の悪口を言っている。
●自宅に盗聴器や盗撮器が仕掛けられてあり、何者かに監視されている。
●外出するたびにたくさんの人（「組織」と表現する人が多い）からストーカーされている。
●電磁波の攻撃を受けている。　……などです。

　これらは、病気の症状（幻覚・妄想）によって体験するものですが、本人にとってはとてもリアルな恐怖!!
家族や警察、弁護士などに「怖い! 助けて!」と訴えても「気のせい」とか「思い過ごし」だと言われ、悩んだあげく「盗聴器発見業務」「ストーカー対策」をしている探偵事務所の門をたたくことになるということなのです。

　訪れた患者さんをボランティアで医療につなげる活動をしている探偵社もあります。
活動のキッカケは、自分の事務所で断った患者さんが、ありもしない盗聴器探し（ヒドい会社は「電波の侵入を防ぐため」と偽《いつわ》って、壁のリフォームなども提案する）で悪徳業者から法外な請求をされていることを知ったからだそうです。

「現在体験している幻覚の苦しみは病院に行けば楽になるかもしれないよ。」

探偵社の門を叩きたくなったら、統合失調症という病気があることを思い出して欲しいと思ったお話です。

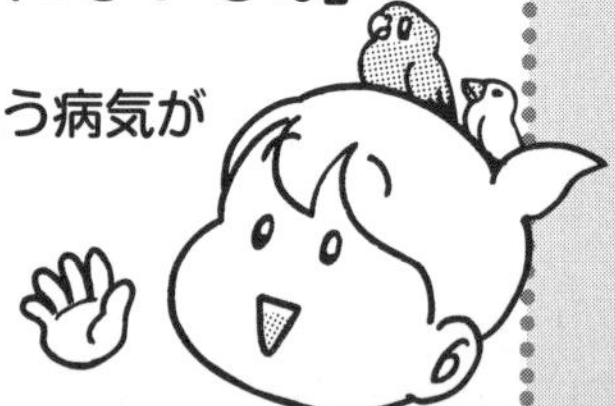

（＊情報提供：総合探偵社 フォーチュン広島）

早く気づけば悪化は防げる

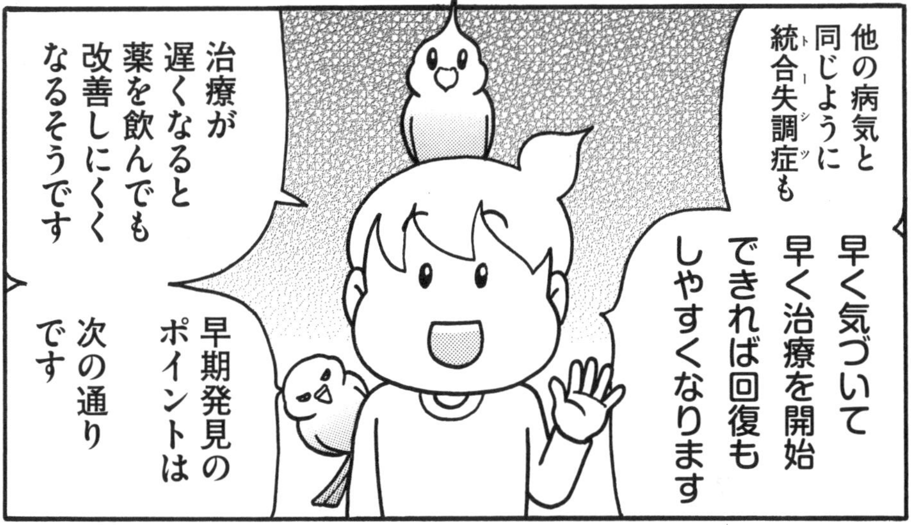

他の病気と同じように統合失調《トーシツ》症も
早く気づいて早く治療を開始できれば回復もしやすくなります
治療が遅くなると薬を飲んでも改善しにくくなるそうです
早期発見のポイントは次の通りです

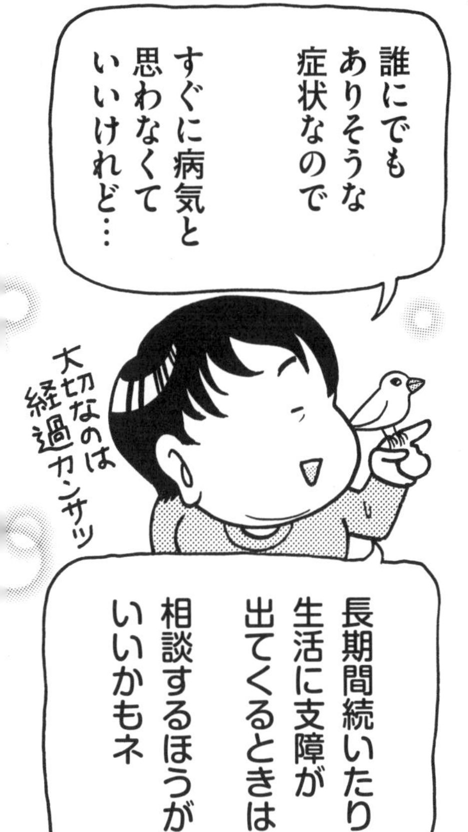

誰にでもありそうな症状なのですぐに病気と思わなくていいけれど…
大切なのは経過カンサツ
長期間続いたり生活に支障が出てくるときは相談するほうがいいかもネ

病気を疑うサイン

- 不眠、夜中に目が覚めやすい
- 不安・アセり、イライラする
- 音や光に敏感になる
- 緊張が強くなる、怒りっぽくなる
- 無気力、感情の起伏がなくなる
- 頭痛・動悸、吐き気
- 孤立感、気分が変わりやすくなる
- 忘れっぽくなる
- 作業能力が落ちる
- 身だしなみに気を使わなくなる

……など

＊66～69ページもあわせて見てね

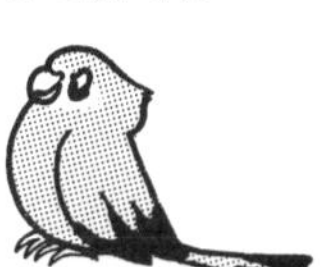

病院を探そう

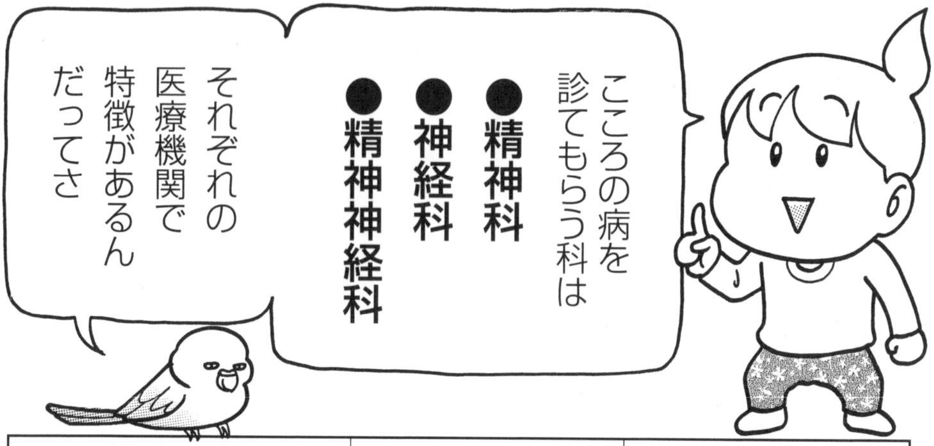
こころの病を
診てもらう科は
●精神科
●神経科
●精神神経科
それぞれの
医療機関で
特徴があるん
だってさ

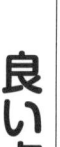

	総合病院 大学病院	精神科病院	診療所 クリニック
	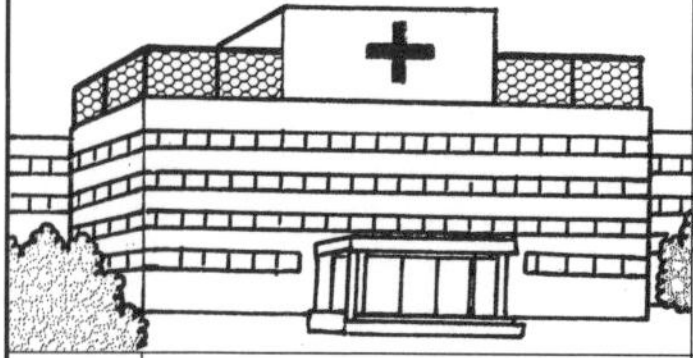	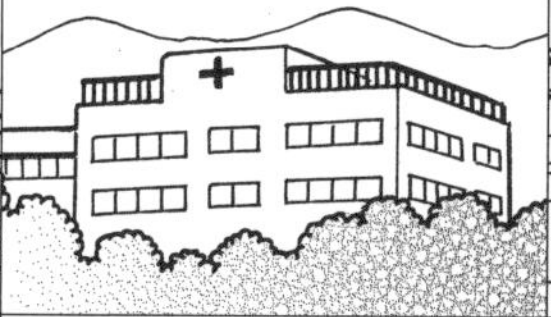	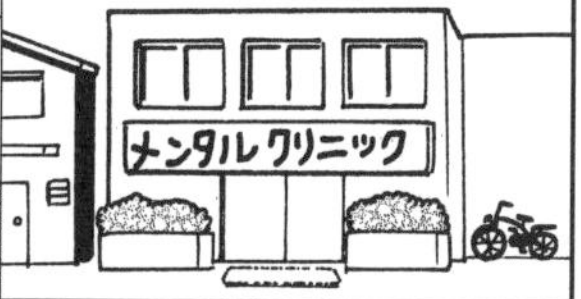メンタルクリニック
良い点	・こころの病気以外の疾患も診てもらえる ・急性期の治療をしてもらえる ・脳波やCTなどで脳の器質的な疾患がみつかりやすい	・入院対応がスムーズ ・夜間や急な悪化時の対応をしてもらいやすい ・作業療法・デイケアなどのプログラムが充実している	・街中にあるのでアクセスしやすい ・主治医の変更が少ない
悪い点	・(転勤等で)主治医が変わりやすい ・慢性期の入院がしづらいコトもある	・立地が郊外の場合が多く、アクセスしにくい ・昔ながらの質の悪い医療体制のままのところもある	・入院施設がない ・症状の重い患者は断わられるコトがある ・夜間や急な悪化時などの対応がされにくい ・治療プログラムの選択肢が少ない

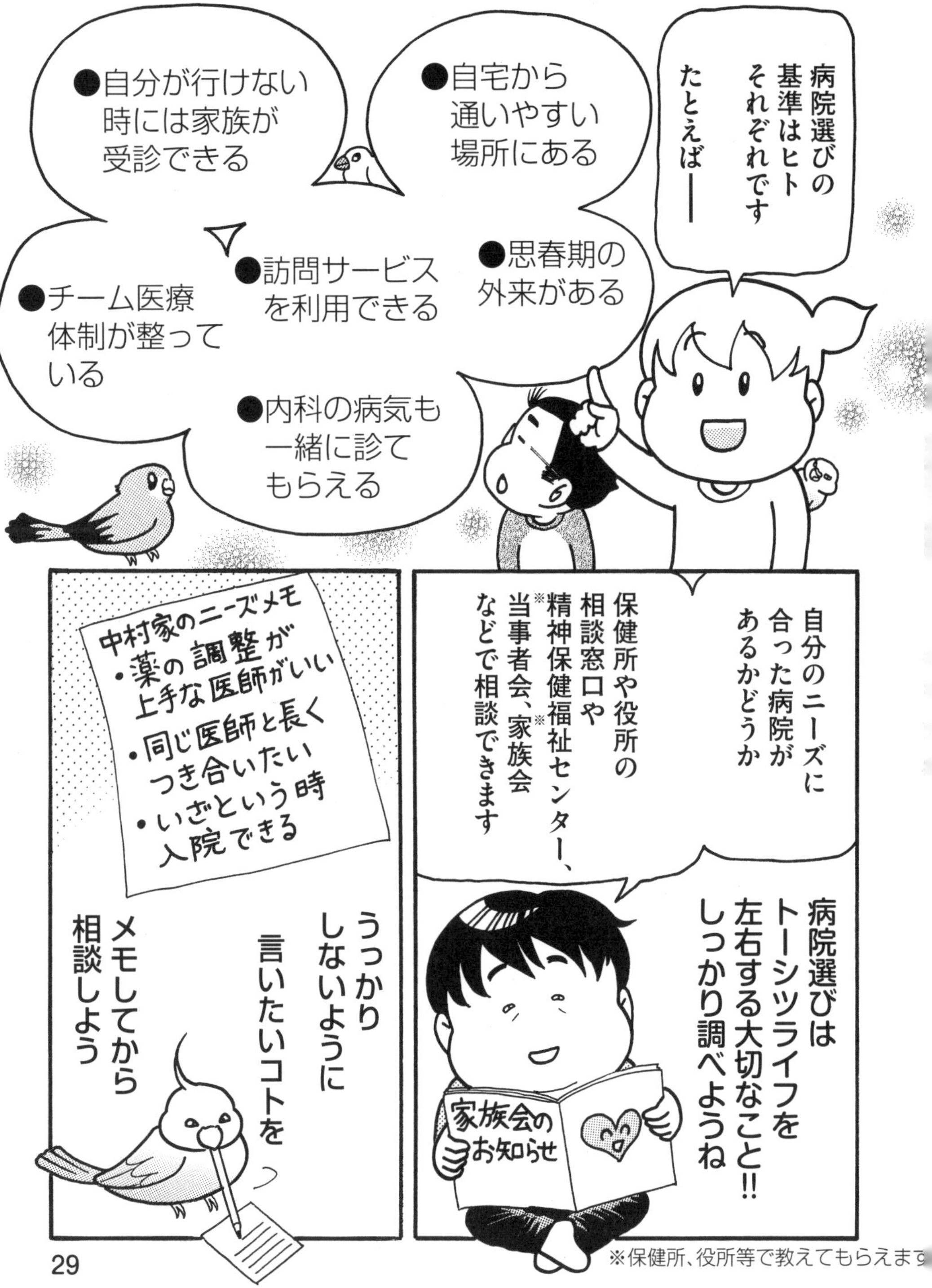

病院選びの基準はヒトそれぞれです
たとえば――
●自宅から通いやすい場所にある
●自分が行けない時には家族が受診できる
●思春期の外来がある
●訪問サービスを利用できる
●チーム医療体制が整っている
●内科の病気も一緒に診てもらえる
自分のニーズに合った病院があるかどうか
保健所や役所の相談窓口や※精神保健福祉センター、※当事者会、家族会などで相談できます
病院選びはトーシツライフを左右する大切なこと!! しっかり調べようね
家族会のお知らせ
中村家のニーズメモ
・薬の調整が上手な医師がいい
・同じ医師と長くつき合いたい
・いざという時入院できる
うっかりしないように言いたいコトを
メモしてから相談しよう

※保健所、役所等で教えてもらえます

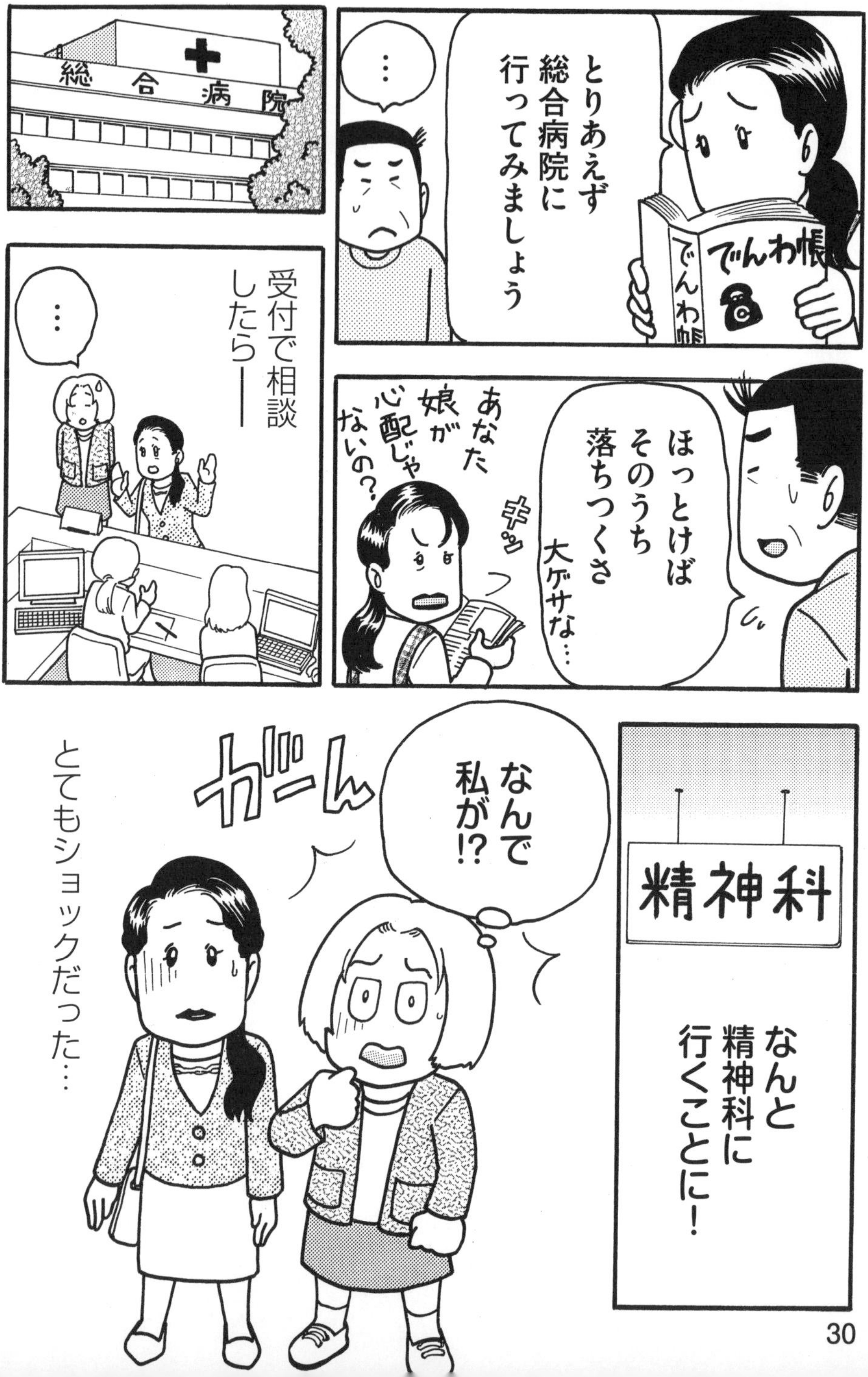

とりあえず総合病院に行ってみましょう
…
でんわ帳
でんわ帳
総合病院
ほっとけばそのうち落ちつくさ
大ゲサな…
キッ
あなた娘が心配じゃないの?
受付で相談したら――
…
精神科
なんと精神科に行くことに!
なんで私が!?
がーん
とてもショックだった…

家族に一緒に受診してもらうメリット

こころの病気の治療には、お薬の他に「自分の力（セルフコントロールと自己治《ち》癒《ゆ》力）」と「家族（周囲）のサポート」が大切になってきます。

ゆっくり休める環境を作るために、家族の理解とサポートはとても重要です。

ですから、はじめての受診には家族にも一緒に同伴してもらって医師の説明を聞いて、病気について学んでもらうのがいいように思います。

また、「自分とは違う視点」からの意見を医師に伝えてもらうコトは正確な診断を受ける上で助けになるはずです。そして、医師に「家族のコトを知ってもらう」のは、回復のための治療を進める上で役立つと思います。

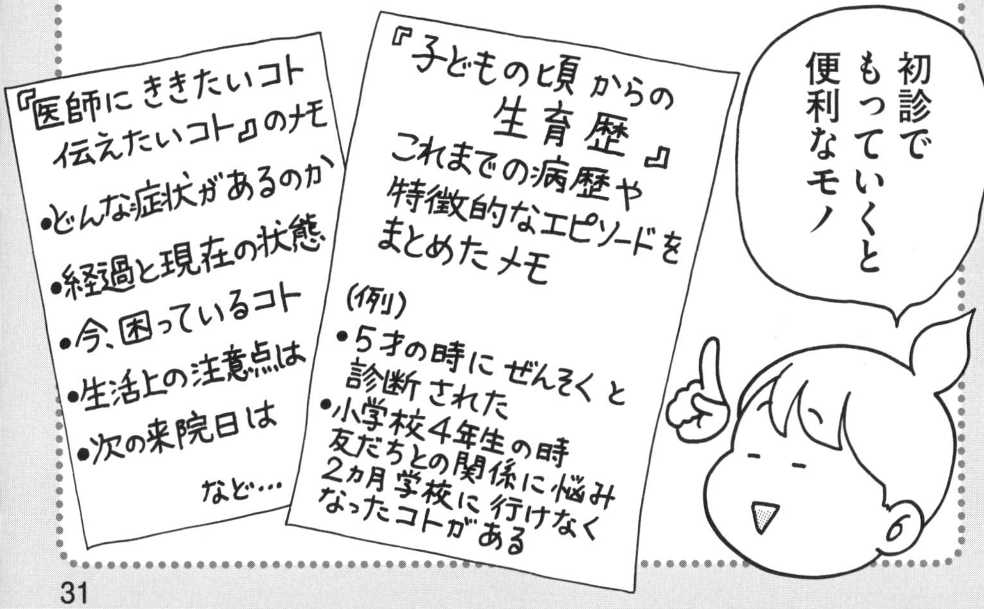

初診で もっていくと 便利なモノ
『医師に ききたいコト 伝えたいコト』のメモ
•どんな症状があるのか
•経過と現在の状態
•今、困っているコト
•生活上の注意点は
•次の来院日は
など…
『子どもの頃からの 生育歴』
これまでの病歴や 特徴的なエピソードを まとめたメモ
(例)
•5才の時に ぜんそくと 診断された
•小学校4年生の時 友だちとの関係に悩み 2ヵ月学校に行けなく なったコトがある

同伴効果

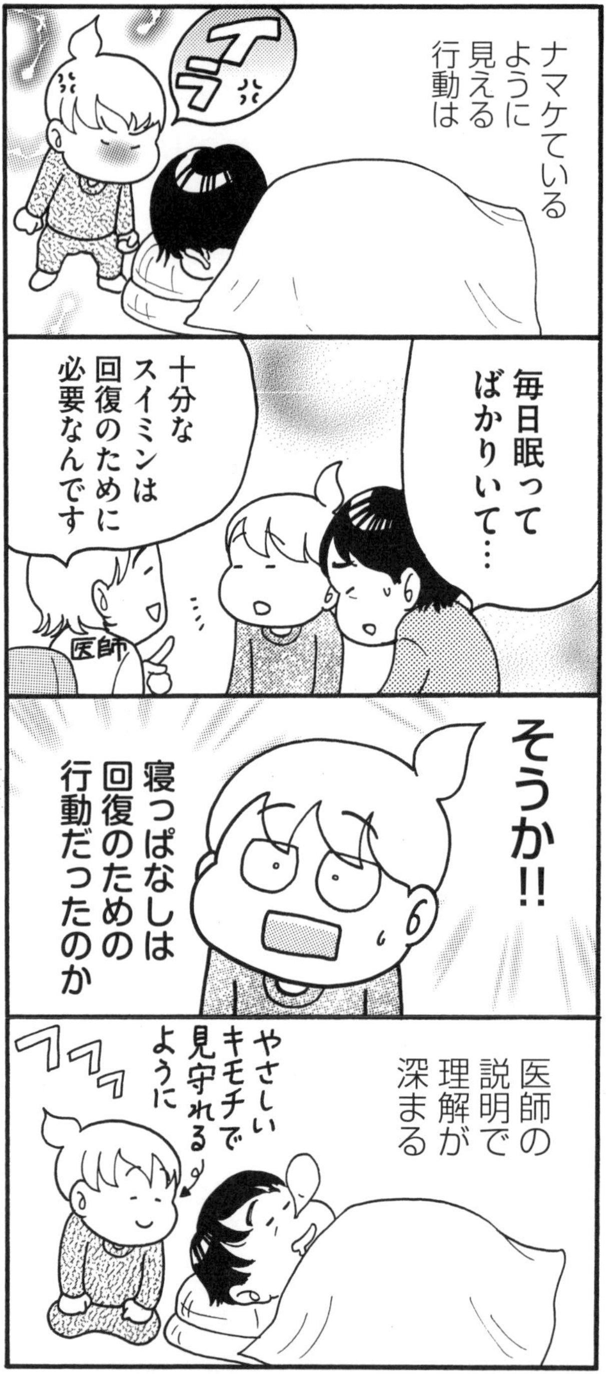
ナマケているように見える行動は
イラ
毎日眠ってばかりいて…
十分なスイミンは回復のために必要なんです
医師
そうか!!
寝っぱなしは回復のための行動だったのか
医師の説明で理解が深まる
やさしいキモチで見守れるように

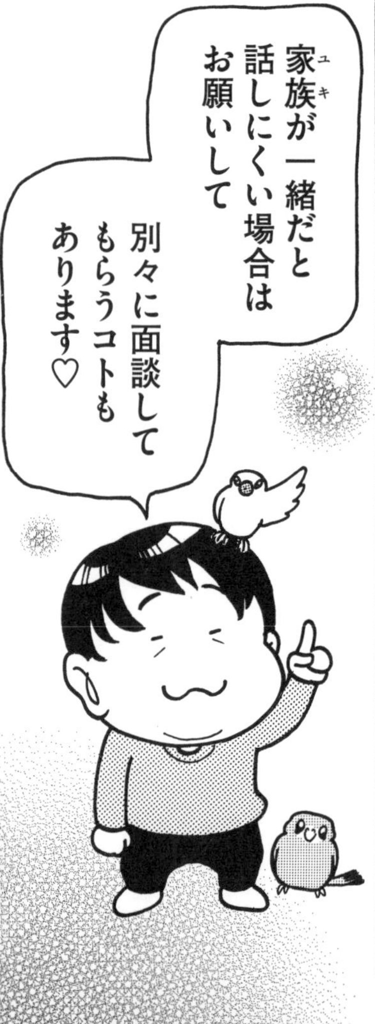
家族《ユキ》が一緒だと話しにくい場合はお願いして
別々に面談してもらうコトもあります♡

第2章

統合失調症ってこんなビョーキ

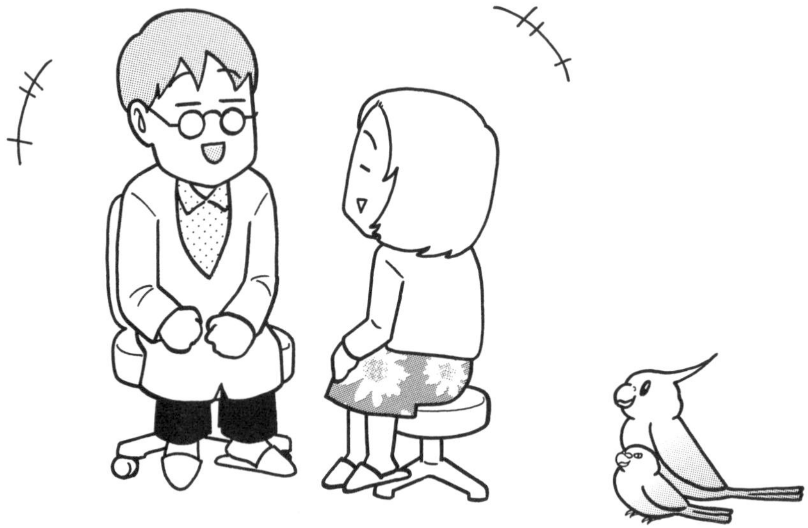

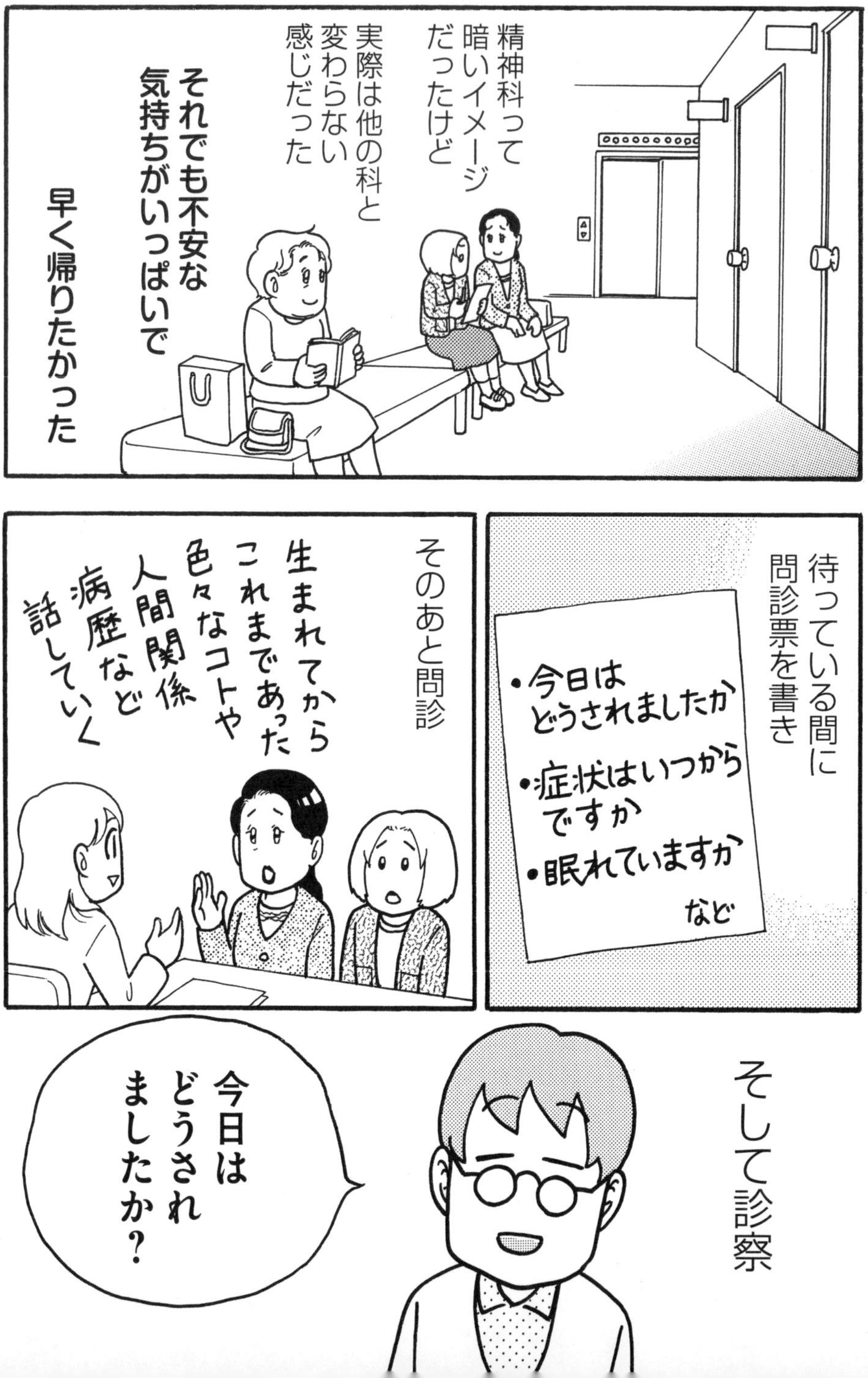
精神科って暗いイメージだったけど
実際は他の科と変わらない感じだった
それでも不安な気持ちがいっぱいで
早く帰りたかった
待っている間に問診票を書き
・今日はどうされましたか
・症状はいつからですか
・眠れていますか
など
そのあと問診
生まれてからこれまであった色々なコトや人間関係病歴など話していく
そして診察
今日はどうされましたか？

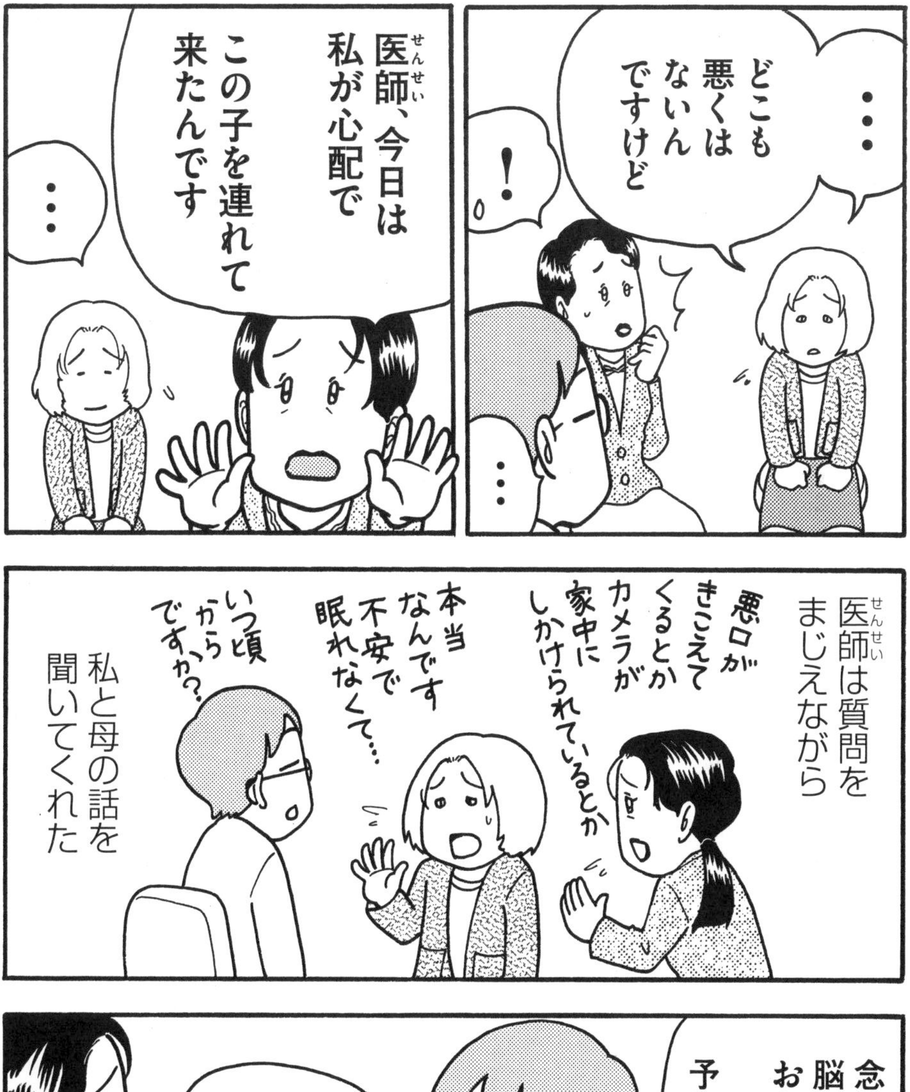
・・・どこも悪くはないんですけど
!
・・・
医師《せんせい》、今日は私が心配でこの子を連れて来たんです
・・・
医師《せんせい》は質問をまじえながら
悪口がきこえてくるとかカメラが家中にしかけられているとか
本当なんです不安で眠れなくて…
いつ頃からですか?
私と母の話を聞いてくれた
念のために脳の検査もしておきましょう
予約を取りますね
ハイ…

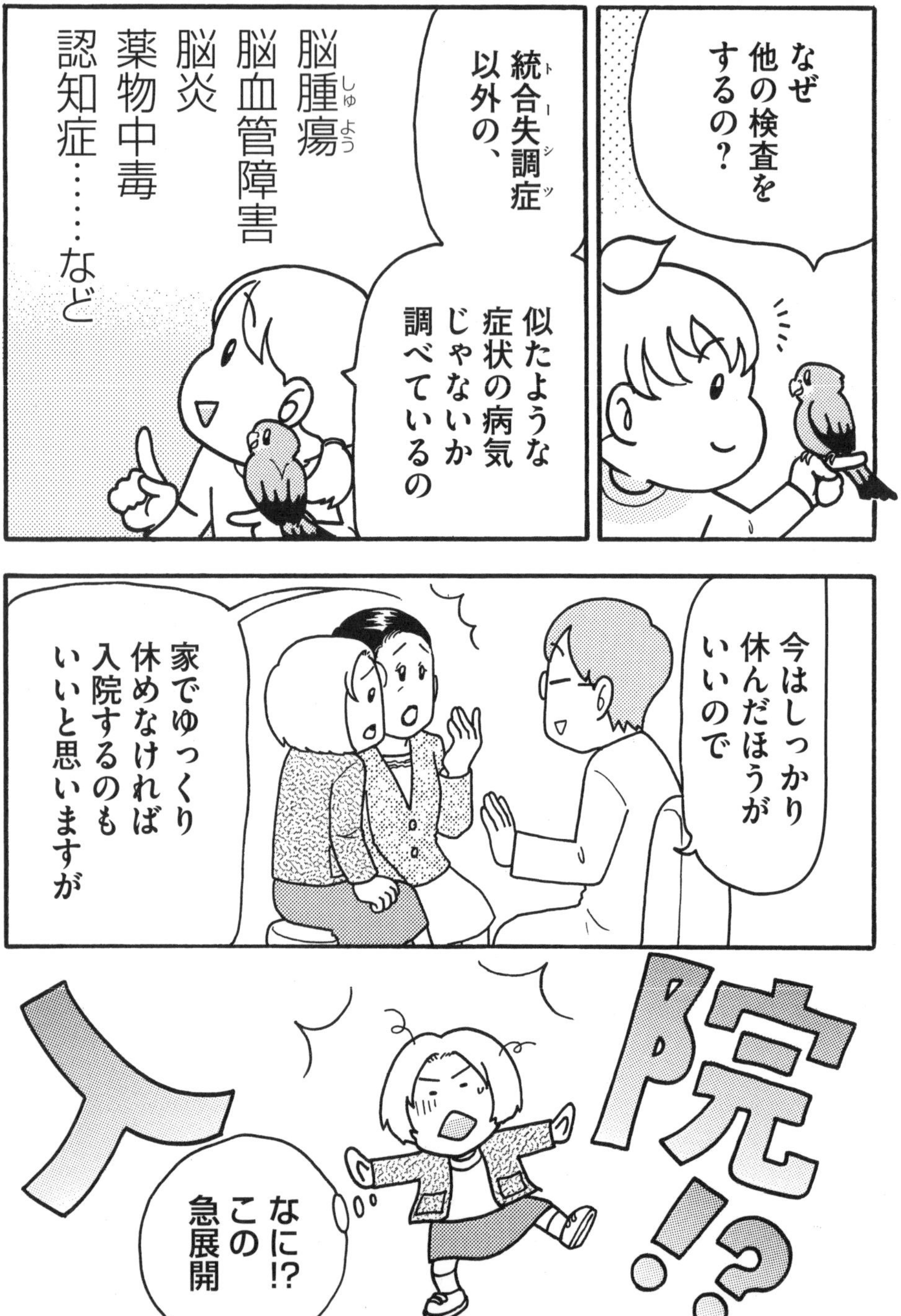
なぜ他の検査をするの？
統合失調症《トーシツ》以外の、
似たような症状の病気じゃないか調べているの
脳腫瘍《しゅよう》
脳血管障害
脳炎
薬物中毒
認知症……など
今はしっかり休んだほうがいいので
家でゆっくり休めなければ入院するのもいいと思いますが
入院!?
なに!? この急展開

精神科の入院は…

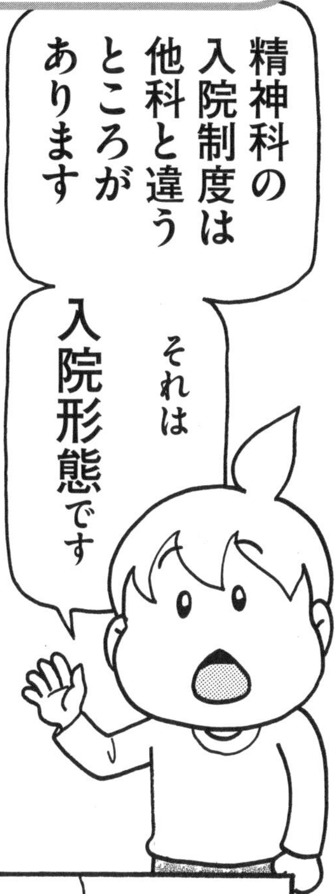
精神科の入院制度は他科と違うところがあります
それは入院形態です

●任意入院

本人が医師の説明に同意して
自分自身の意志でする入院

●医療保護入院

精神保健指定医が、入院治療の
必要性があると判断した時
本人の同意ではなく、保護者の
同意でする入院

●措置入院

自分や他人を傷つけるおそれがある
時、2名の精神保健指定医が必要と
判断した時に、知事や市長の権限で
する入院

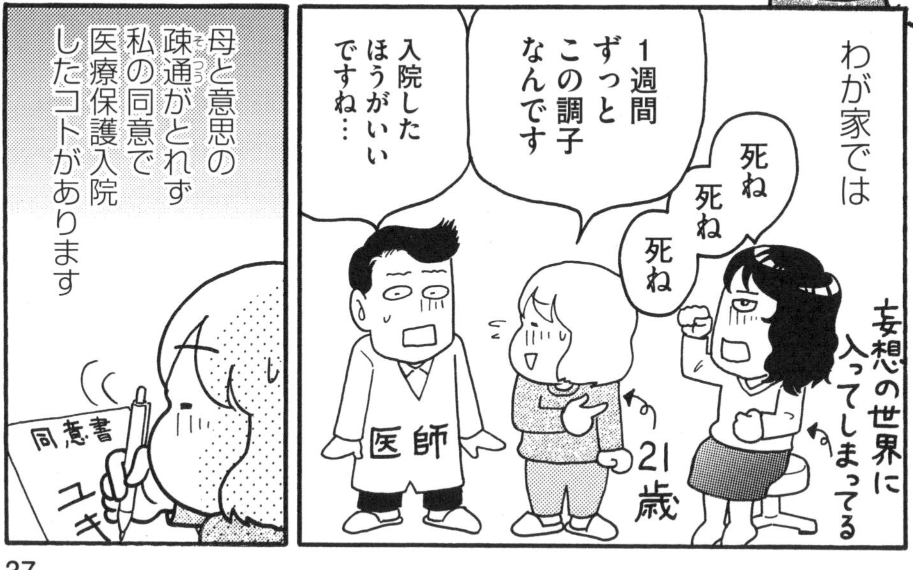
わが家では
死ね
死ね
死ね
1週間ずっとこの調子なんです
入院したほうがいいですね…
妄想の世界に入ってしまってる
21歳
医師
母と意思の疎《そ》通《つう》がとれず私の同意で医療保護入院したコトがあります
同意書
ユキ

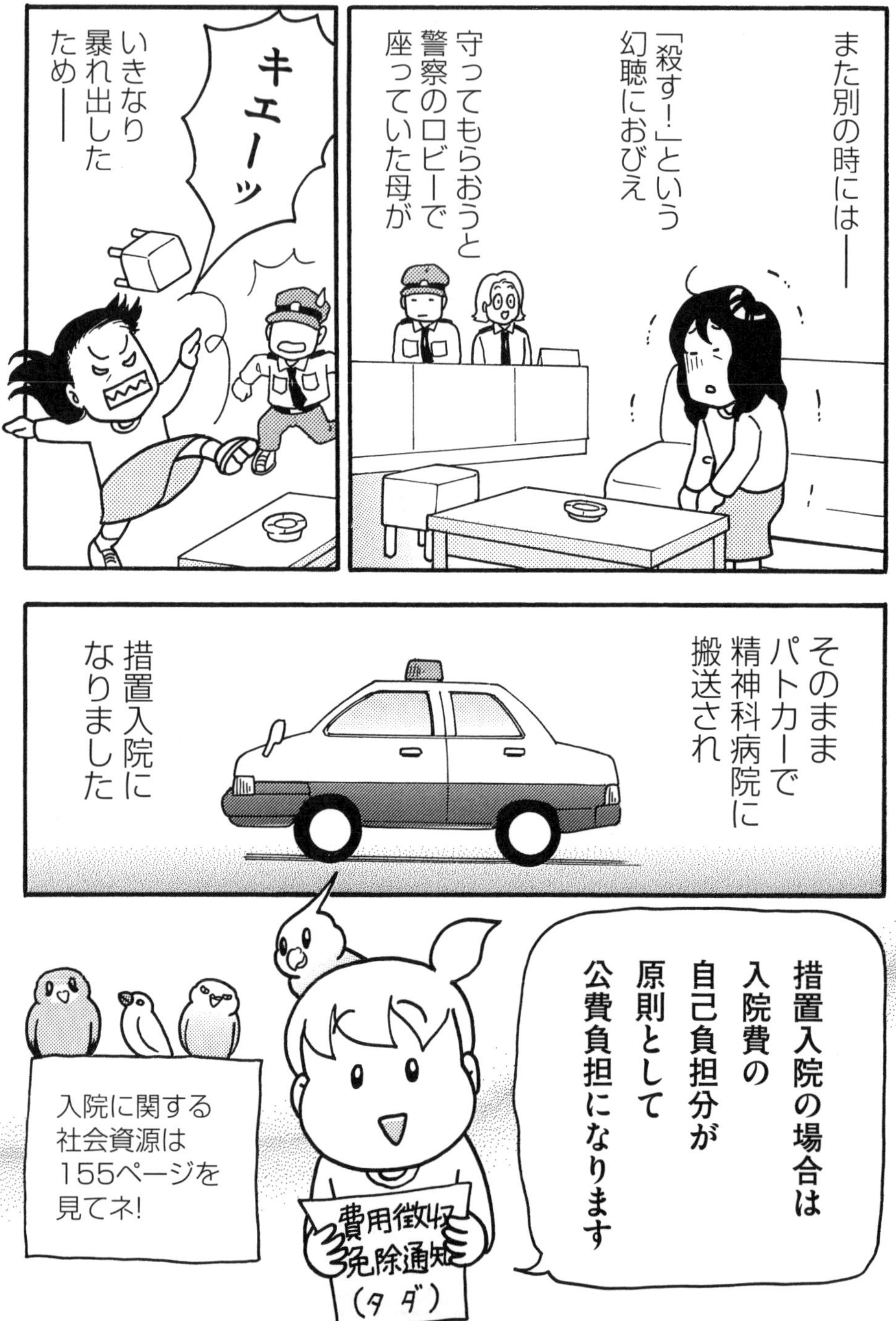

また別の時には――
「殺す！」という幻聴におびえ
守ってもらおうと警察のロビーで座っていた母が
キエーッ
いきなり暴れ出したため――
そのままパトカーで精神科病院に搬送され
措置入院になりました
措置入院の場合は入院費の自己負担分が原則として公費負担になります
費用徴収免除通知（タダ）
入院に関する社会資源は155ページを見てネ!

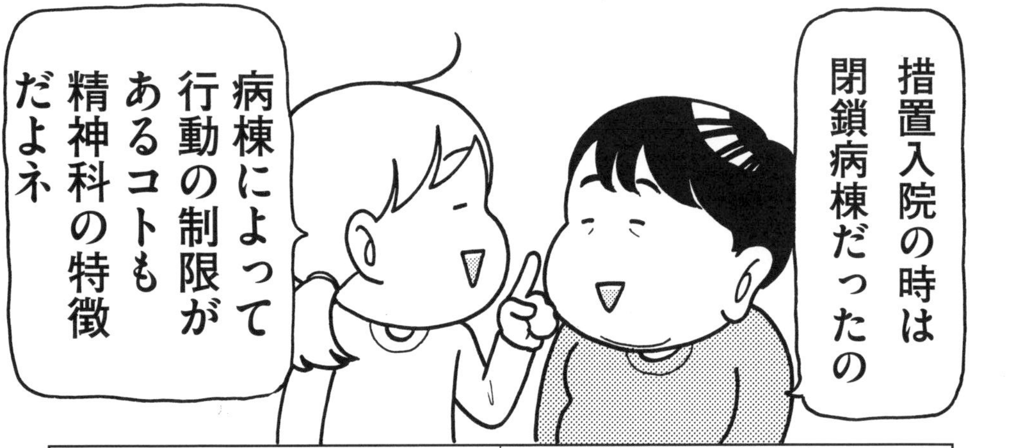
措置入院の時は閉鎖病棟だったの
病棟によって行動の制限があるコトも精神科の特徴だよネ

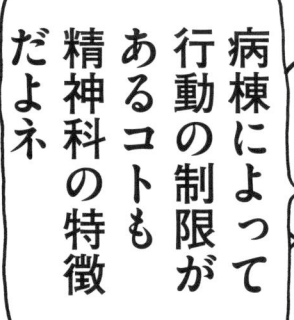

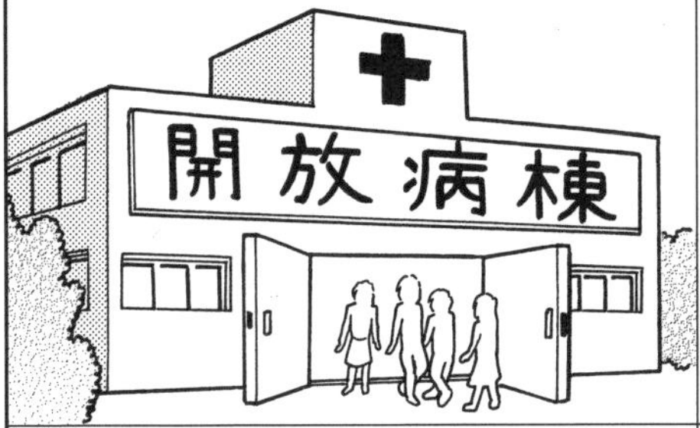開放病棟	●症状がそれほど重くない人が入院する病棟 ●自由に出入りできる
●治療を拒否する人や、症状が重い人、判断能力が不十分な状態の人が入院する病棟 ●出入りの自由が制限される	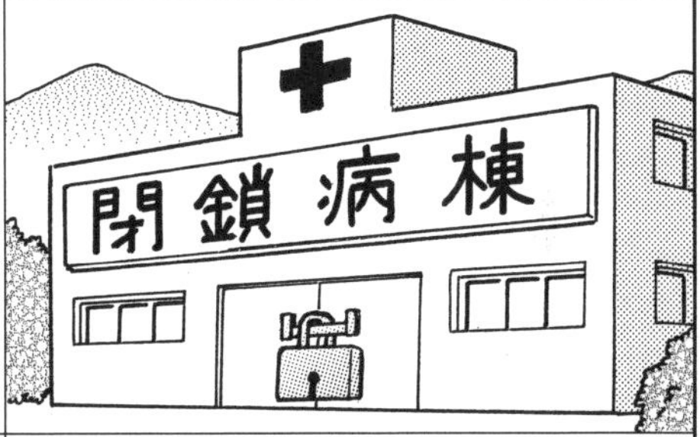閉鎖病棟
隔離室（保護室） 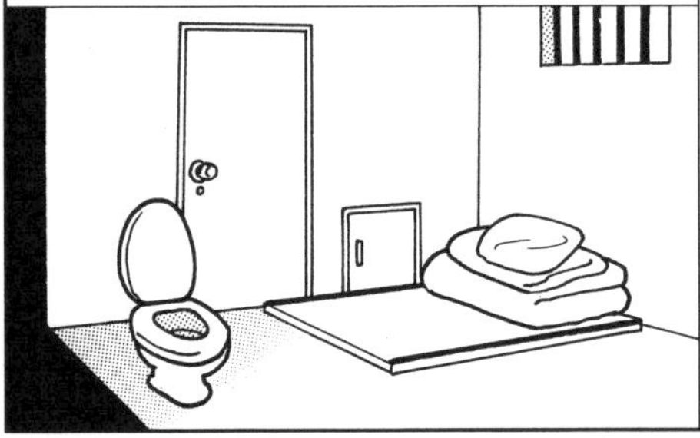	●自殺企図・錯乱・器物破損など、自分の行動をコントロールできない人が一時的に入る ●外界の刺激を遮断《しゃだん》することによって安静をはかるための部屋

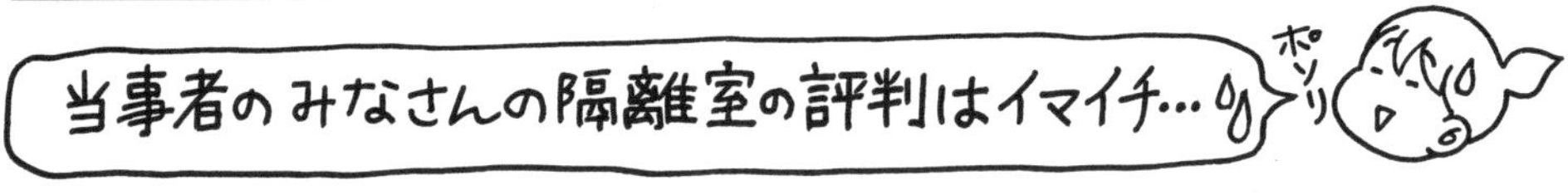
当事者のみなさんの隔離室の評判はイマイチ…
ポツリ

入院時に知っておきたいことアレコレ

●同意書を書く

入院の手続きが
法律にそって
行われているかの
「証明」になる

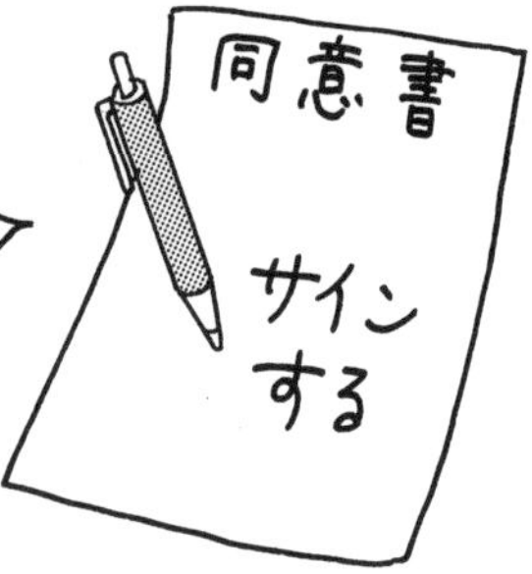

●通信の自由は患者の権利

★面会

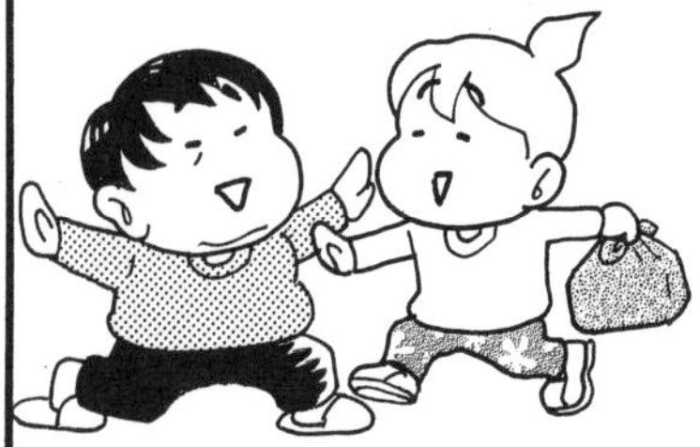

★手紙

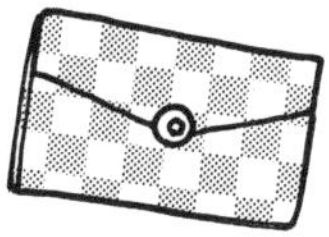

★電話

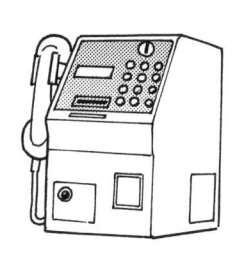

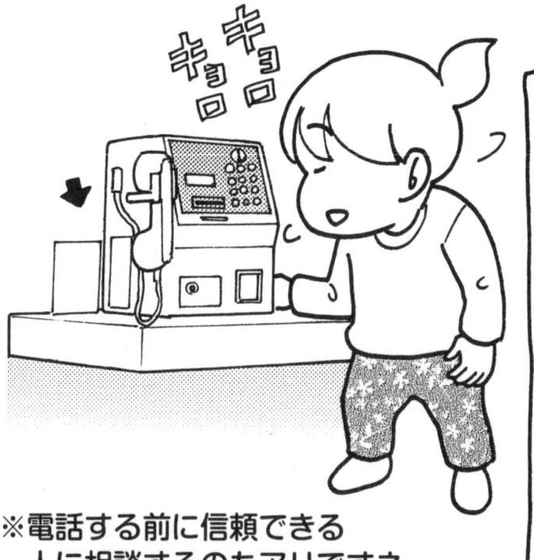

入院に納得がいかない時は「不服申し立て」※ができます

院内の公衆電話のそばに明記された「精神医療審査会」に電話して相談します

※電話する前に信頼できる人に相談するのもアリですネ

「入院」「通院」どちらを選ぶ？

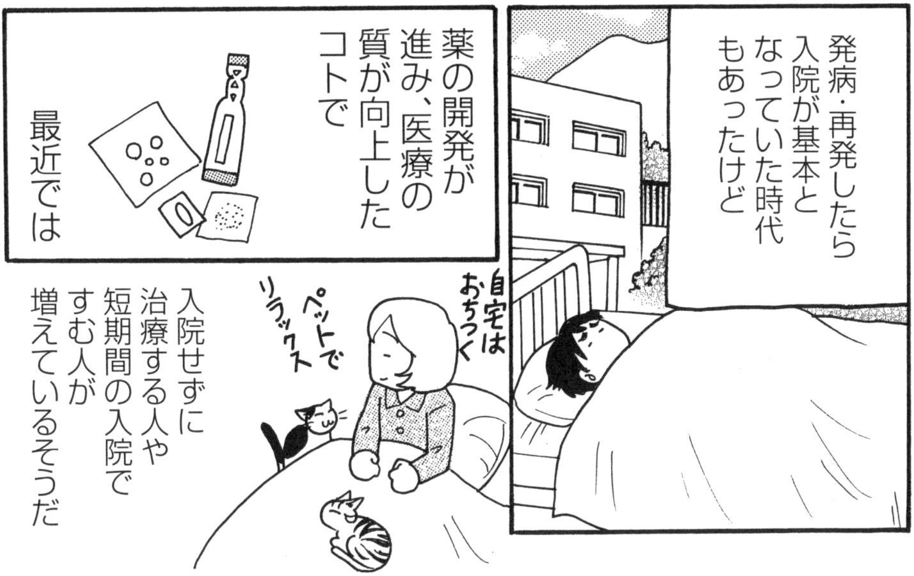

発病・再発したら入院が基本となっていた時代もあったけど
薬の開発が進み、医療の質が向上したコトで
最近では
自宅はおちつく
ペットでリラックス
入院せずに治療する人や短期間の入院ですむ人が増えているそうだ

入院治療がベターなとき

- 自傷や他害のおそれが高いとき
- 服薬や治療を拒否しているとき
- 幻覚・妄想が激しく、日常生活に支障があるとき
- 食事や睡眠がとれていないとき
- 支援者が身近にいないとき
- 家族が疲れきって支援できなくなったとき
- 抗精神病薬の調整で副作用がひどくあらわれたり、悪化が予想されるとき

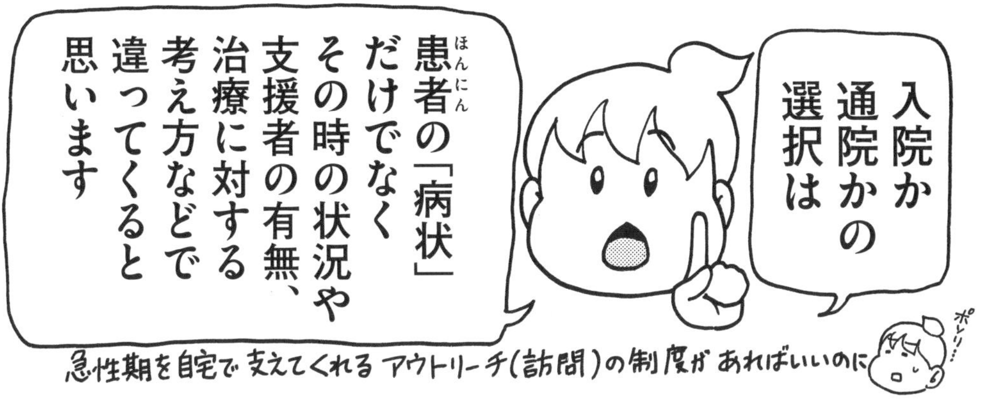

入院か通院かの選択は
患者《ほんにん》の「病状」だけでなくその時の状況や支援者の有無、治療に対する考え方などで違ってくると思います
急性期を自宅で支えてくれるアウトリーチ(訪問)の制度があればいいのに
ポソリ…

「入院」と「通院」の比較

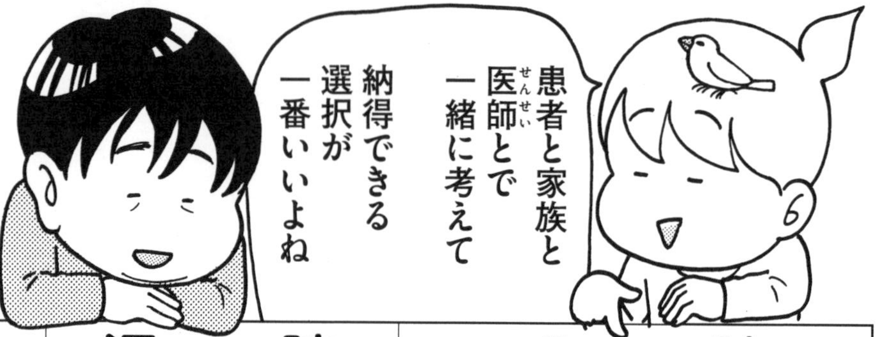
患者と家族と
医師《せんせい》とで
一緒に考えて
納得できる
選択が
一番いいよね

	通院	入院
良い点	●今までと変わらないペースで生活が送れる(家族や社会との関係が継続できるので、社会復帰・社会参加が促進されやすい) ●心理的・経済的な負担が軽い	●日常生活から解放されて気持ちを切り替えられるので休息しやすい ●細かく状態をみてもらえるので、検査や薬の調整がやりやすい ●集中的な治療ができるので症状が早く軽快しやすい ●日常のリズムが戻る ●家族も休息がとれる ●自傷のときに保護しやすい
悪い点	●うっかり薬を飲み忘れるコトがある ●急に体調が悪化したときに、病院まで足を運ばなければいけない	●長期にわたる入院では社会性や生活能力が低下する場合がある **※最近はできるだけ早く退院し在宅療養するのが一般的です**

入院先はじっくり選ぶべし

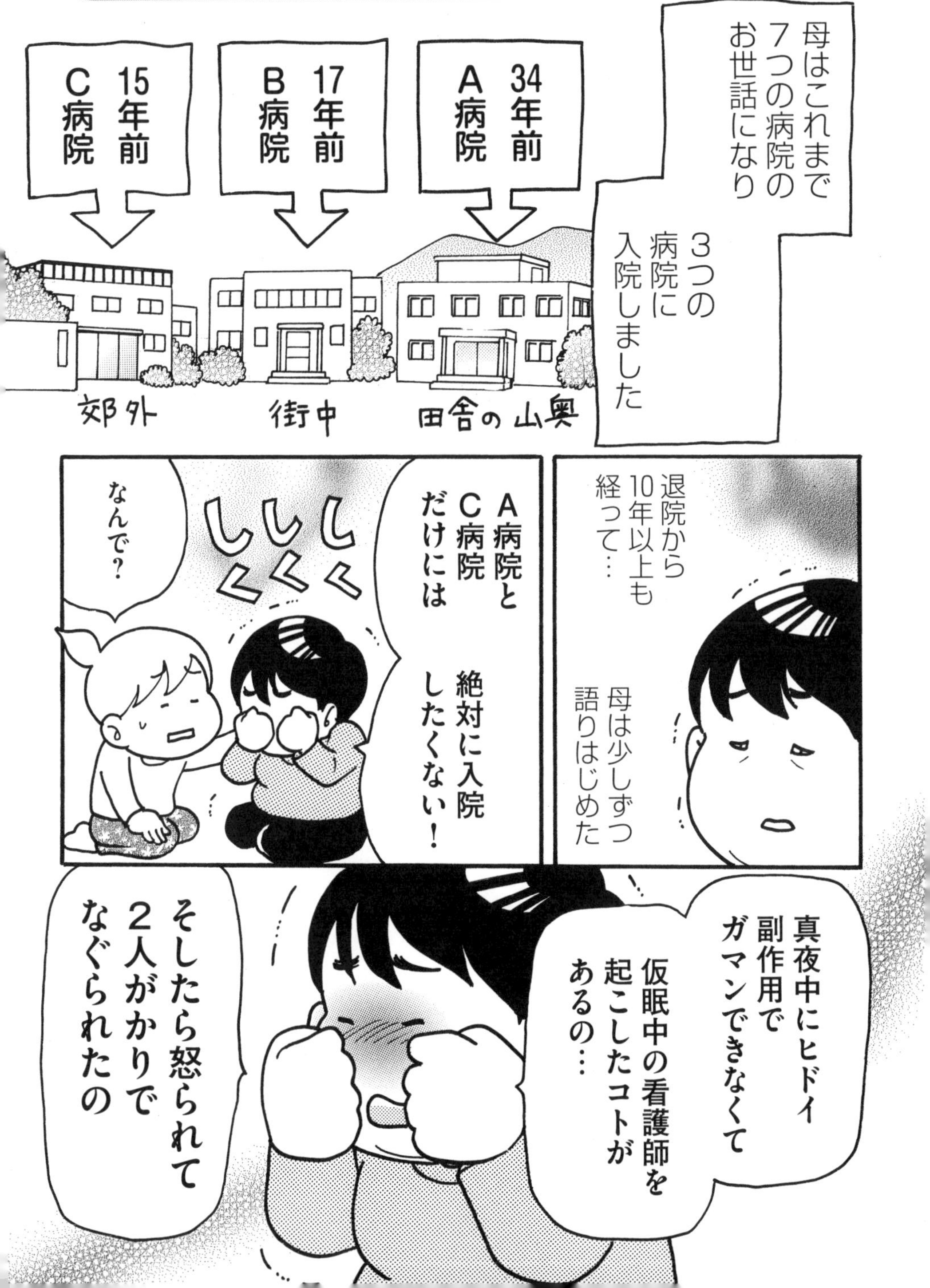
母はこれまで7つの病院のお世話になり
3つの病院に入院しました
34年前 A病院
17年前 B病院
15年前 C病院
田舎の山奥
街中
郊外
退院から10年以上も経って…
母は少しずつ語りはじめた
A病院とC病院だけには
絶対に入院したくない!
しくしくしく
なんで?
真夜中にヒドイ副作用でガマンできなくて
仮眠中の看護師を起こしたコトがあるの…
そしたら怒られて2人がかりでなぐられたの

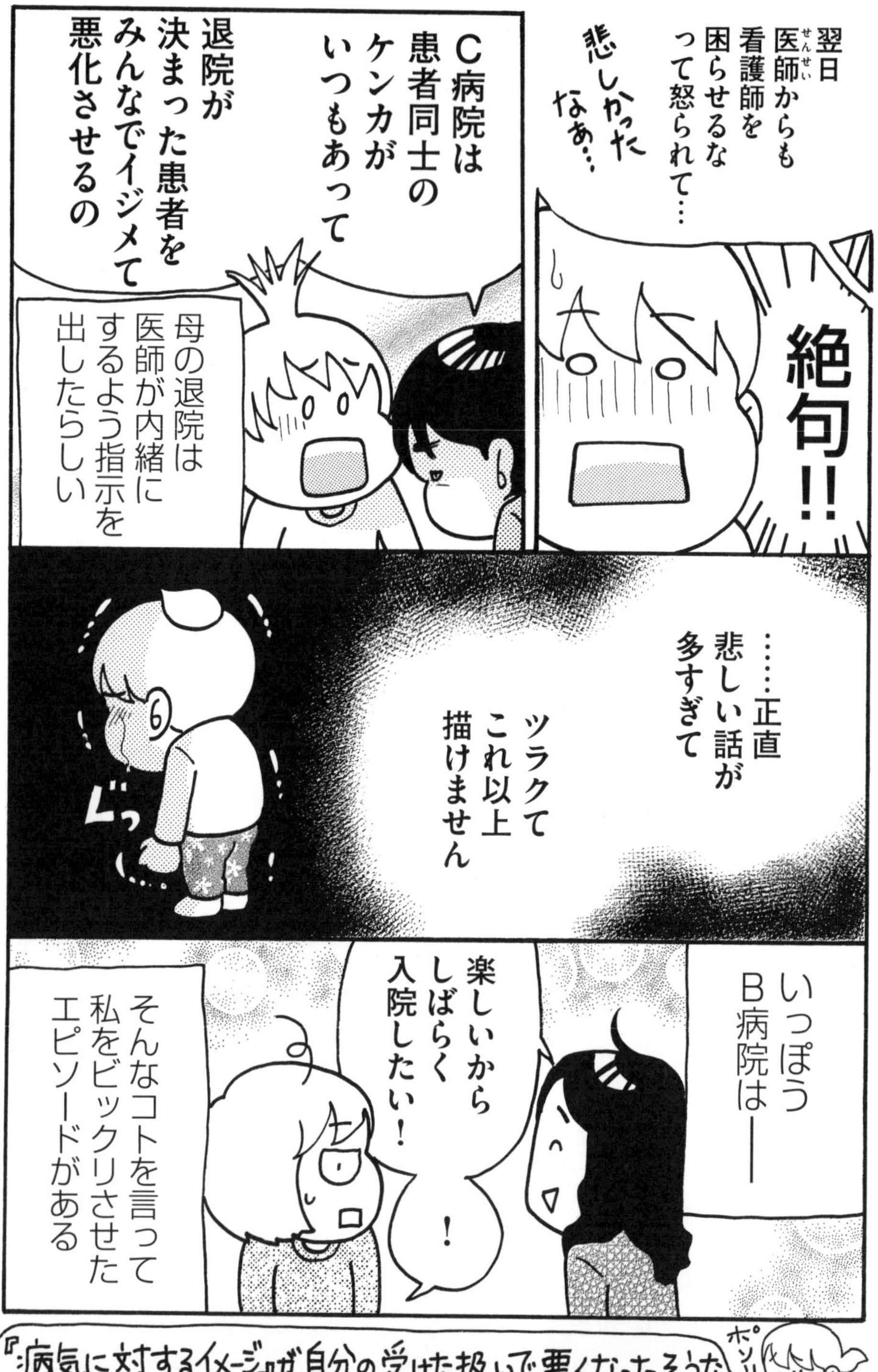
翌日
医師《せんせい》からも
看護師を
困らせるな
って怒られて…
悲しかったなぁ…
絶句!!
C病院は
患者同士の
ケンカが
いつもあって
退院が
決まった患者を
みんなでイジメて
悪化させるの
母の退院は
医師が内緒に
するよう指示を
出したらしい
……正直
悲しい話が
多すぎて
ツラクて
これ以上
描けません
ぐっ
いっぽう
B病院は——
楽しいから
しばらく
入院したい!
!
そんなコトを言って
私をビックリさせた
エピソードがある

『病気に対するイメージ』が自分の受けた扱いで悪くなったそうな ポソリ

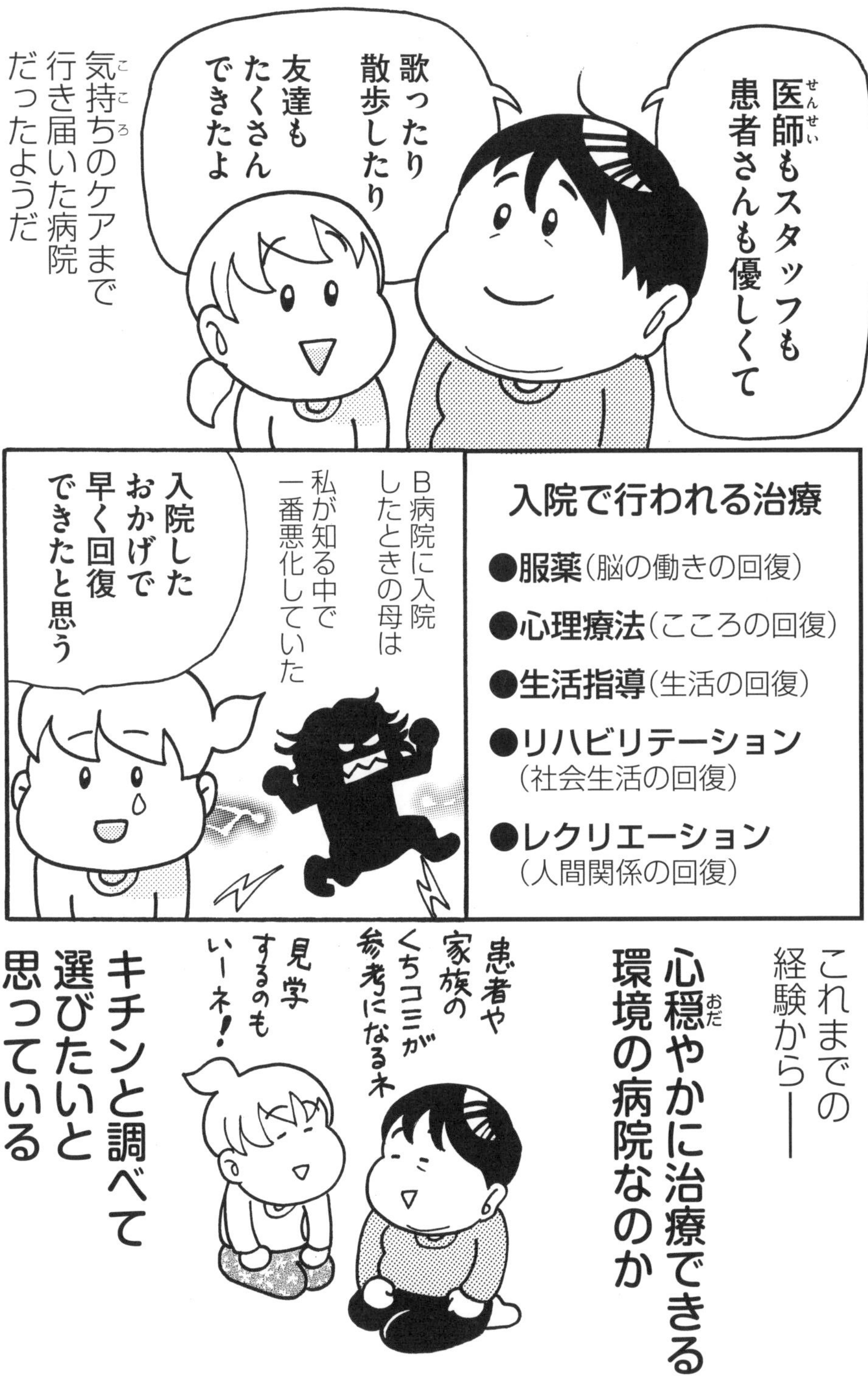

医師《せんせい》もスタッフも患者さんも優しくて
歌ったり散歩したり友達もたくさんできたよ
気持ち《こころ》のケアまで行き届いた病院だったようだ
入院で行われる治療
●服薬（脳の働きの回復）
●心理療法（こころの回復）
●生活指導（生活の回復）
●リハビリテーション（社会生活の回復）
●レクリエーション（人間関係の回復）
B病院に入院したときの母は私が知る中で一番悪化していた
入院したおかげで早く回復できたと思う
これまでの経験から——
心穏《おだ》やかに治療できる環境の病院なのか
患者や家族のくちコミが参考になるネ
見学するのもいーネ！
キチンと調べて選びたいと思っている

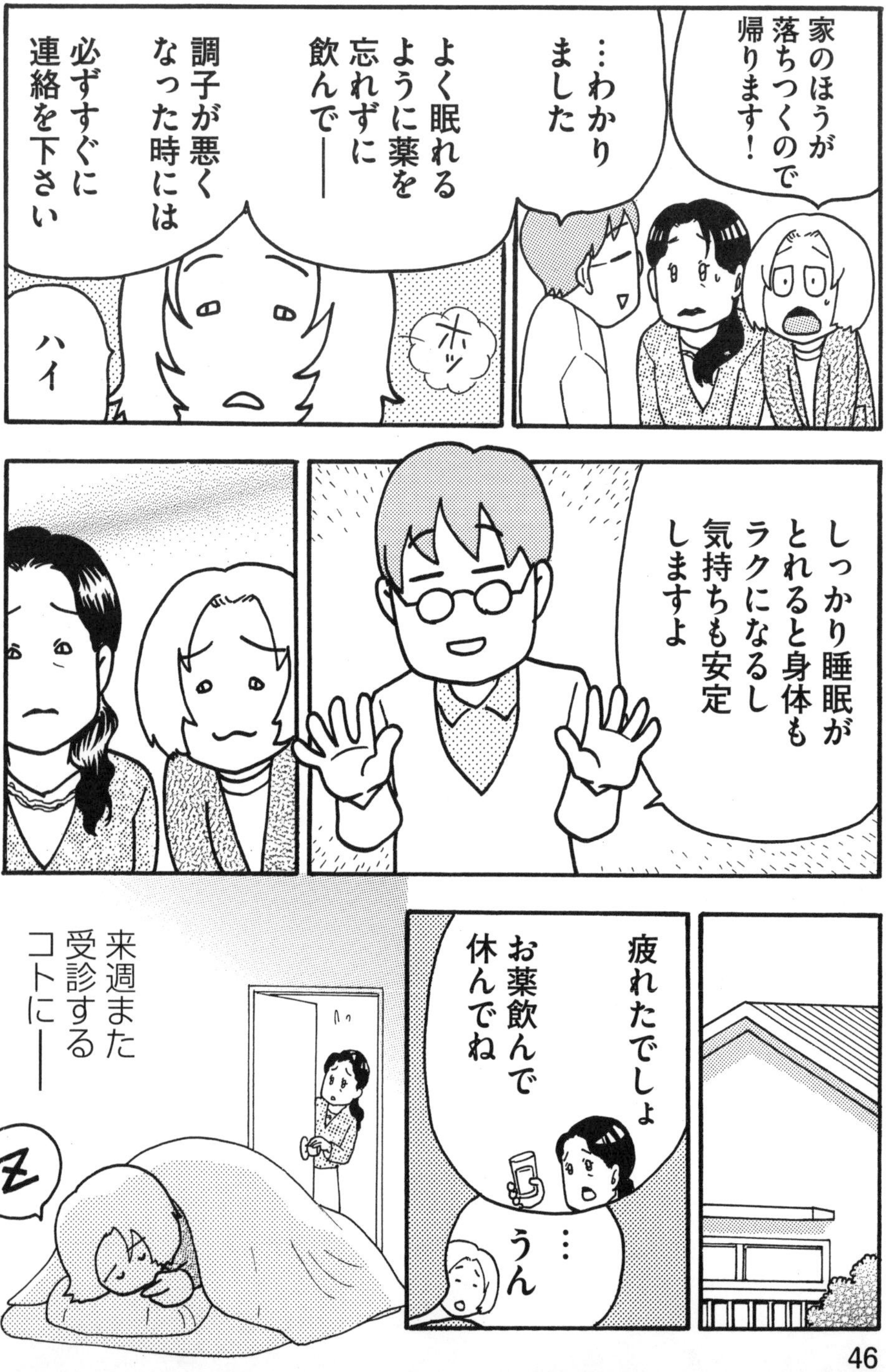
家のほうが落ちつくので帰ります！
…わかりました
よく眠れるように薬を忘れずに飲んで――
調子が悪くなった時には必ずすぐに連絡を下さい
ホッ
ハイ
しっかり睡眠がとれると身体もラクになるし気持ちも安定しますよ
疲れたでしょ
お薬飲んで休んでね
…うん
来週また受診するコトに――
Z

第2章　その③　何もできない日々

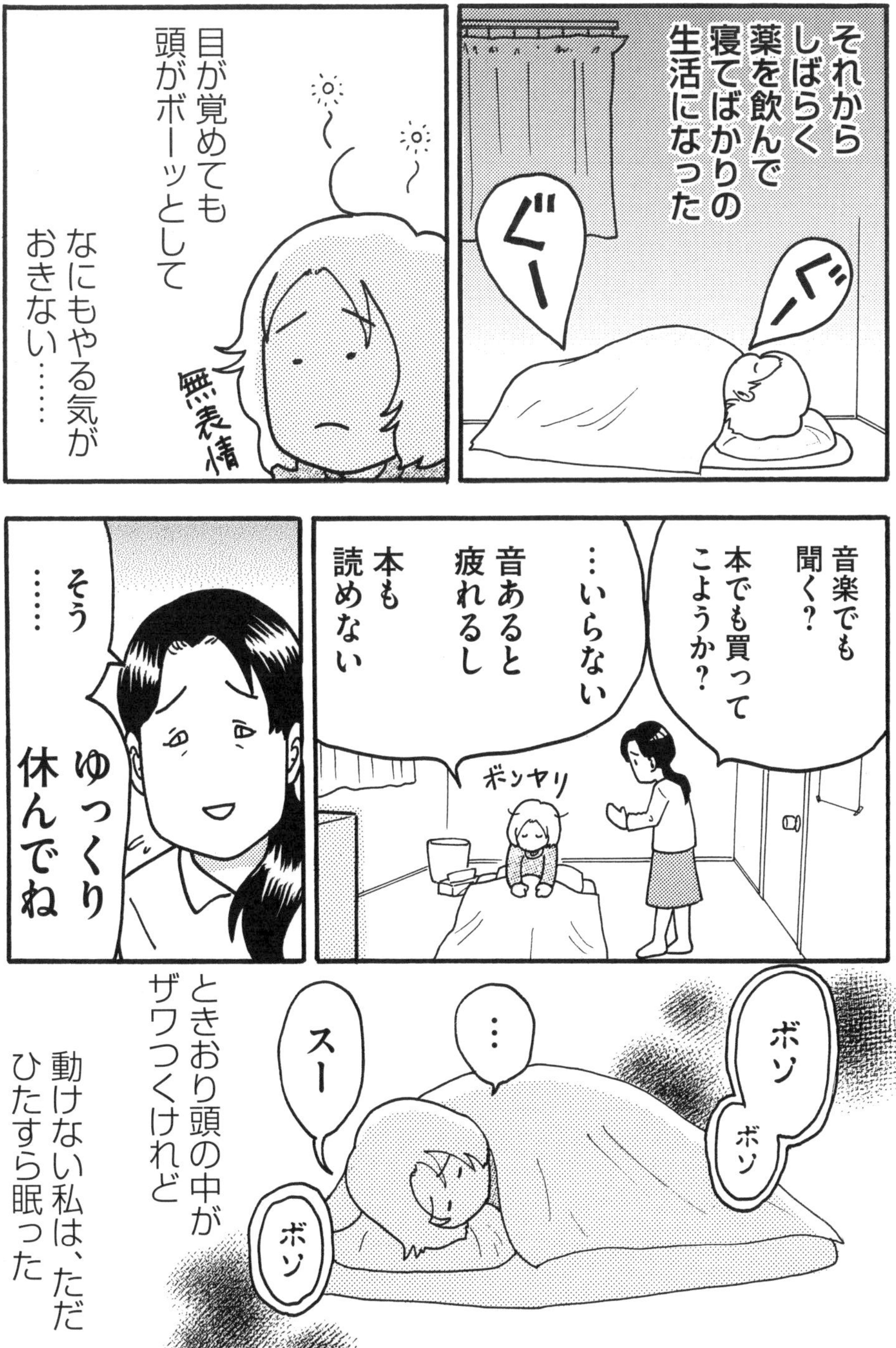

それから
しばらく
薬を飲んで
寝てばかりの
生活になった
グー
グー
目が覚めても
頭がボーッとして
なにもやる気が
おきない……
無表情
音楽でも
聞く？
本でも買って
こようか？
…いらない
音あると
疲れるし
本も
読めない
ボンヤリ
そう
……
ゆっくり
休んでね
ボソ
ボソ
…
スー
ボソ
ときおり頭の中が
ザワつくけれど
動けない私は、ただ
ひたすら眠った

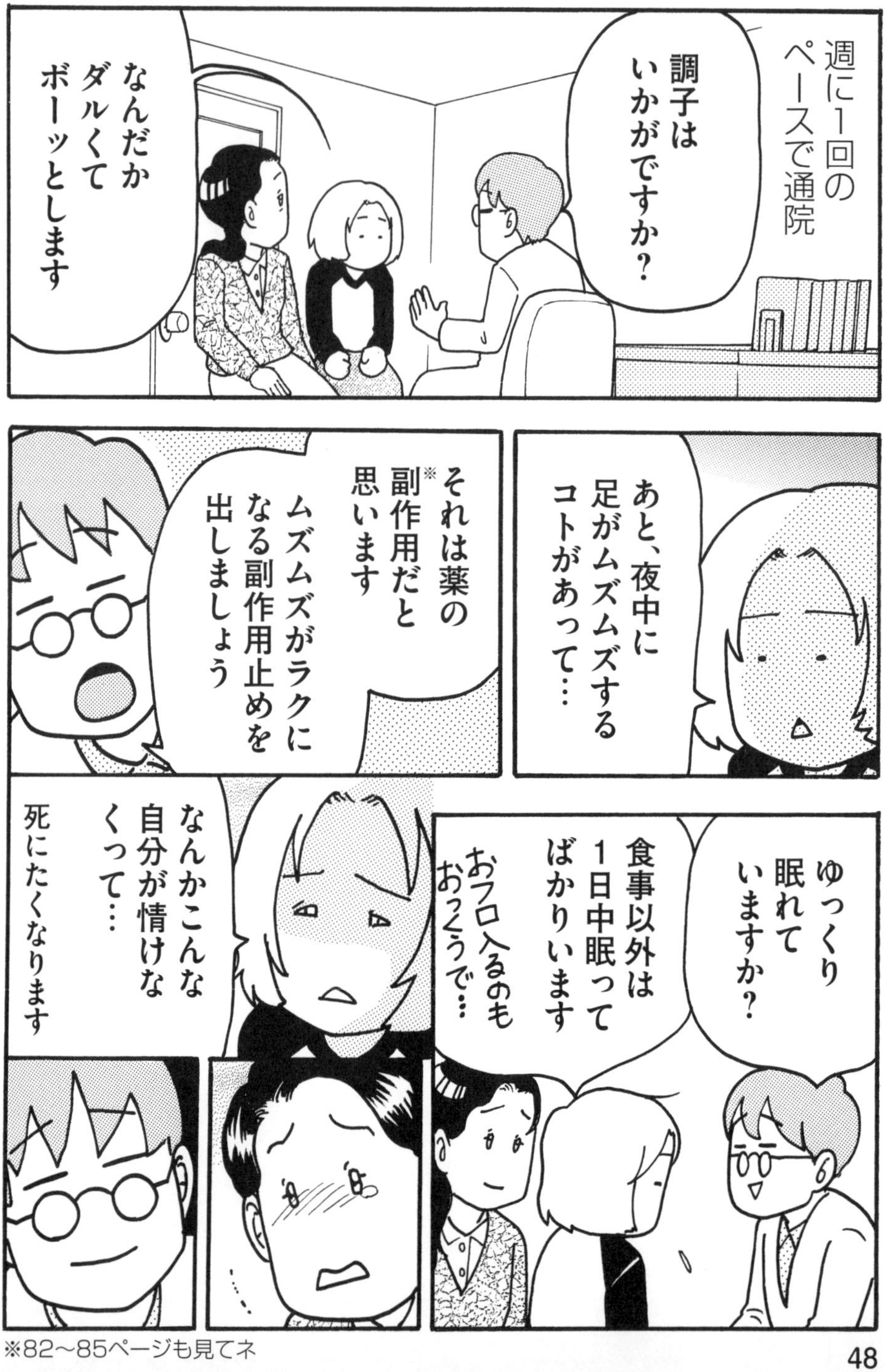
週に1回のペースで通院
調子はいかがですか?
なんだかダルくてボーッとします
あと、夜中に足がムズムズするコトがあって…
それは薬の副作用※だと思います
ムズムズがラクになる副作用止めを出しましょう
ゆっくり眠れていますか?
食事以外は1日中眠ってばかりいます
おフロ入るのもおっくうで…
なんかこんな自分が情けなくって…
死にたくなります

※82〜85ページも見てネ

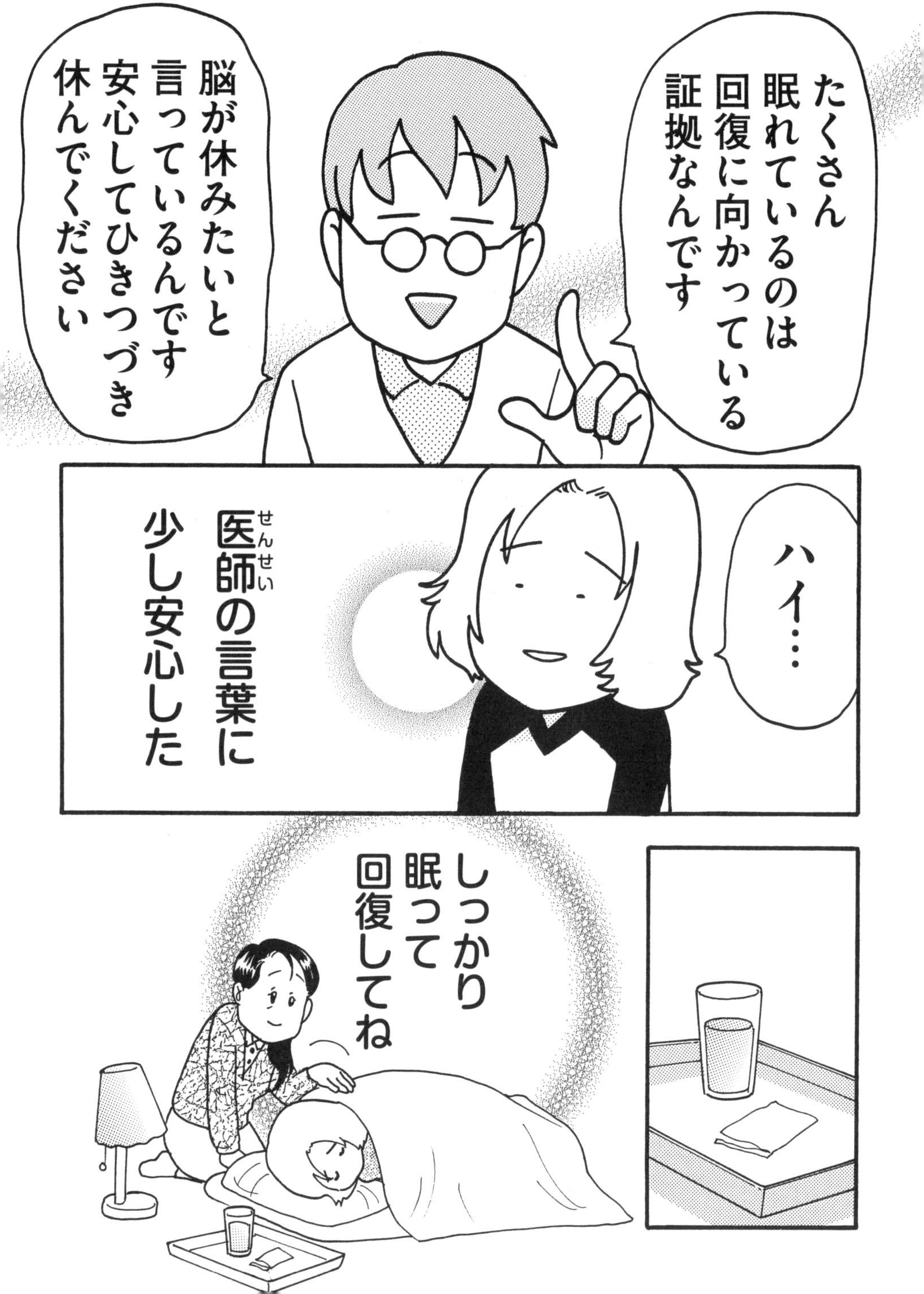
たくさん眠れているのは回復に向かっている証拠なんです
脳が休みたいと言っているんです安心してひきつづき休んでください
ハイ…
医師《せんせい》の言葉に少し安心した
しっかり眠って回復してね

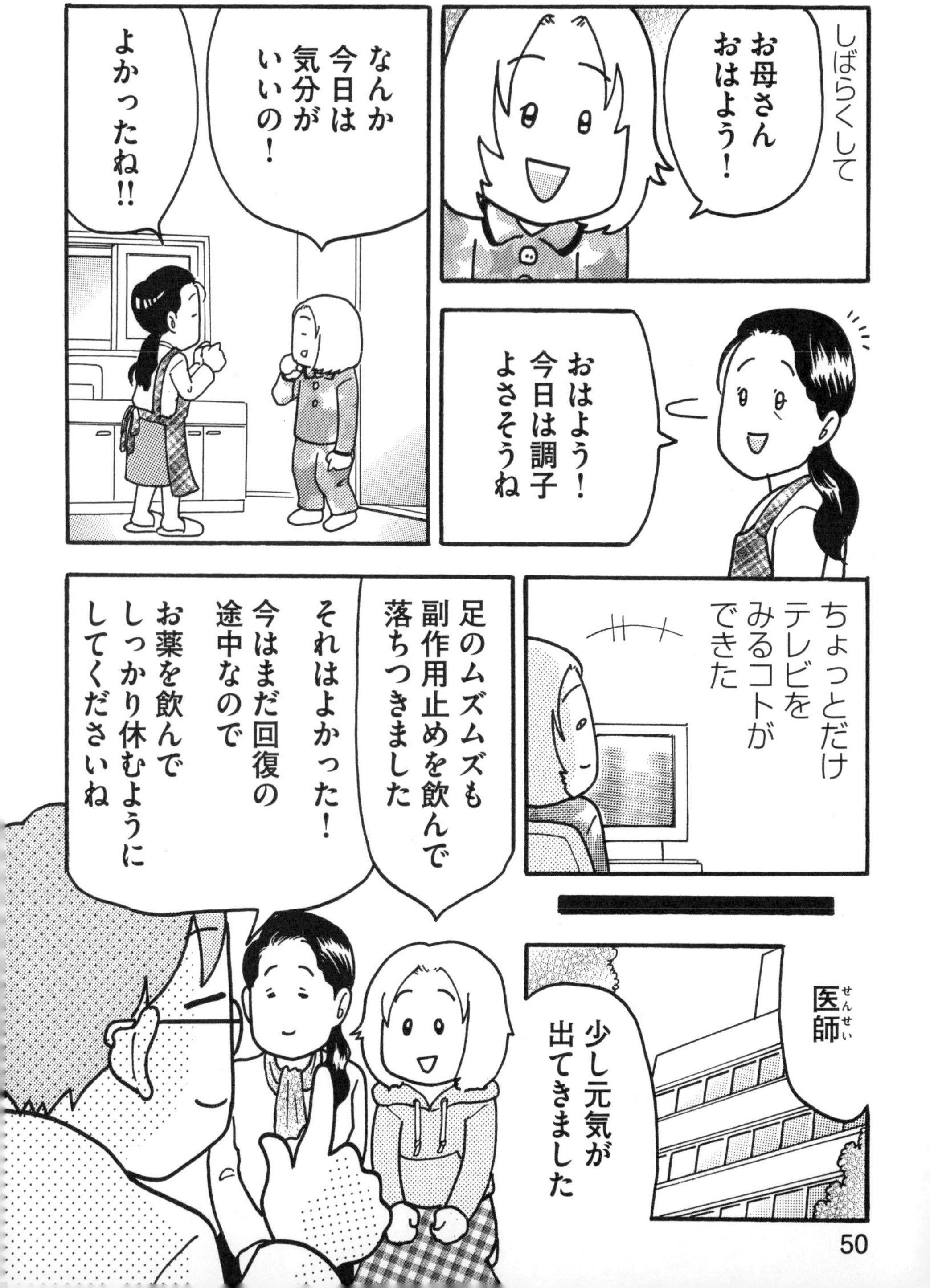
しばらくして
お母さん おはよう！
おはよう！ 今日は調子 よさそうね
なんか 今日は 気分が いいの！
よかったね!!
ちょっとだけ テレビを みるコトが できた
医師《せんせい》
少し元気が 出てきました
足のムズムズも 副作用止めを飲んで 落ちつきました
それはよかった！ 今はまだ回復の 途中なので お薬を飲んで しっかり休むように してくださいね

第2章　その⑥　揺《ゆ》れる体調

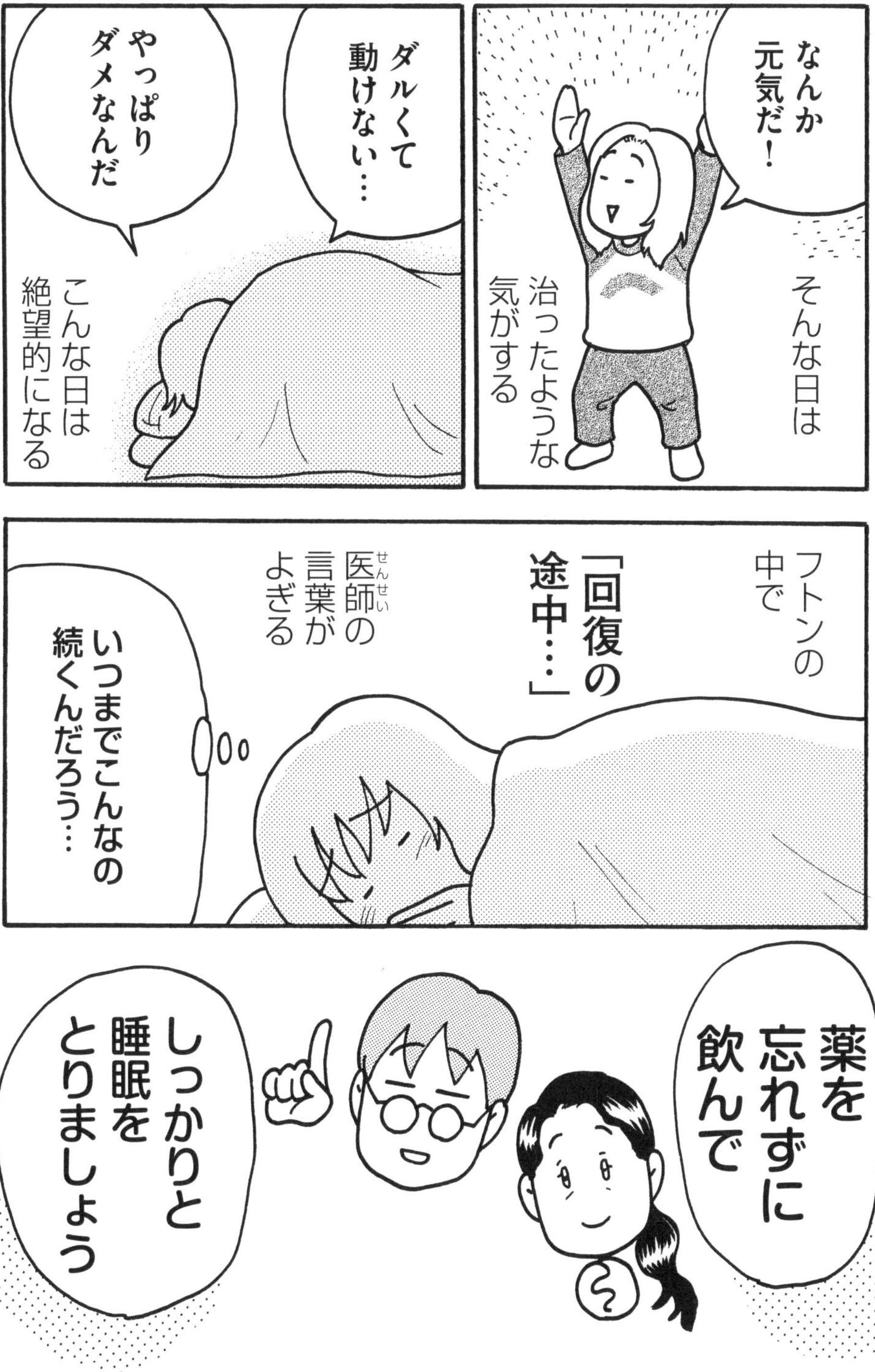
なんか元気だ！
そんな日は治ったような気がする
ダルくて動けない…
やっぱりダメなんだ
こんな日は絶望的になる
フトンの中で「回復の途中…」医師《せんせい》の言葉がよぎる
いつまでこんなの続くんだろう…
薬を忘れずに飲んで
しっかりと睡眠をとりましょう

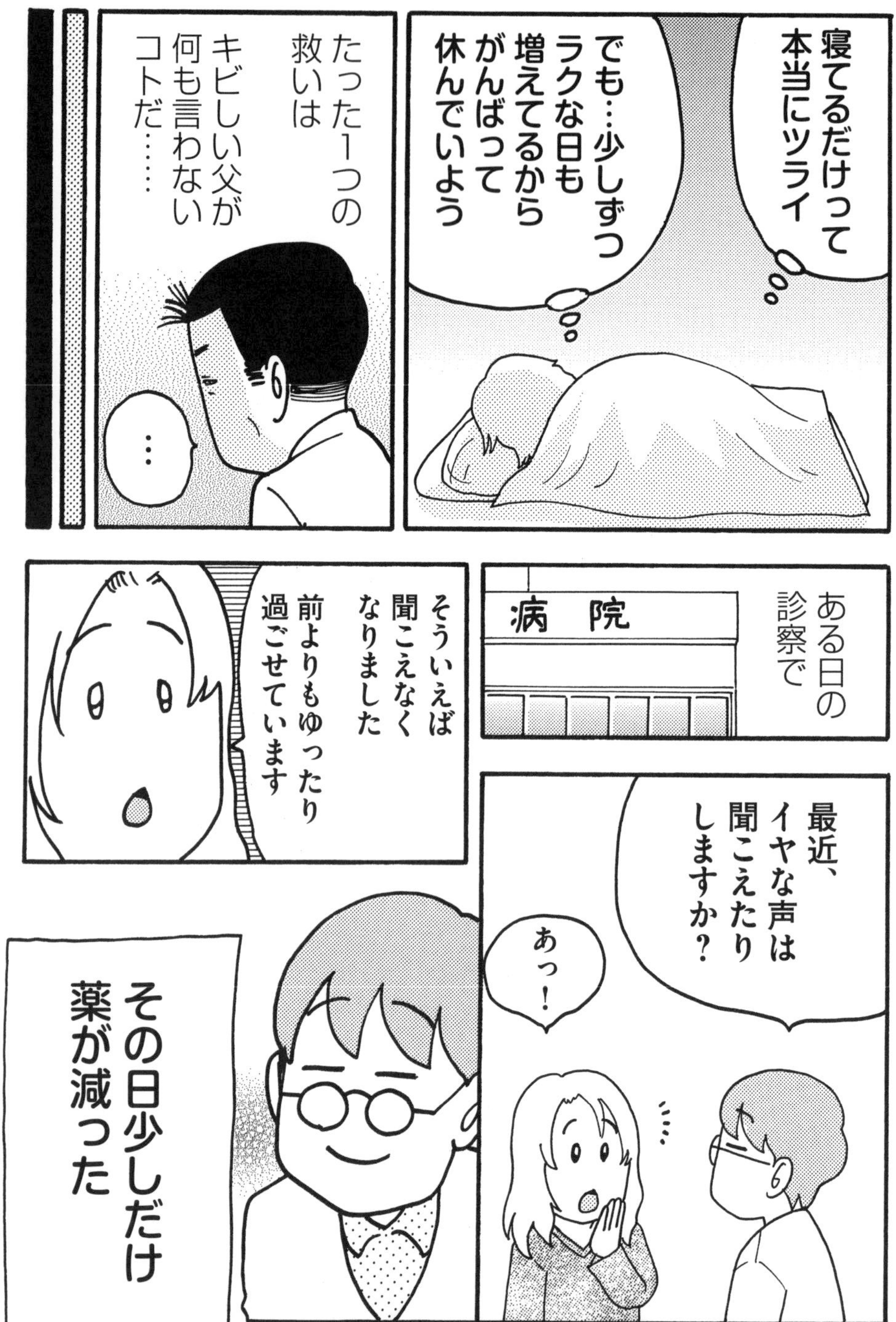

寝てるだけって本当にツライ
でも…少しずつラクな日も増えてるからがんばって休んでいよう
たった1つの救いはキビしい父が何も言わないコトだ……
…
ある日の診察で
病院
そういえば聞こえなくなりました前よりもゆったり過ごせています
最近、イヤな声は聞こえたりしますか？
あっ！
その日少しだけ薬が減った

眠れないときの工夫

- 午前中の太陽にあたる
- 日中、眠くても長時間の昼寝はしない
- 夜眠る少し前から照明を暗くしておく
- 日中、散歩などで体を動かす
- 夕方からカフェイン入りの飲料（コーヒー・紅茶など）は飲まないようにする
- 昼間の薬をしっかり飲む

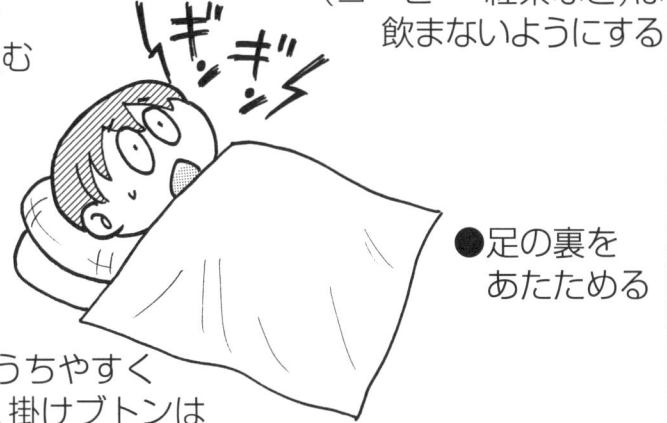

ギン
ギン

- 足の裏をあたためる
- 寝がえりがうちやすくなるように、掛けブトンは軽いものにする
- 入浴は寝る4時間くらい前にはすませておく。ぬるい温度で半身浴をする
- 主治医に相談して眠れないときの薬をもらっておいて飲む

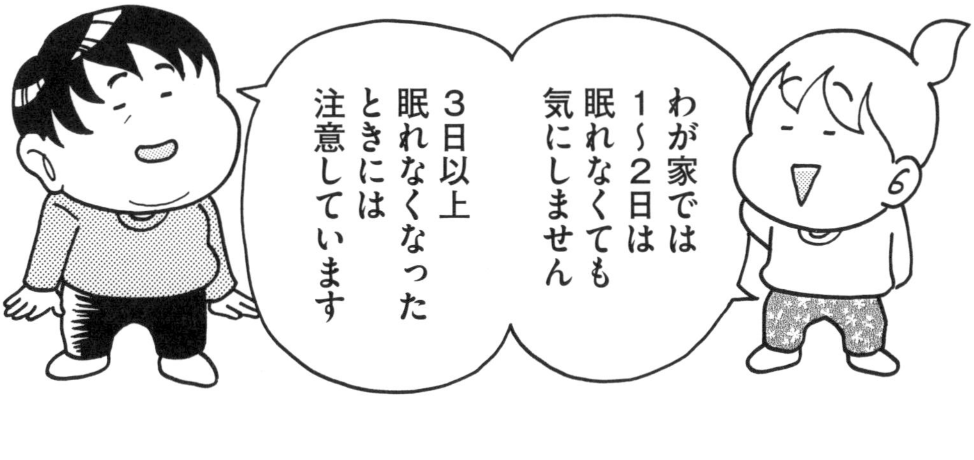

わが家では1～2日は眠れなくても気にしません
3日以上眠れなくなったときには注意しています

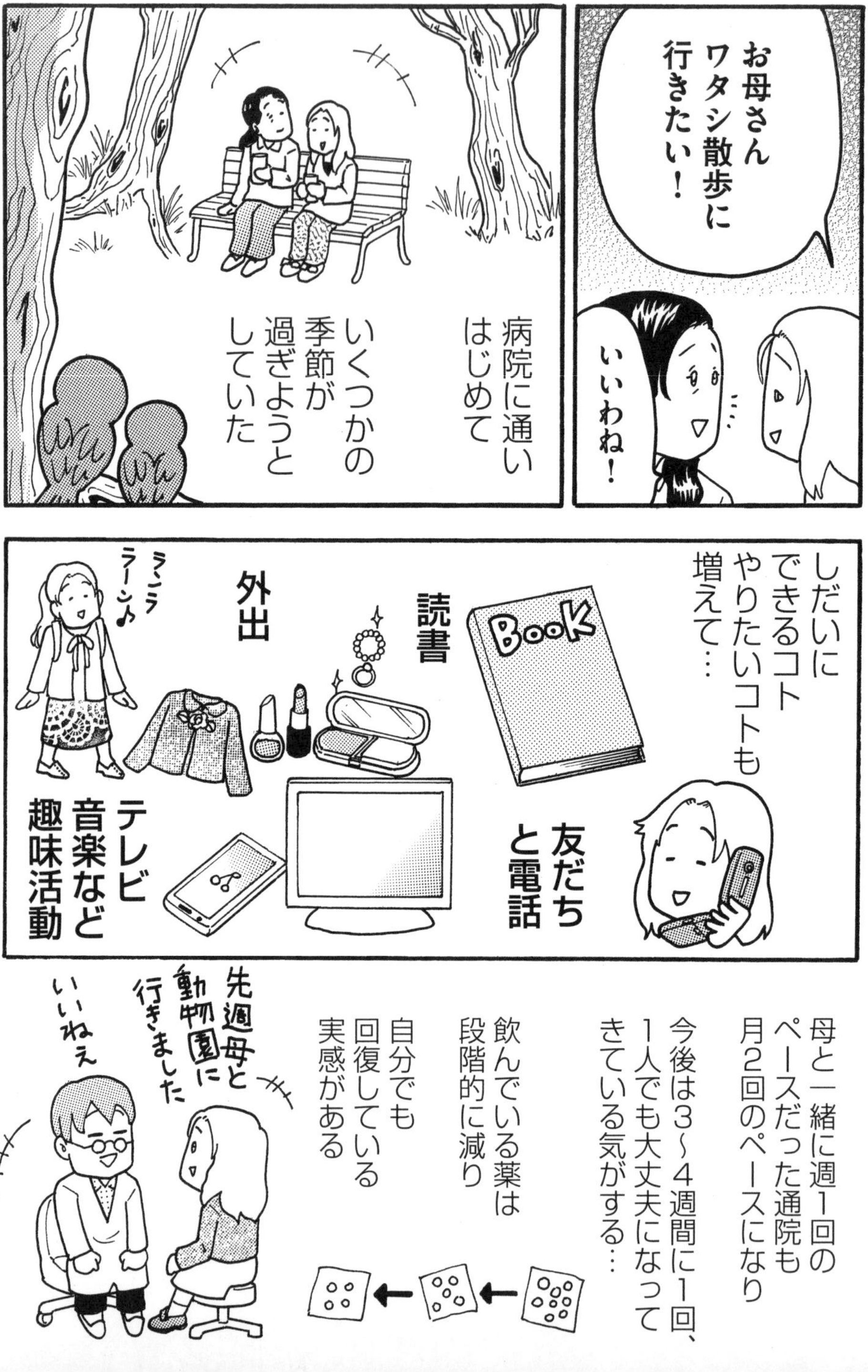
お母さん
ワタシ散歩に
行きたい！
いいわね！
病院に通い
はじめて
いくつかの
季節が
過ぎようと
していた
しだいに
できるコト
やりたいコトも
増えて…
BooK
読書
外出
ラ～ラ
ラ～ン♪
友だち
と電話
テレビ
音楽など
趣味活動
母と一緒に週1回の
ペースだった通院も
月2回のペースになり
今後は3～4週間に1回、
1人でも大丈夫になって
きている気がする…
飲んでいる薬は
段階的に減り
自分でも
回復している
実感がある
先週母と
動物園に
行きました
いいねぇ

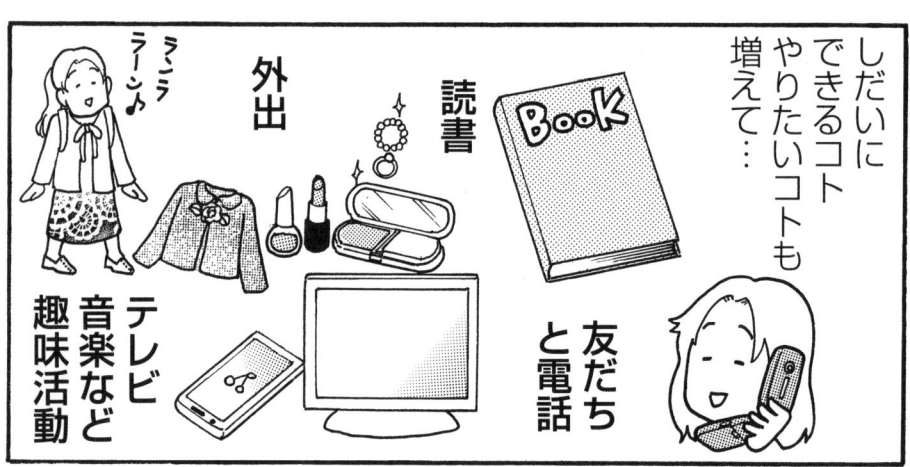

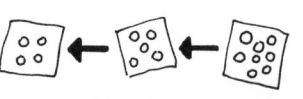

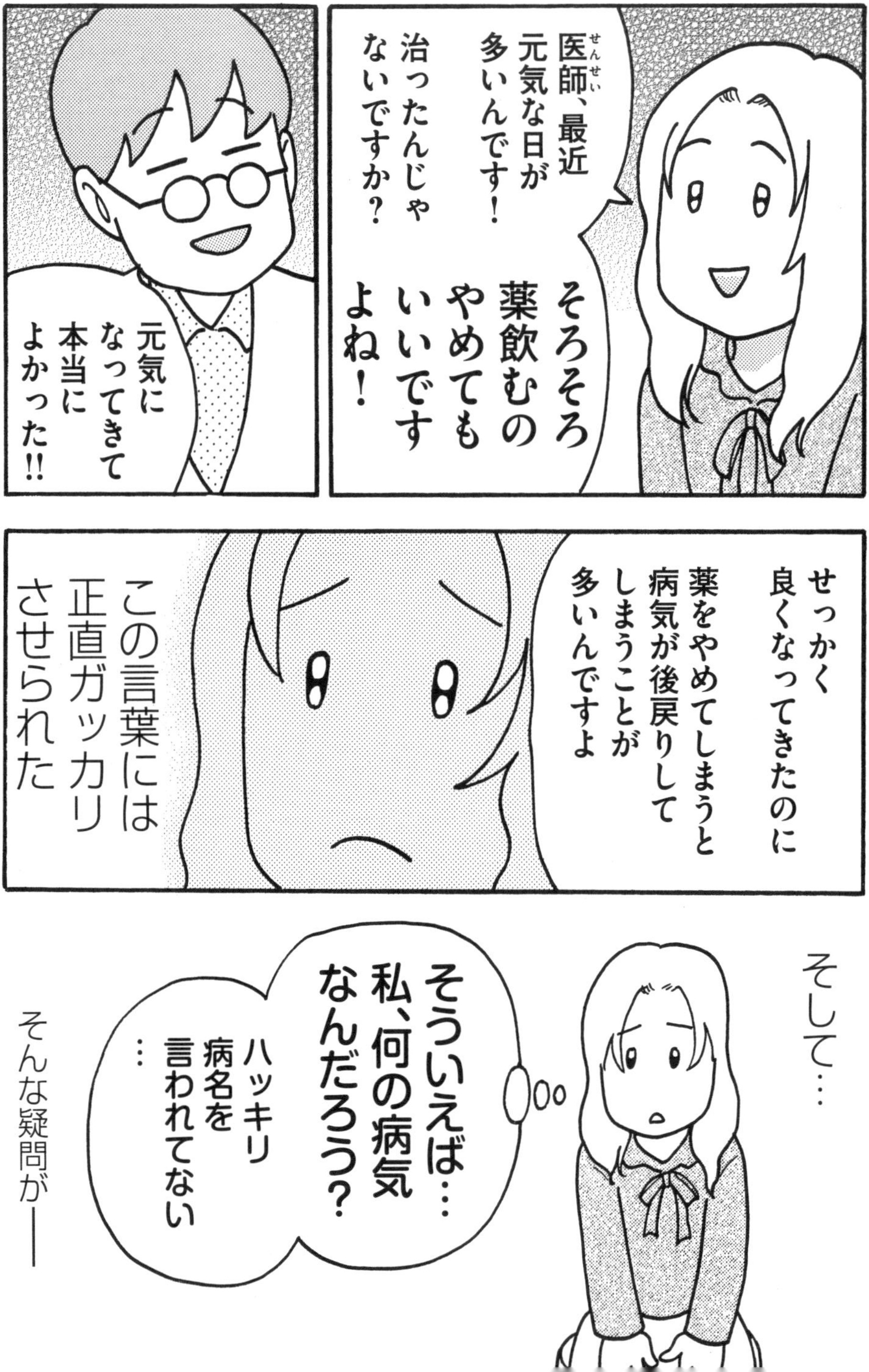
医師《せんせい》、最近元気な日が多いんです！治ったんじゃないですか？
そろそろ薬飲むのやめてもいいですよね！
元気になってきて本当によかった!!
せっかく良くなってきたのに薬をやめてしまうと病気が後戻りしてしまうことが多いんですよ
この言葉には正直ガッカリさせられた
そして…
そういえば…私、何の病気なんだろう？
ハッキリ病名を言われてない…
そんな疑問が——

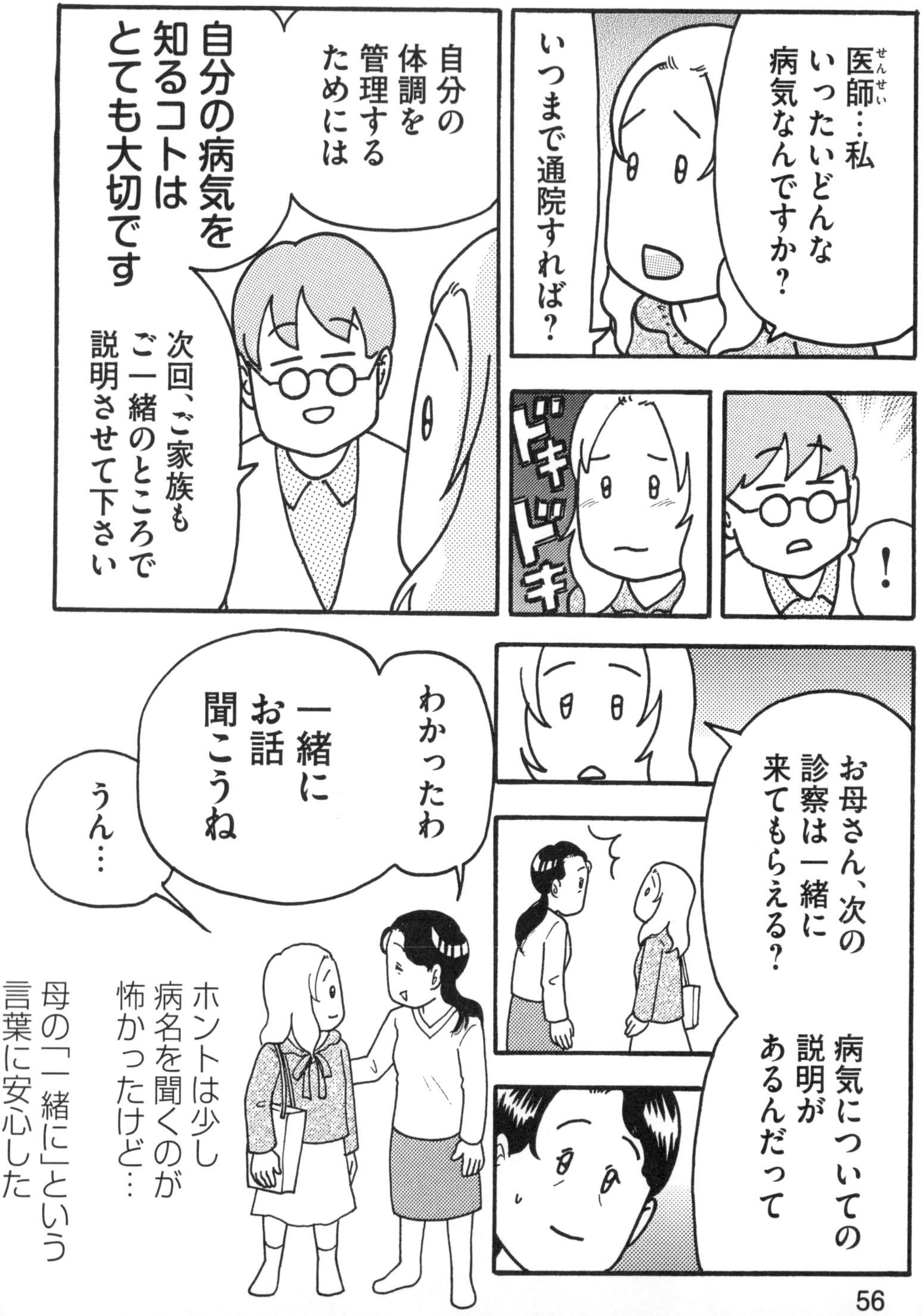
医師《せんせい》…私 いったいどんな 病気なんですか？
いつまで通院すれば？
自分の 体調を 管理する ためには
自分の病気を 知るコトは とても大切です
次回、ご家族も ご一緒のところで 説明させて下さい
！
ドキドキ
お母さん、次の 診察は一緒に 来てもらえる？
病気についての 説明が あるんだって
わかったわ 一緒に お話 聞こうね
うん…
ホントは少し 病名を聞くのが 怖かったけど…
母の「一緒に」という 言葉に安心した

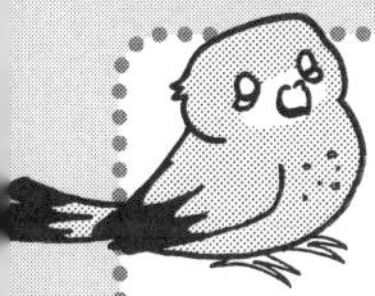

自分の病気を知るということ

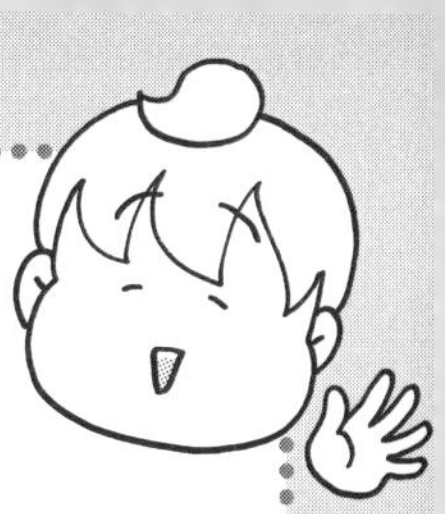

「すぐに病名をおしえてくれない」「病名が変わった」……。
そういったことで、とても不安になってしまう場合がありますよね。
精神科の診断では、その日たまたま患者さんや家族が伝えた症状だけでは判断がつかない場合もあり、「経過観察」がとても大切なのだそうです。
たとえ診断名が確定していなくても、ツライと言っている症状に対して、「症状をとることをとりあえずの目標」として治療していくそうです。また、病名がある程度確定しても、病名を告知するコトが回復に向けての妨げになりそうな時は、患者さんが受け入れられる状況になるまで待つこともあるのだとか。

それは、病名を知ることの一番大切な役割が、回復に役立てることだからです。「病名を知る」というのは、自分の病気と向き合うひとつのキッカケです。
病気の特徴を知るコトは「じょうずに付き合うコツ」を見つけるヒントになるはず。

「病名告知」はアドヒアランス（患者が積極的に治療方針の決定に参加し、専門家と力を合わせて治療を進めていくこと）を高めて
病気をじょうずにコントロールしながら、安定した生活を送るための、大きな力になると私は考えています。

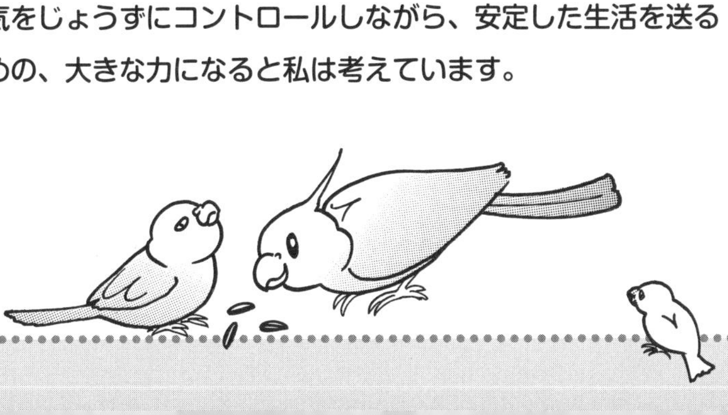

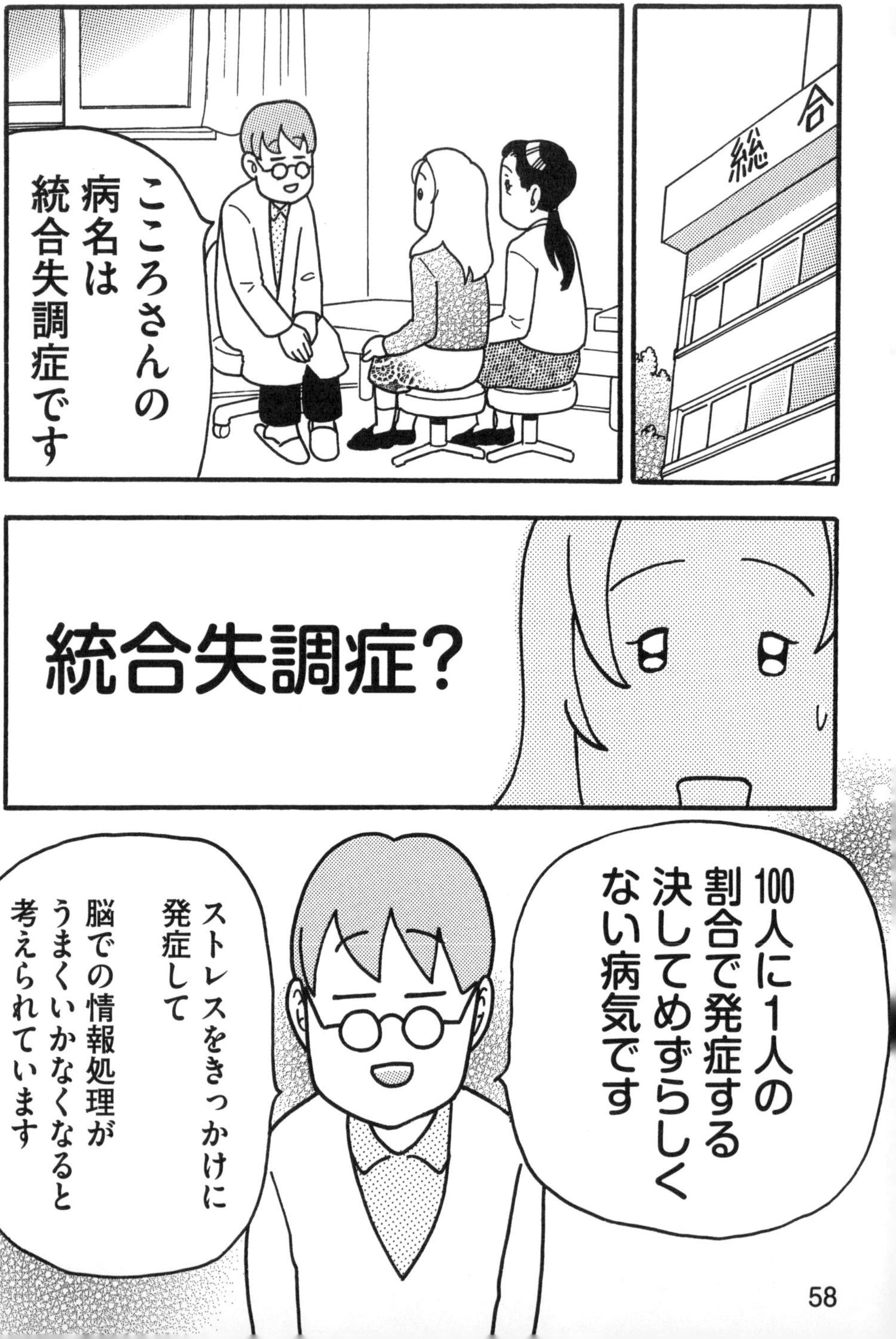
総合
こころさんの病名は統合失調症です
統合失調症?
100人に1人の割合で発症する決してめずらしくない病気です
ストレスをきっかけに発症して脳での情報処理がうまくいかなくなると考えられています

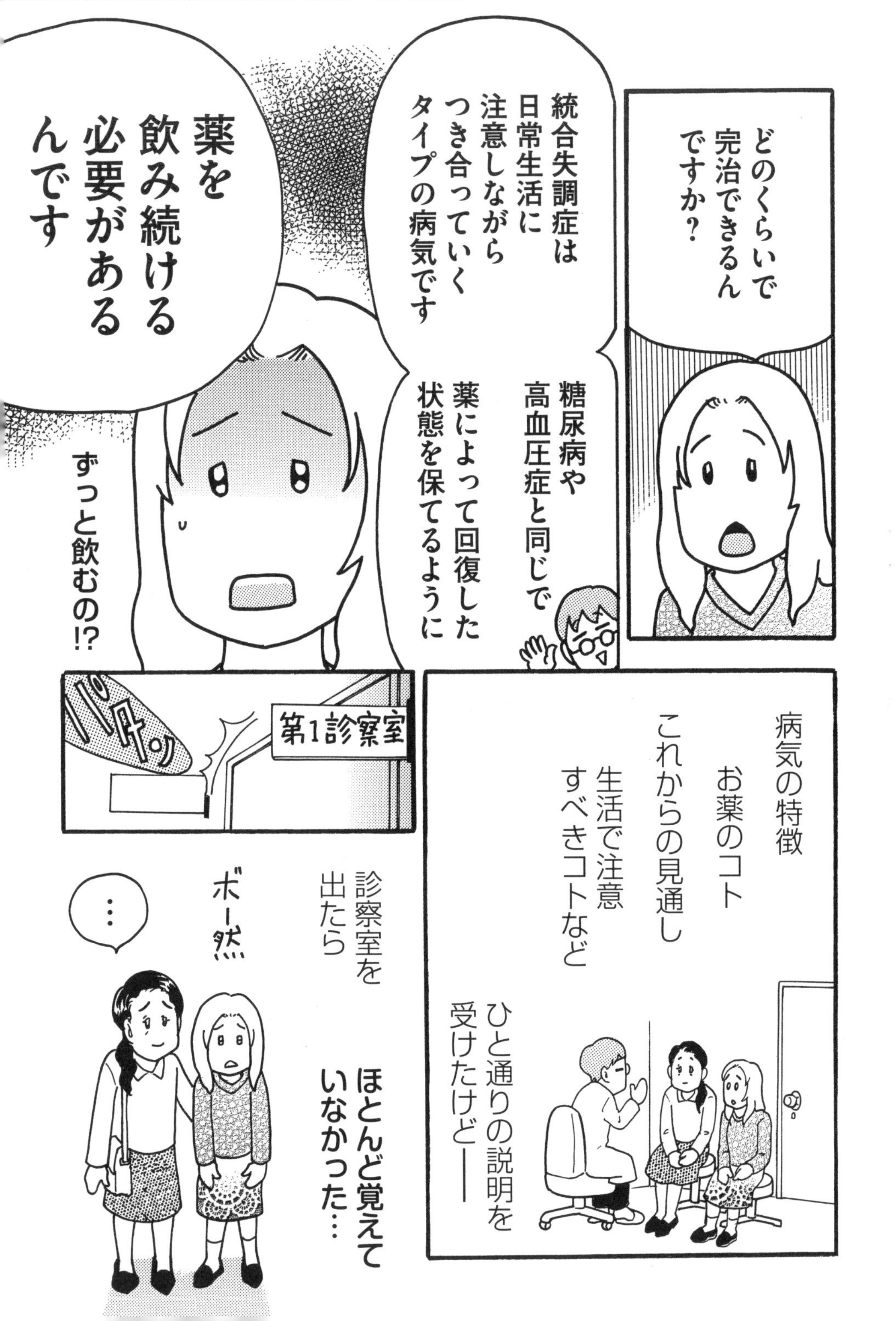

どのくらいで完治できるんですか？
統合失調症は日常生活に注意しながらつき合っていくタイプの病気です
糖尿病や高血圧症と同じで薬によって回復した状態を保てるように
薬を飲み続ける必要があるんです
ずっと飲むの!?
病気の特徴
お薬のコト
これからの見通し
生活で注意すべきコトなど
ひと通りの説明を受けたけど——
第1診察室
パタン
診察室を出たら
ほとんど覚えていなかった…
ボー然
…

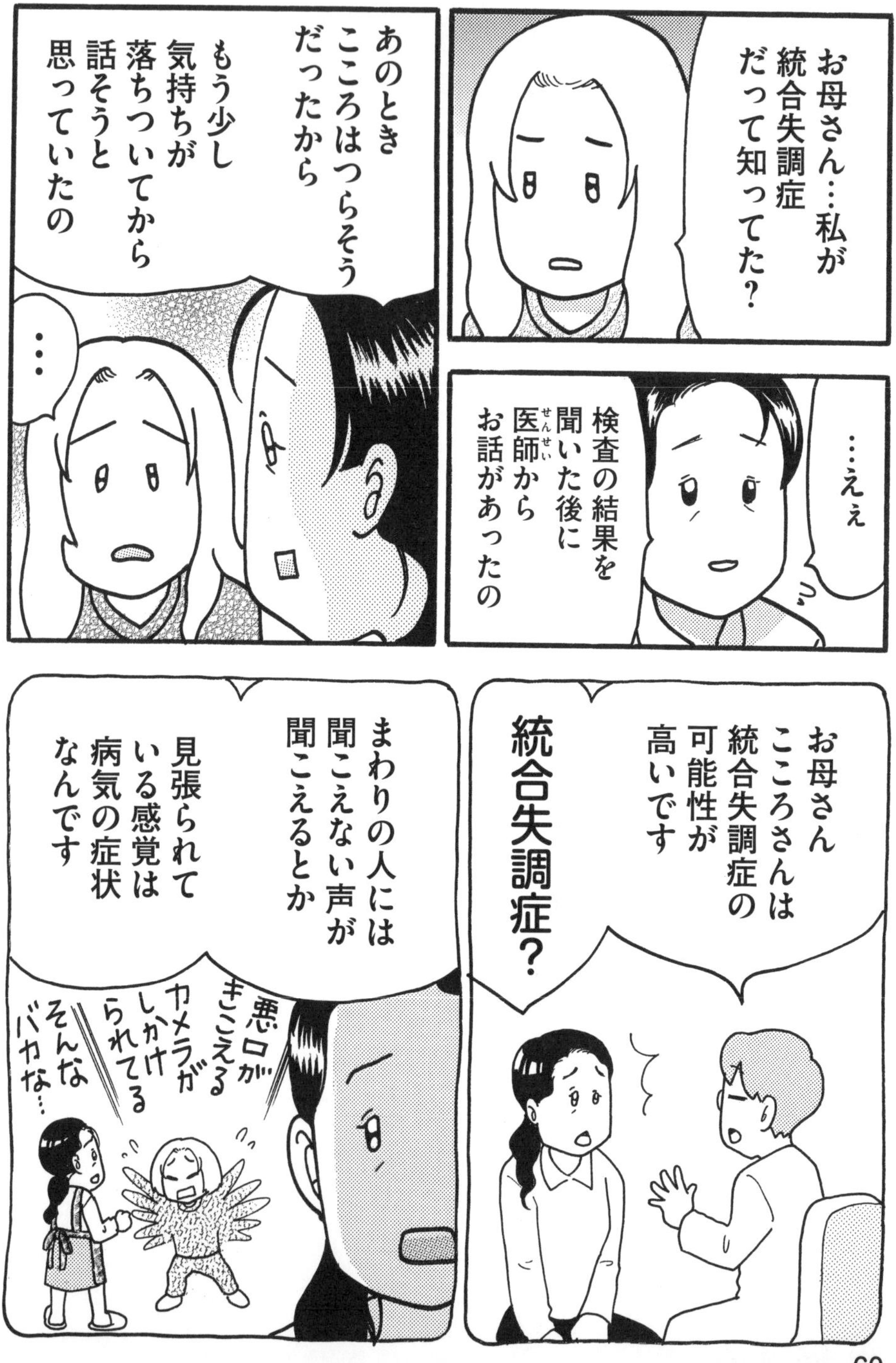
お母さん…私が統合失調症だって知ってた?
…ええ
検査の結果を聞いた後に医師《せんせい》からお話があったの
あのときこころはつらそうだったから
もう少し気持ちが落ちついてから話そうと思っていたの
…
お母さんこころさんは統合失調症の可能性が高いです
統合失調症?
まわりの人には聞こえない声が聞こえるとか
見張られている感覚は病気の症状なんです
悪口がきこえる
カメラがしかけられてる
そんなバカな…

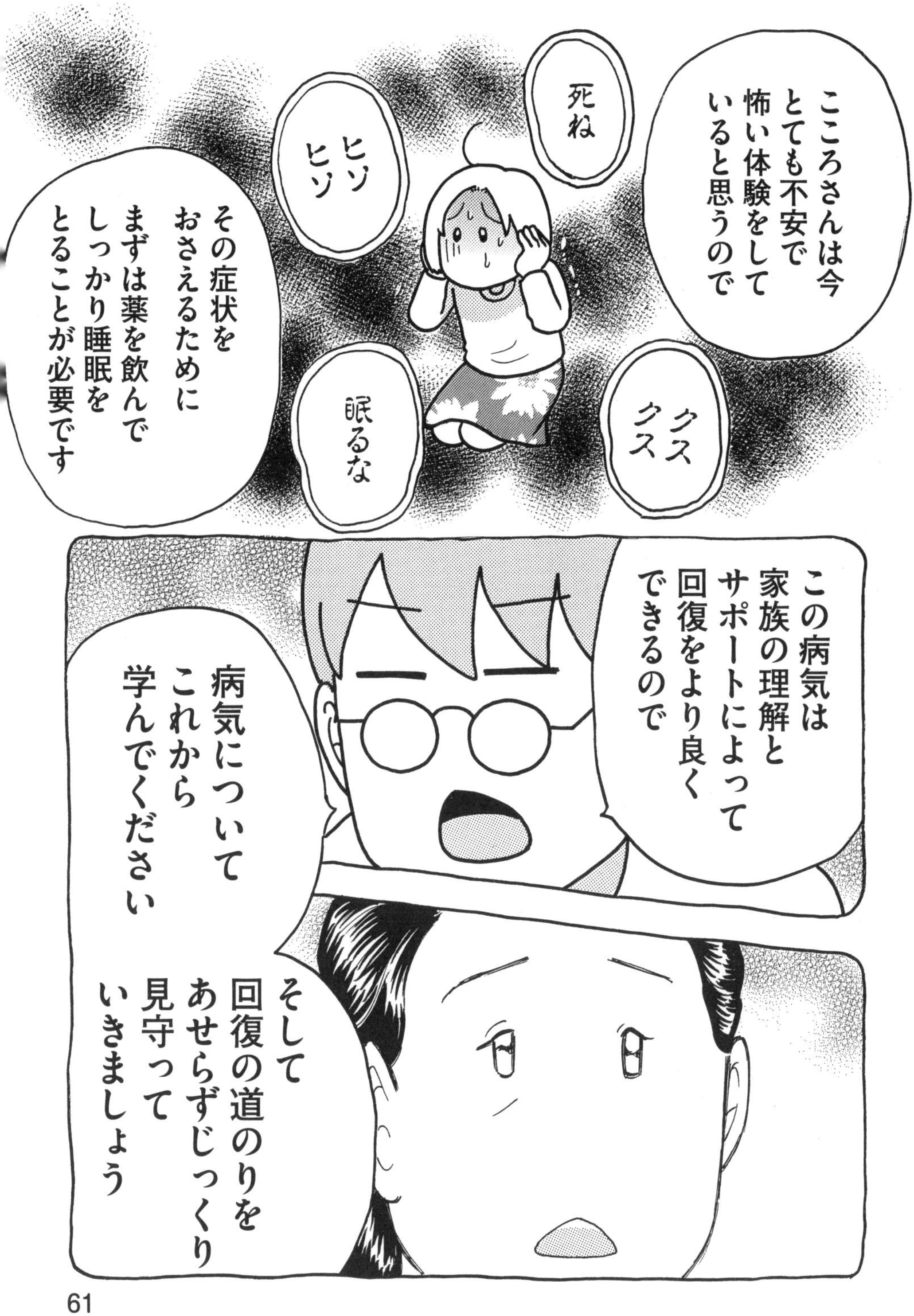
こころさんは今とても不安で怖い体験をしていると思うので
死ね
ヒソヒソ
クスクス
眠るな
その症状をおさえるためにまずは薬を飲んでしっかり睡眠をとることが必要です
この病気は家族の理解とサポートによって回復をより良くできるので
病気についてこれから学んでください
そして回復の道のりをあせらずじっくり見守っていきましょう

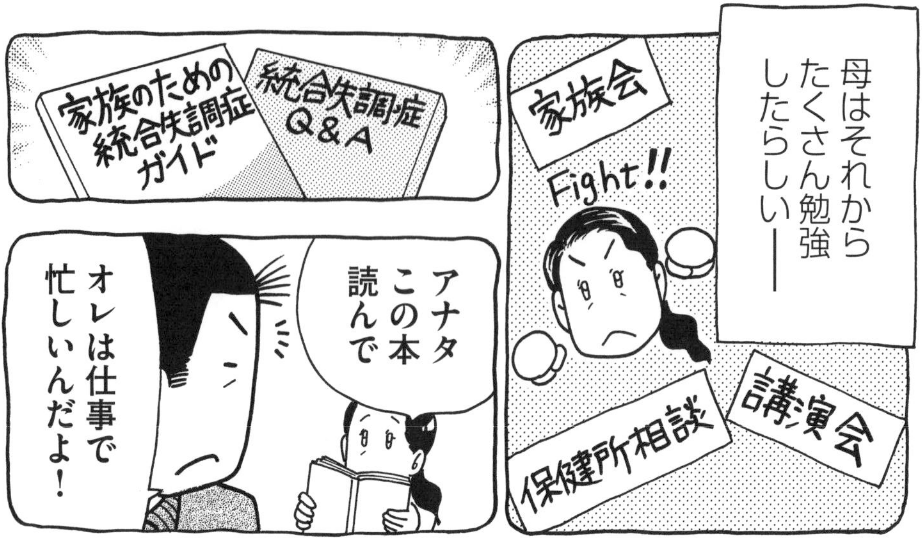
母はそれからたくさん勉強したらしい――
家族会
Fight!!
講演会
保健所相談
家族のための統合失調症ガイド
統合失調症Q&A
アナタこの本読んで
オレは仕事で忙しいんだよ！

患者さんは、病気による過敏さのために、批判されたり、心配をされすぎると、回復に影響しやすくなります。

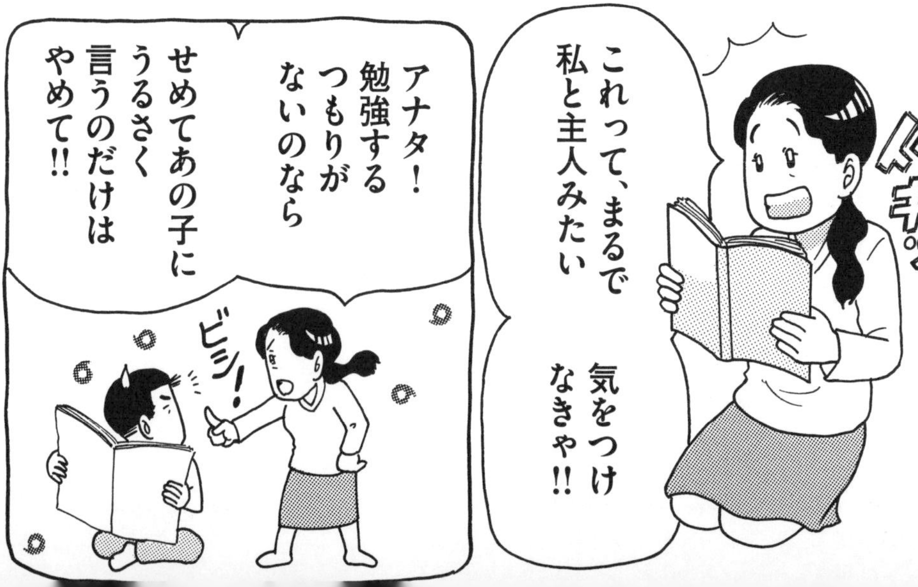
これって、まるで私と主人みたい
気をつけなきゃ!!
ドキ。
アナタ！勉強するつもりがないのなら
せめてあの子にうるさく言うのだけはやめて!!
ビシ！

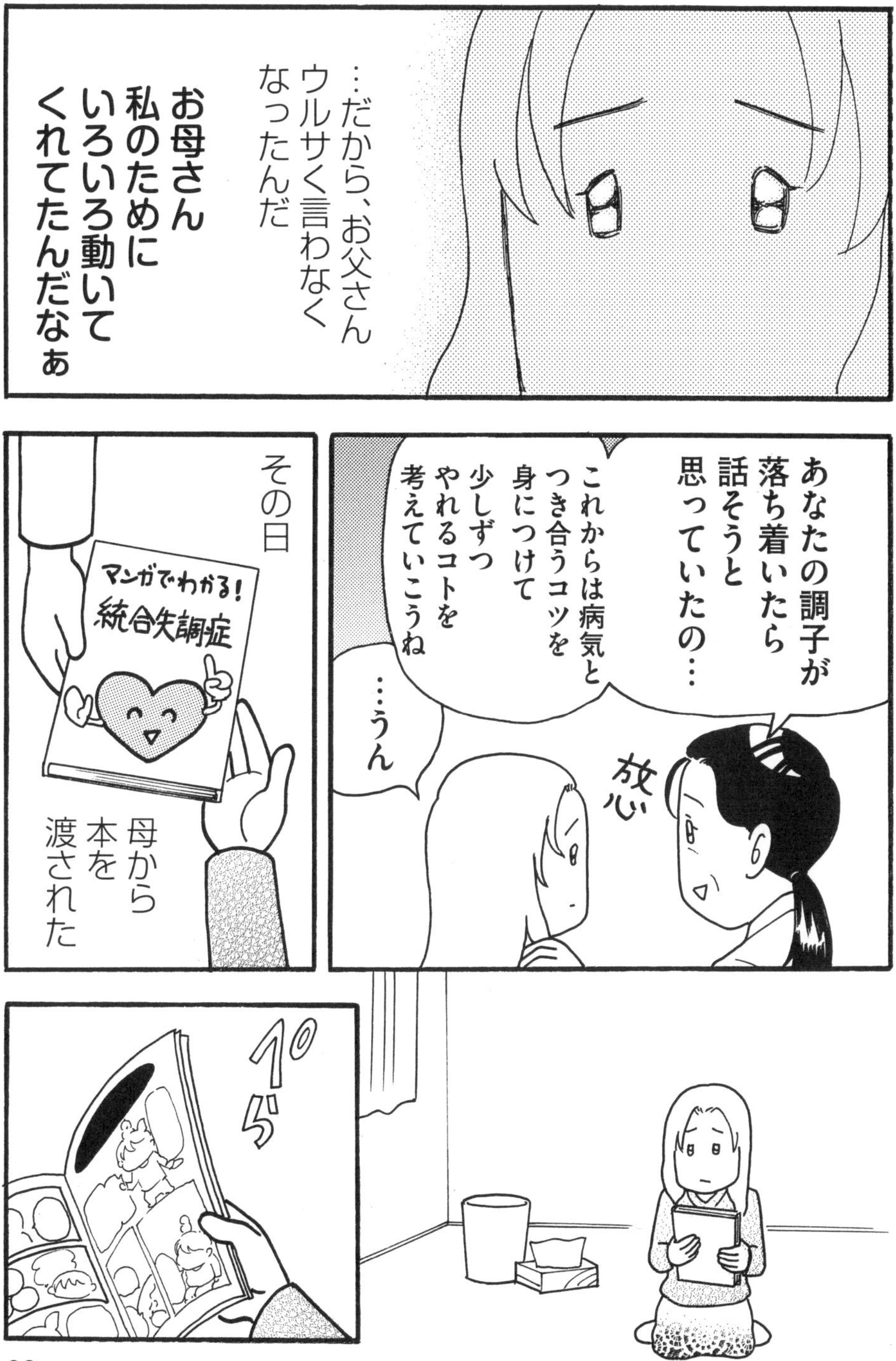
…だから、お父さん
ウルサく言わなく
なったんだ
お母さん
私のために
いろいろ動いて
くれてたんだなぁ
あなたの調子が
落ち着いたら
話そうと
思っていたの…
これからは病気と
つき合うコツを
身につけて
少しずつ
やれるコトを
考えていこうね
放心
…うん
その日
マンガでわかる！
統合失調症
母から
本を
渡された
ペら

統合失調症って、こんなビョーキ

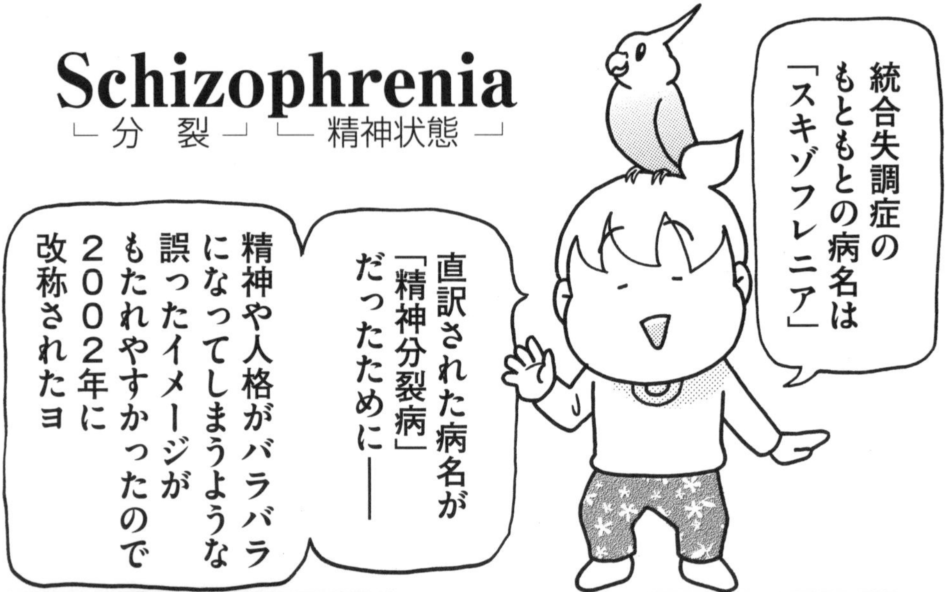
Schizophrenia
分裂
精神状態
統合失調症のもともとの病名は「スキゾフレニア」
直訳された病名が「精神分裂病」だったために――
精神や人格がバラバラになってしまうような誤ったイメージがもたれやすかったので２００２年に改称されたヨ

●地域・人種にかかわらず同じ割合で発症

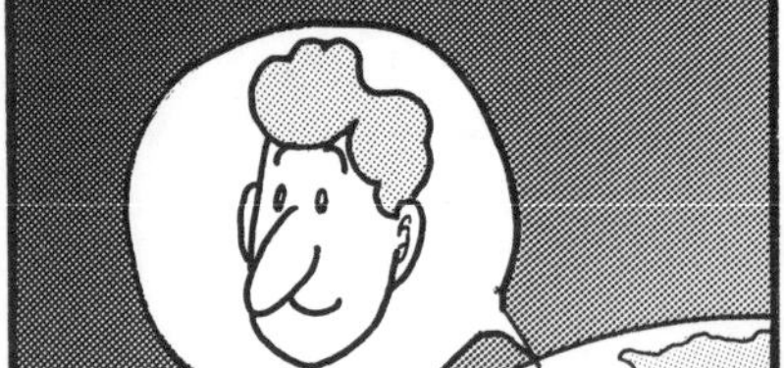

●およそ100人に1人の割合で発症

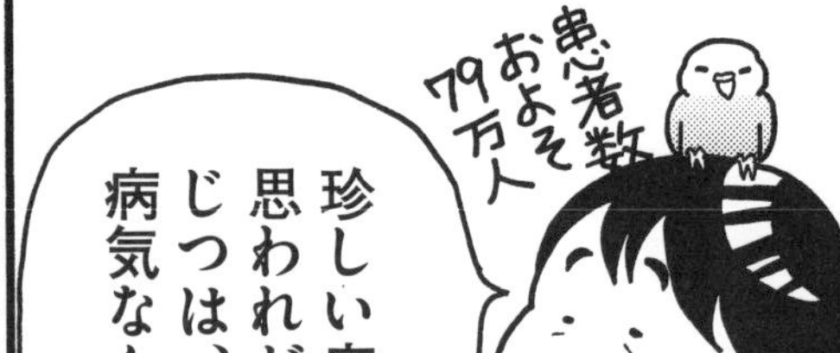
患者数およそ79万人
珍しい病気と思われがちだけどじつは、ありふれた病気なんだって

●10代後半～20代で多く発症

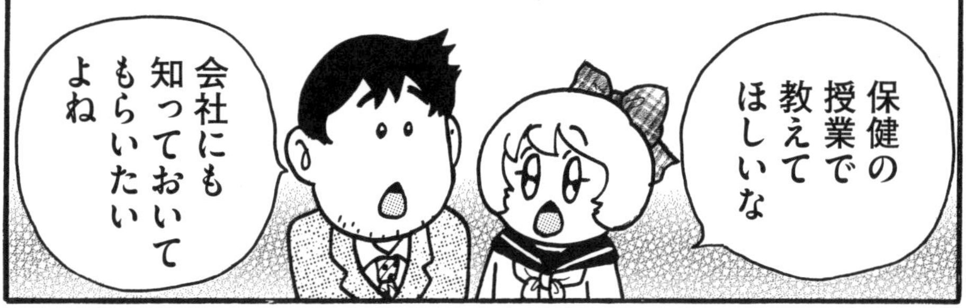
保健の授業で教えてほしいな
会社にも知っておいてもらいたいよね

●100人100色! 個人差が大きい

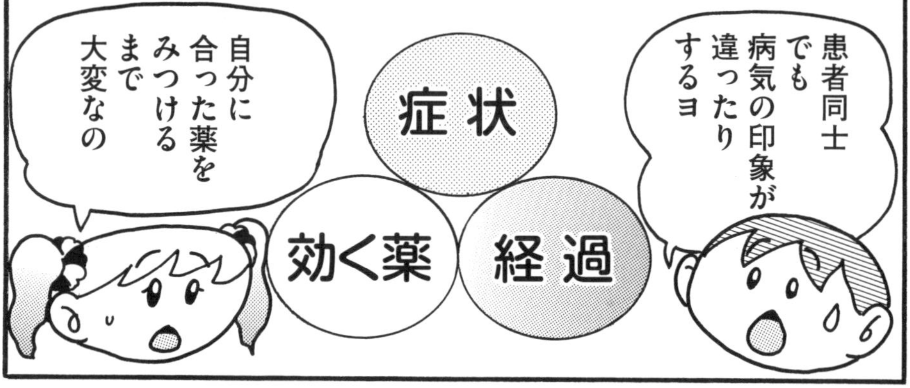
患者同士でも病気の印象が違ったりするヨ
症状
経過
効く薬
自分に合った薬をみつけるまで大変なの

●高血圧症などと似た慢性疾患なのです!

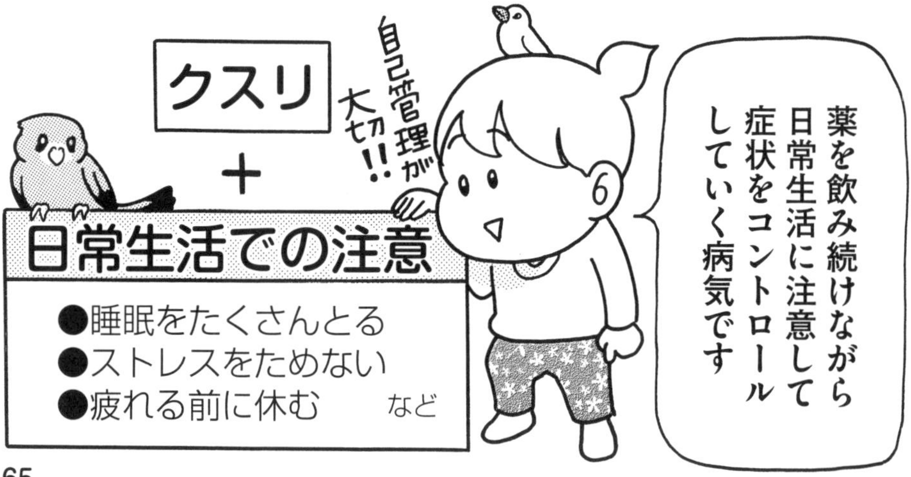
薬を飲み続けながら日常生活に注意して症状をコントロールしていく病気です
自己管理が大切!!
クスリ
＋
日常生活での注意
●睡眠をたくさんとる
●ストレスをためない
●疲れる前に休む
など

陽性症状

→ 神経の過剰な興奮のために過敏になってしまう

幻覚（幻聴・体感幻覚・幻視）

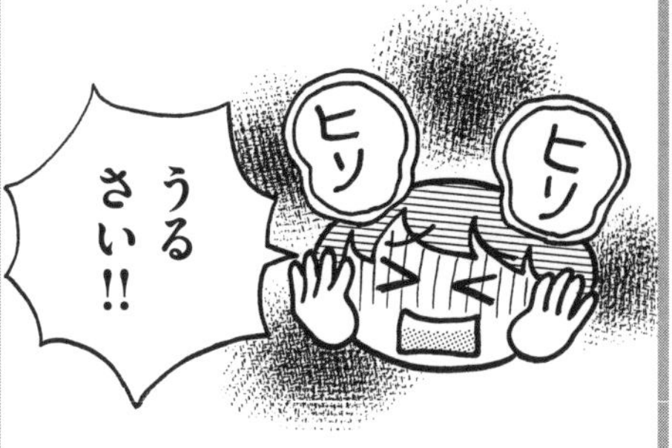
ヒソ
ヒソ
うるさい!!

あるはずのない声・音・物が聞こえる、見える、感じる

妄想

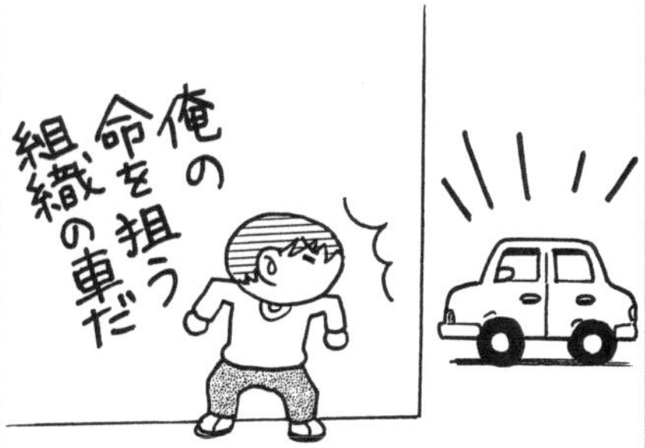
俺の命を狙う組織の車だ

ありもしないコトを信じ込んでしまう

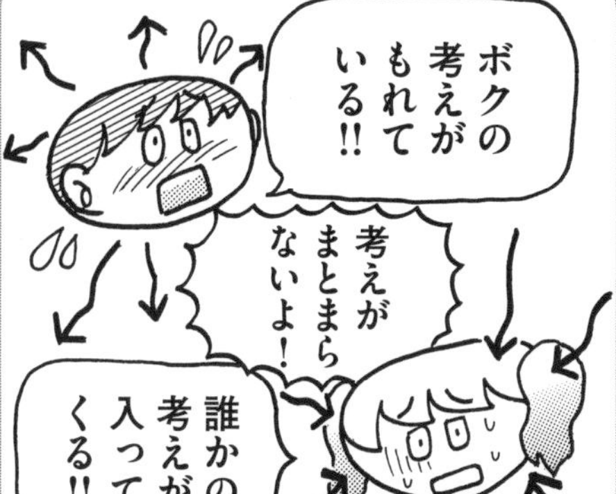
ボクの考えがもれている!!
考えがまとまらないよ!
誰かの考えが入ってくる!!

思考障害

いつもよりアセってしまったり理由なく強い不安がおきる

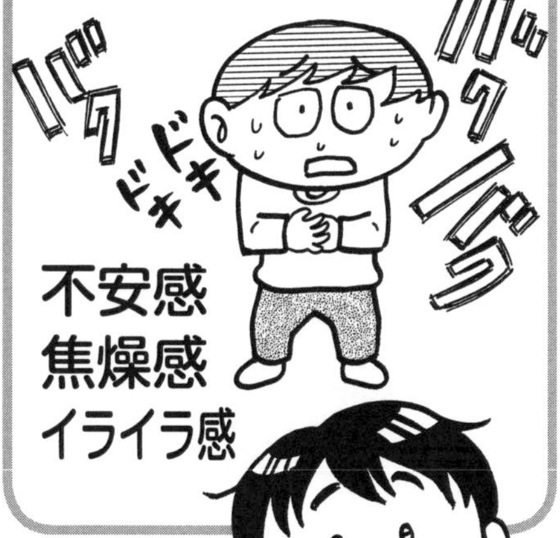
バク
ドキドキ
バク
バク

不安感
焦燥感
イライラ感

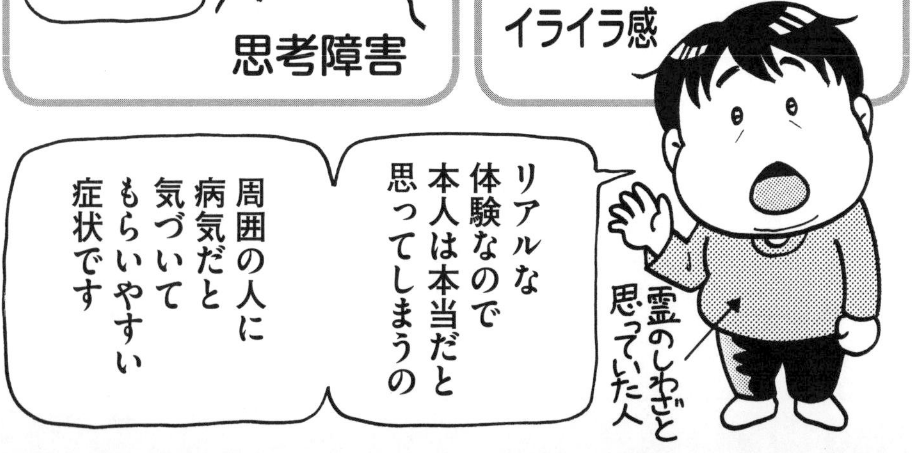
リアルな体験なので本人は本当だと思ってしまうの
周囲の人に病気だと気づいてもらいやすい症状です
霊のしわざと思っていた人

陰性症状

心身ともにエネルギーが低下してしまう

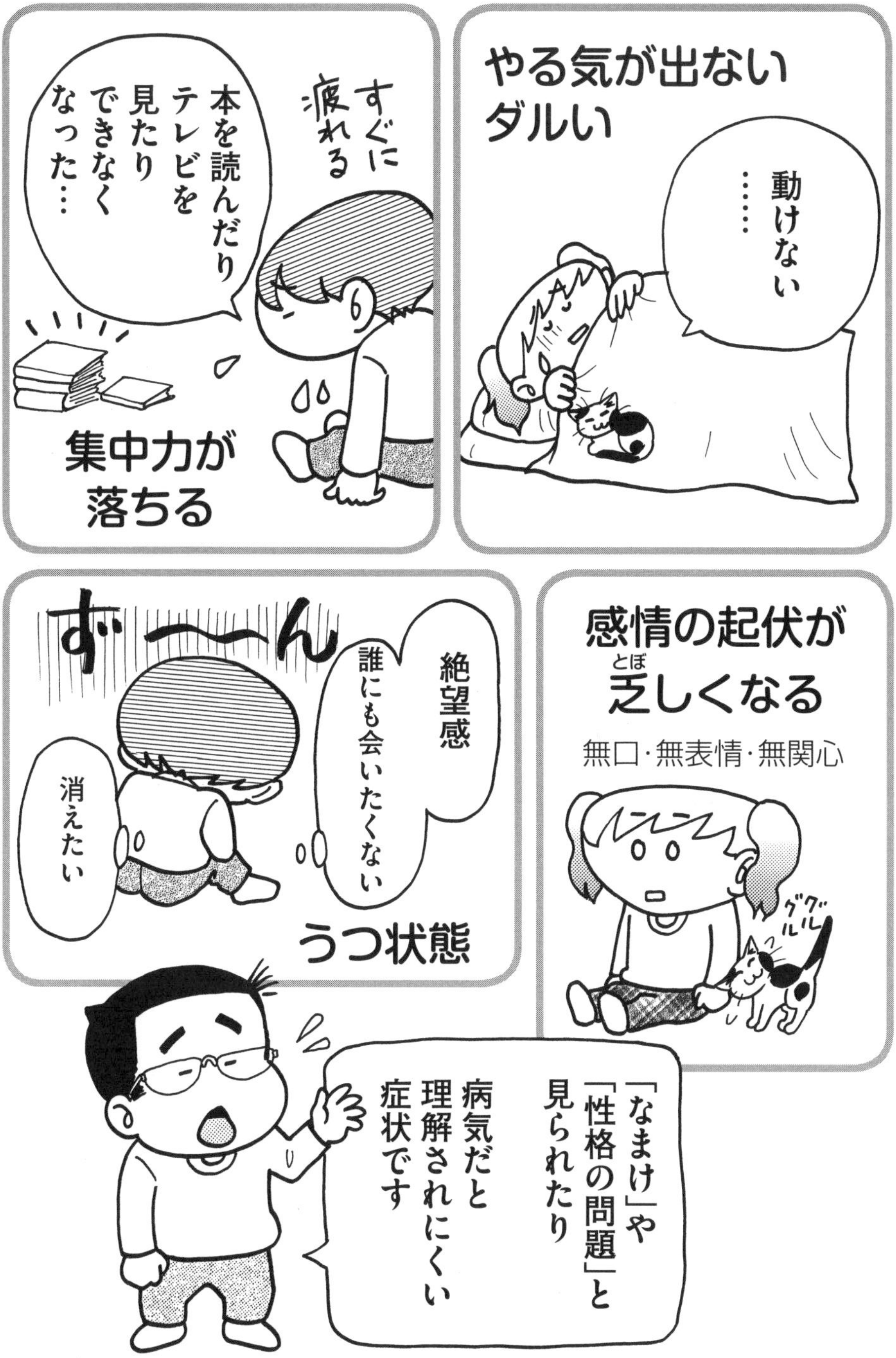
すぐに疲れる
本を読んだりテレビを見たりできなくなった…
集中力が落ちる
やる気が出ないダルい
動けない……
ずーーん
絶望感
誰にも会いたくない
消えたい
うつ状態
感情の起伏が乏《とぼ》しくなる
無口･無表情･無関心
グルグル
「なまけ」や「性格の問題」と見られたり
病気だと理解されにくい症状です

病気の経過

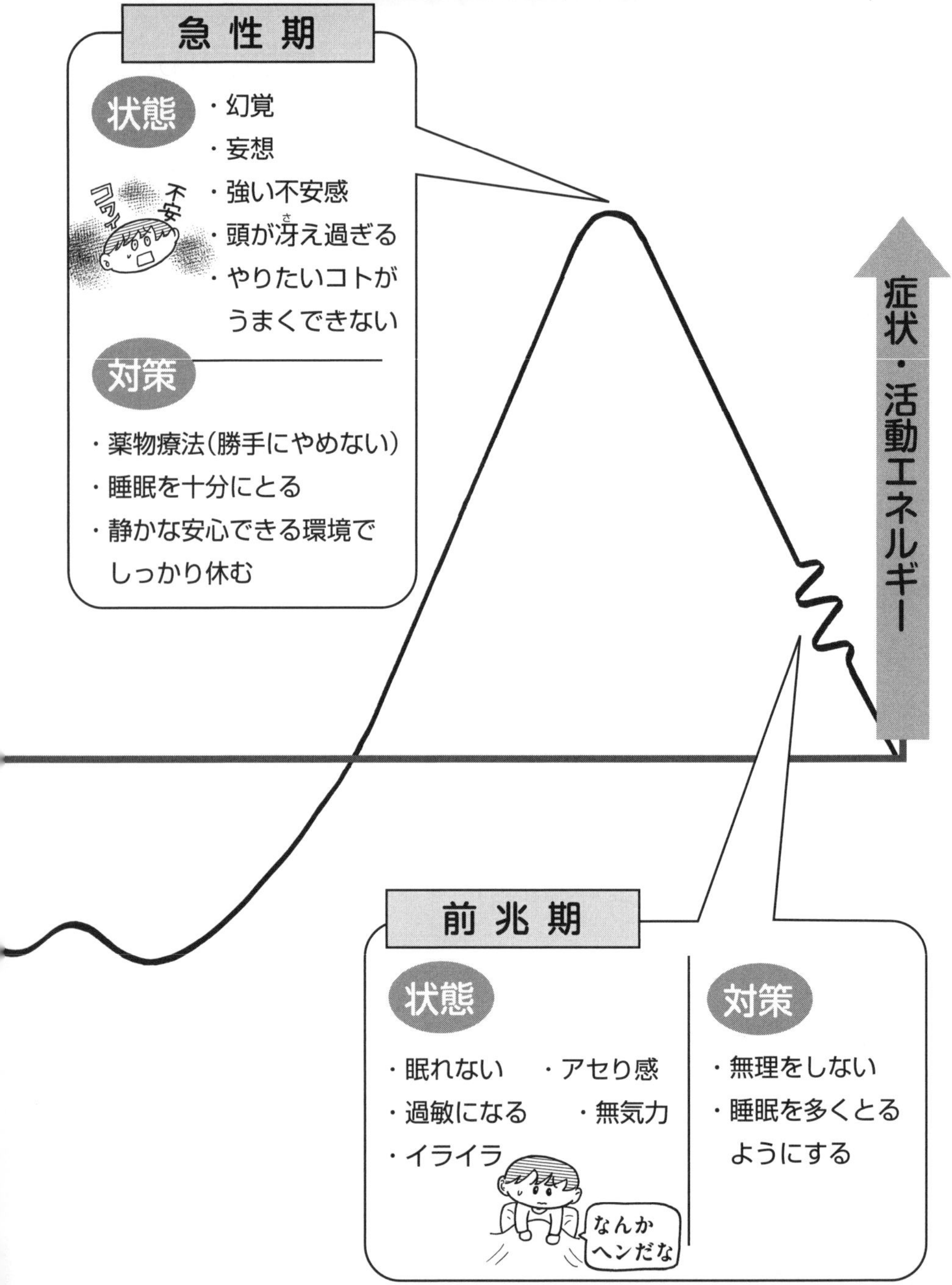
急性期
状態
・幻覚
・妄想
・強い不安感
・頭が冴《さ》え過ぎる
・やりたいコトが
うまくできない
コワイ
不安
対策
・薬物療法（勝手にやめない）
・睡眠を十分にとる
・静かな安心できる環境で
しっかり休む
症状・活動エネルギー
前兆期
状態
・眠れない
・アセリ感
・過敏になる
・無気力
・イライラ
なんか
ヘンだな
対策
・無理をしない
・睡眠を多くとる
ようにする

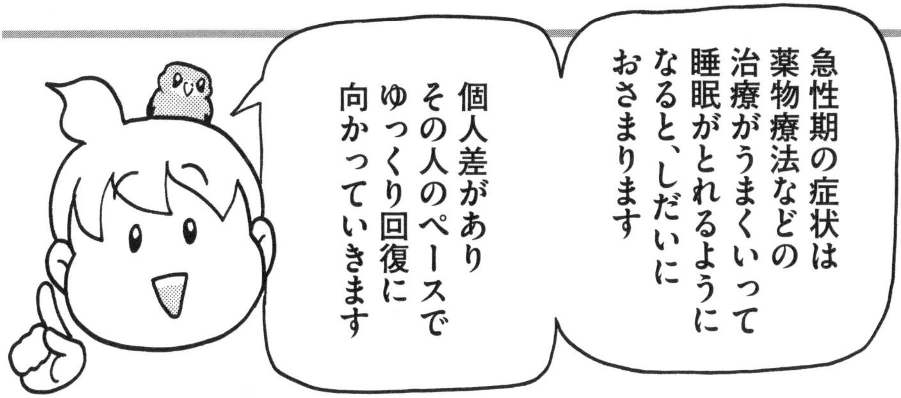
急性期の症状は
薬物療法などの
治療がうまくいって
睡眠がとれるように
なると、しだいに
おさまります
個人差があり
その人のペースで
ゆっくり回復に
向かっていきます

回復期

状態

・意欲や関心が出てくるとともにアセりも感じるようになる
・活動範囲が広がる

対策

・ストレスをためない
・楽しみながらのリハビリテーション

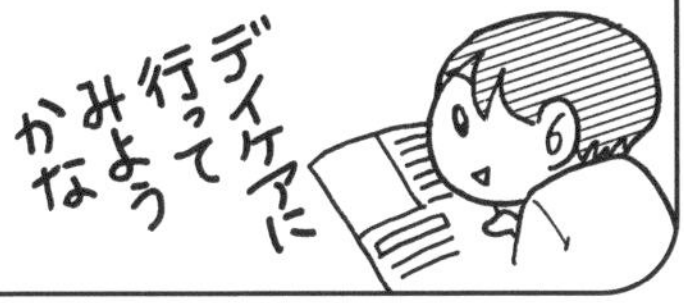
デイケアに
行って
みよう
かな

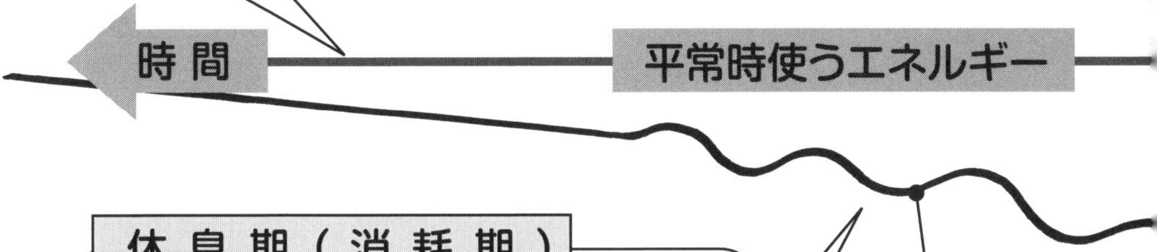
時間
平常時使うエネルギー

休息期（消耗期）

状態

・過度の眠気　・倦《けん》怠《たい》感《かん》
・無気力　・無関心
・甘えたくなる

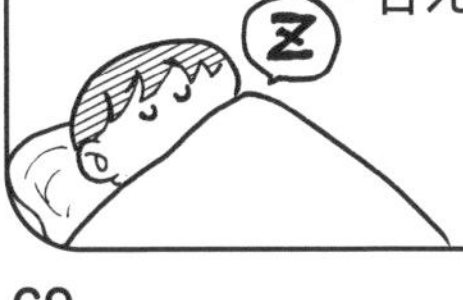
Z

対策

・アセらず無理しない
・とにかくゆっくり休む
・好きなコトからはじめてみる

良くなったり
悪くなったり
波はあるケド
回復の途中

お母ちゃんの経過

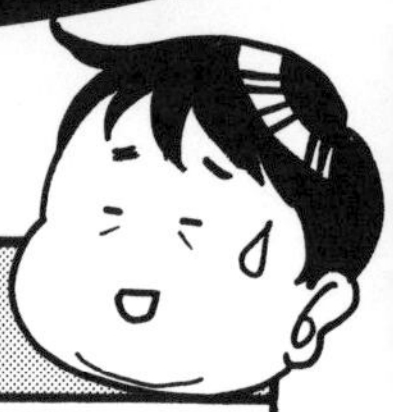

「通院するも服薬せず」の18年

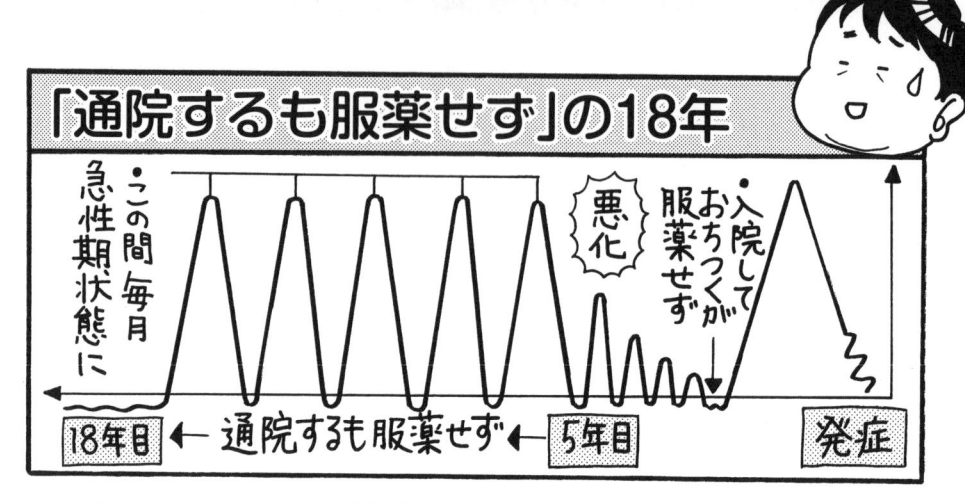

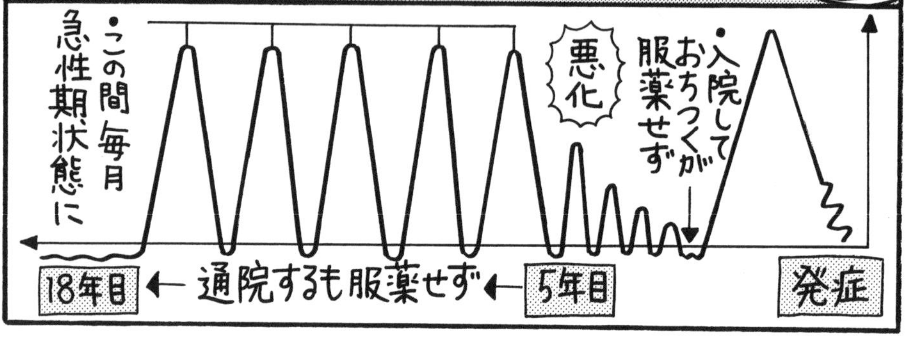
・この間毎月急性期状態に
悪化
・入院しておちつくが服薬せず
18年目
← 通院するも服薬せず ←
5年目
発症

発症から18年間は、精神科に通院しながらも「薬を飲むと頭がボーッとして働けない」と、服薬せずに過ごしていました。
少しずつ症状がヒドくなり、発症から5年を過ぎた頃から毎月1～2回ほど、急性期の症状が出るようになりました。

「服薬しつつ知識ゼロ」の6年

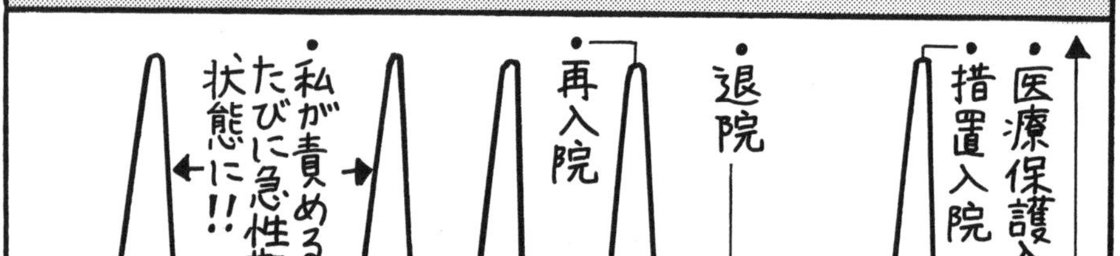
・私が責めるたびに急性期状態に!!
・再入院
・退院
・措置入院
・医療保護入院
約24年目
21年目
18.5年目

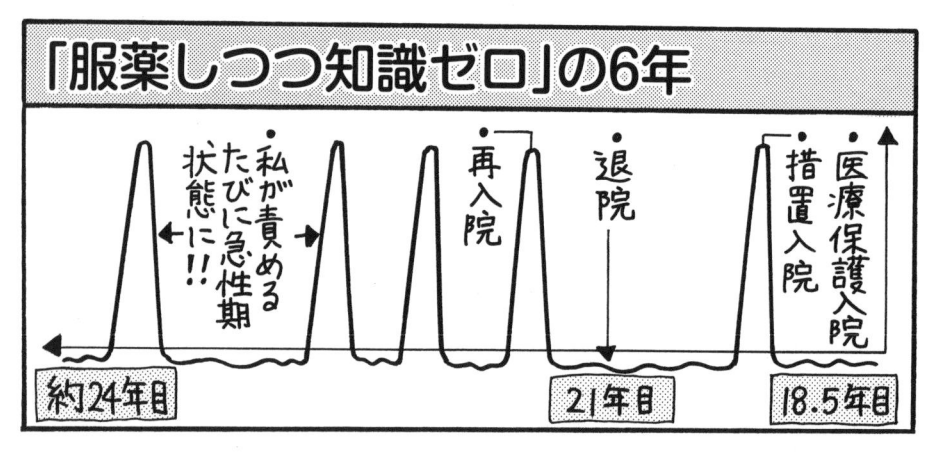

急性期の激しい症状が5日以上続き、疲れ切った私は18年目に母を医療保護入院させました。退院後、母は親戚との同居中に措置入院になりました。入院を機に薬物療法が始まったものの、本人も家族も病気の知識はなく、退院後は無知のために消耗期の状態を「ナマケだ」と私が責めるたびに急性期状態になり、回復しきらないまま、消耗期と急性期が入れ替わるような状況になりました。

「知識を得て再発予防にとりくむ」9年

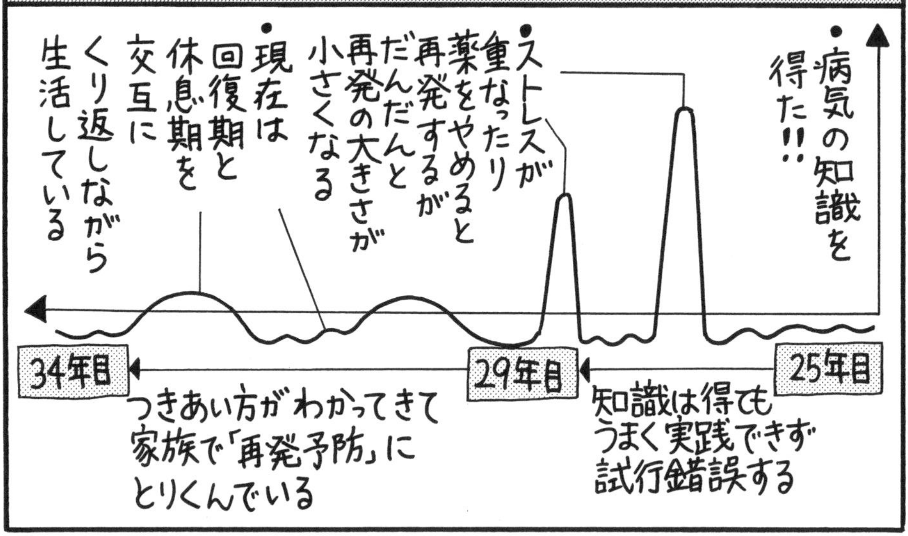

・病気の知識を得た!!
・ストレスが重なったり薬をやめると再発するがだんだんと再発の大きさが小さくなる
・現在は回復期と休息期を交互にくり返しながら生活している
25年目
29年目
34年目
知識は得てもうまく実践できず試行錯誤する
つきあい方がわかってきて家族で「再発予防」にとりくんでいる

発症から25年目に、地域活動支援センターの職員から「統合失調症は脳の病気である」と教えられ、自分でも病気について学ぶようになりました。それから4年間は「頭ではわかっていても、うまく実践できず」再発を経験しながら、「病気とうまく付きあうコツ」を家族で学ぶ時期となりました。その後、再発した時の対応が少しずつうまくなり、再発しても早く鎮火できるように。

29年目以降はほとんど再発させずに、回復期と消耗期をくり返しながら、母は穏やかに暮らしています。

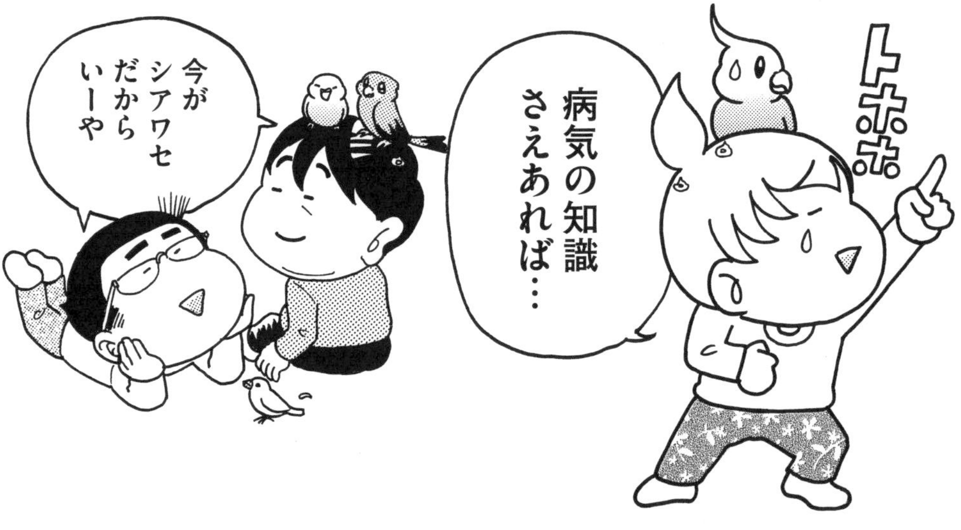

トホホ
病気の知識さえあれば…
今がシアワセだからいーや

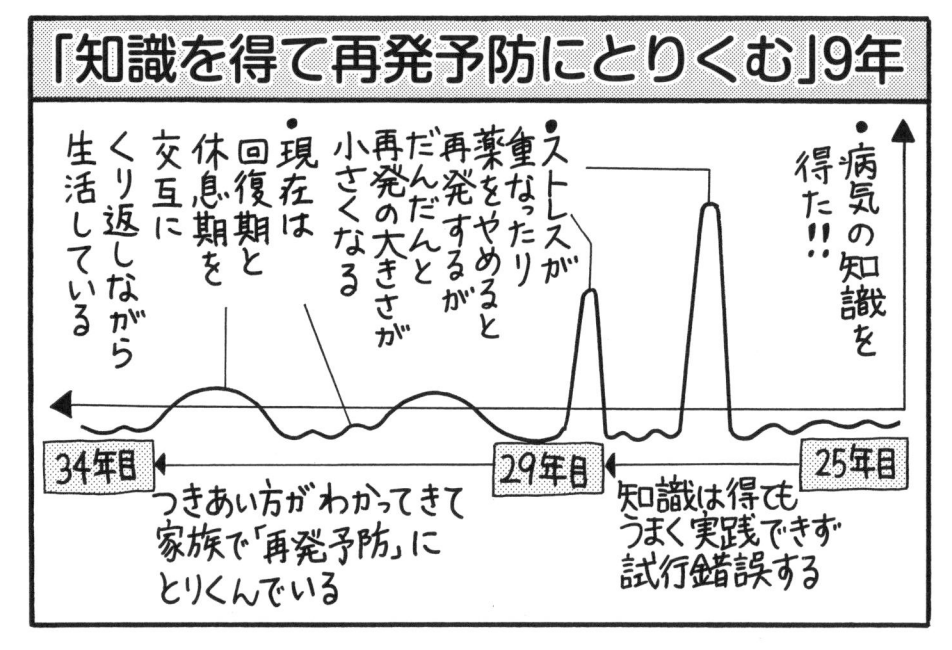

発症の原因と薬の効果

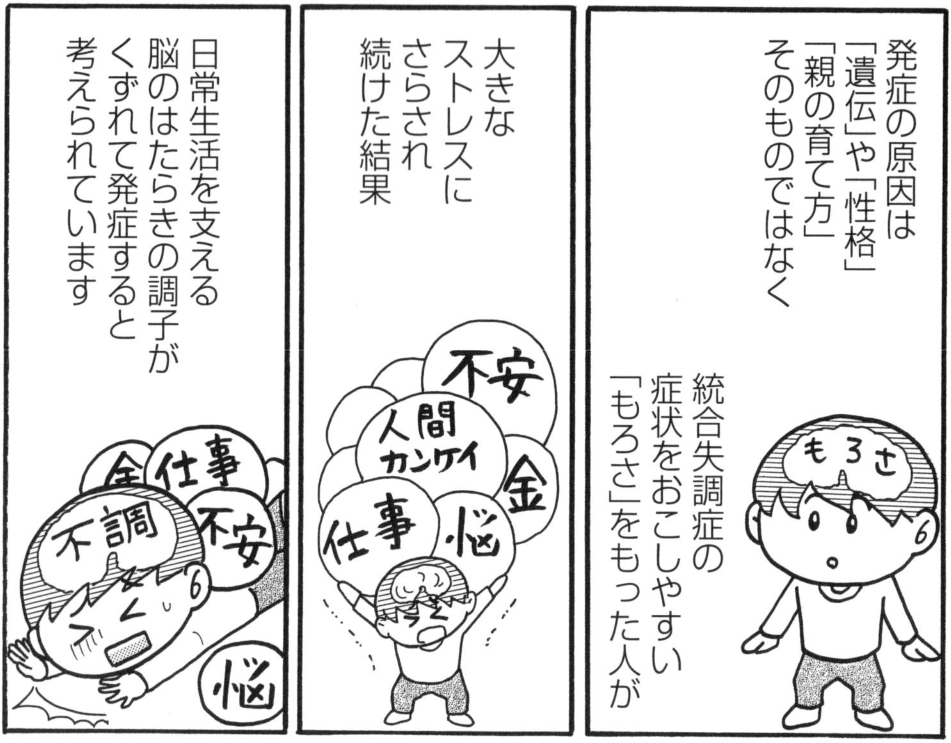
発症の原因は「遺伝」や「性格」「親の育て方」そのものではなく
統合失調症の症状をおこしやすい「もろさ」をもった人が
もろさ
大きなストレスにさらされ続けた結果
不安
人間カンケイ
金
仕事
悩
日常生活を支える脳のはたらきの調子がくずれて発症すると考えられています
金
仕事
不調
不安
悩

それは、ドーパミンやセロトニンなどの脳内物質のバランスが乱れて神経のネットワークにトラブルが生じることで

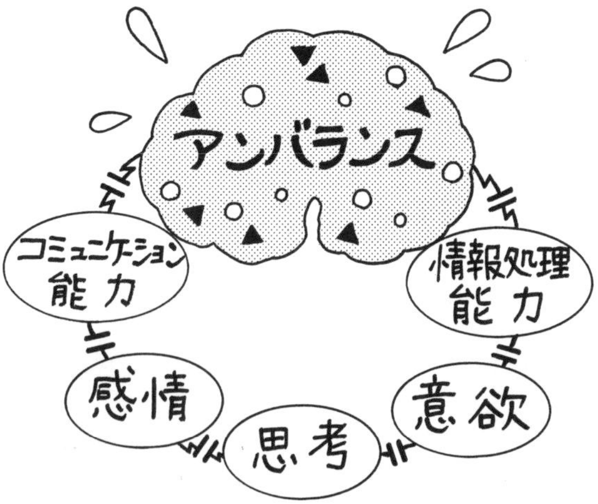
アンバランス
コミュニケーション能力
情報処理能力
感情
意欲
思考

脳の機能障害をきたすことによると考えられています

ガマンできず飲みすぎる時には…

- スポーツドリンクなどのナトリウムを含む飲料を飲むようにする
- 水やお茶を飲む合間に塩あめをなめる

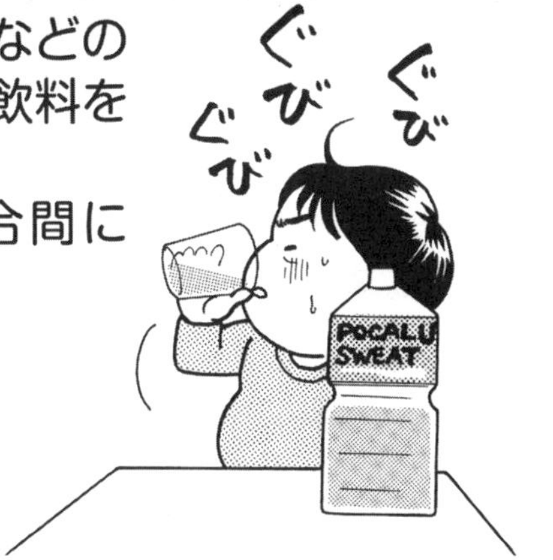
ぐび
ぐび
ぐび
POCALU SWEAT

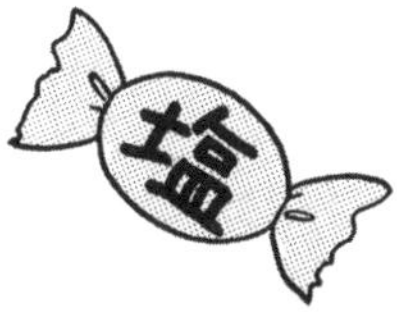
塩

水中毒で倒れて、救急車を呼ぶ際の注意点!

- 救急隊には状況のみを説明し精神科(統合失調症)の患者であることは最初に言わず、病院が決まってから伝える

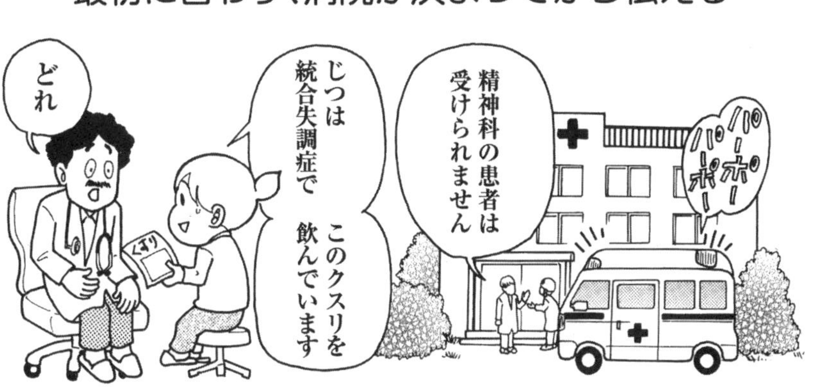
パーポー
パーポー
精神科の患者は受けられません
じつは統合失調症で　このクスリを飲んでいます
どれ
くすり

〔『マンガでわかる！　統合失調症』85ページ・追加情報〕

水中毒に気をつけよう！

『統合失調症のひろば』No.6（2015年9月刊）より

水中毒　飲みすぎないための工夫

- 飲むことを楽しむ
- 誰かと一緒に飲む
- 温かい飲み物にする
- 美味しいと思えるものを飲む
- 慌ててのまずに、ゆっくり味わって飲む

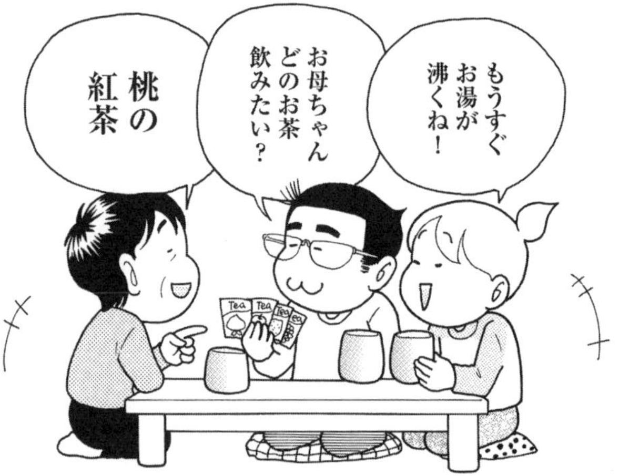
もうすぐお湯が沸くね！
お母ちゃんどのお茶飲みたい？
桃の紅茶
Tea

監修　横田　泉（オリブ山病院・精神科医）
高森信子（当事者・家族SSTリーダー）

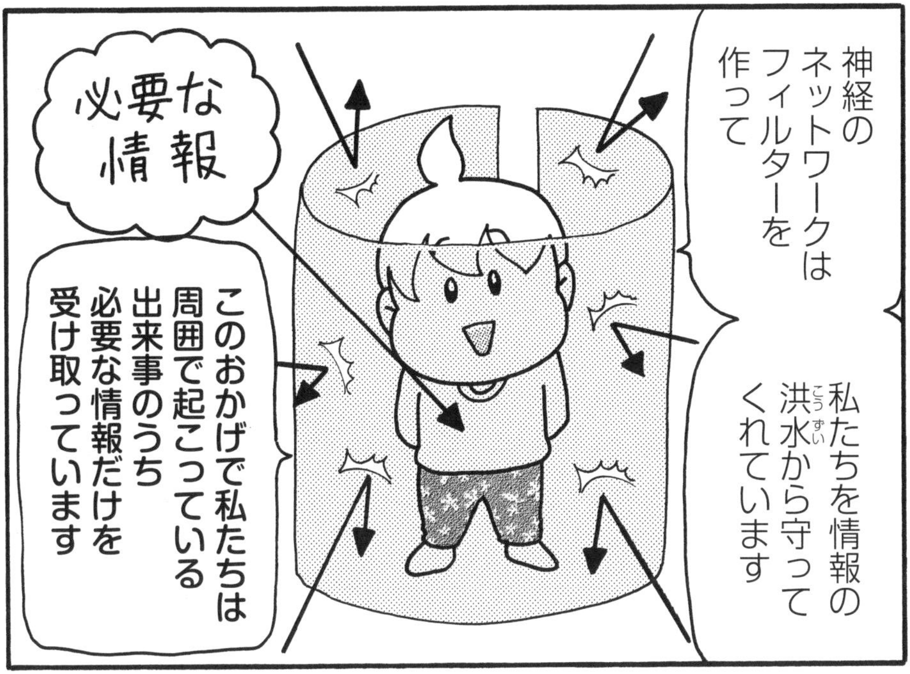
神経のネットワークはフィルターを作って
私たちを情報の洪水《こうずい》から守ってくれています
このおかげで私たちは周囲で起こっている出来事のうち必要な情報だけを受け取っています
必要な情報

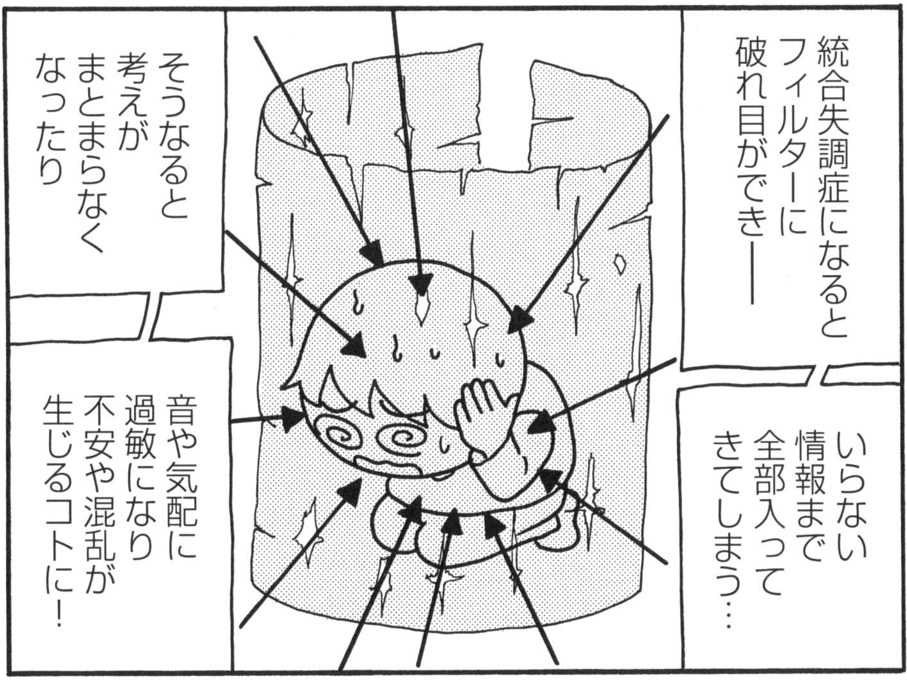
統合失調症になるとフィルターに破れ目ができ――
いらない情報まで全部入ってきてしまう…
そうなると考えがまとまらなくなったり
音や気配に過敏になり不安や混乱が生じるコトに！

『統合失調症』（講談社・健康ライブラリー）34〜35ページより

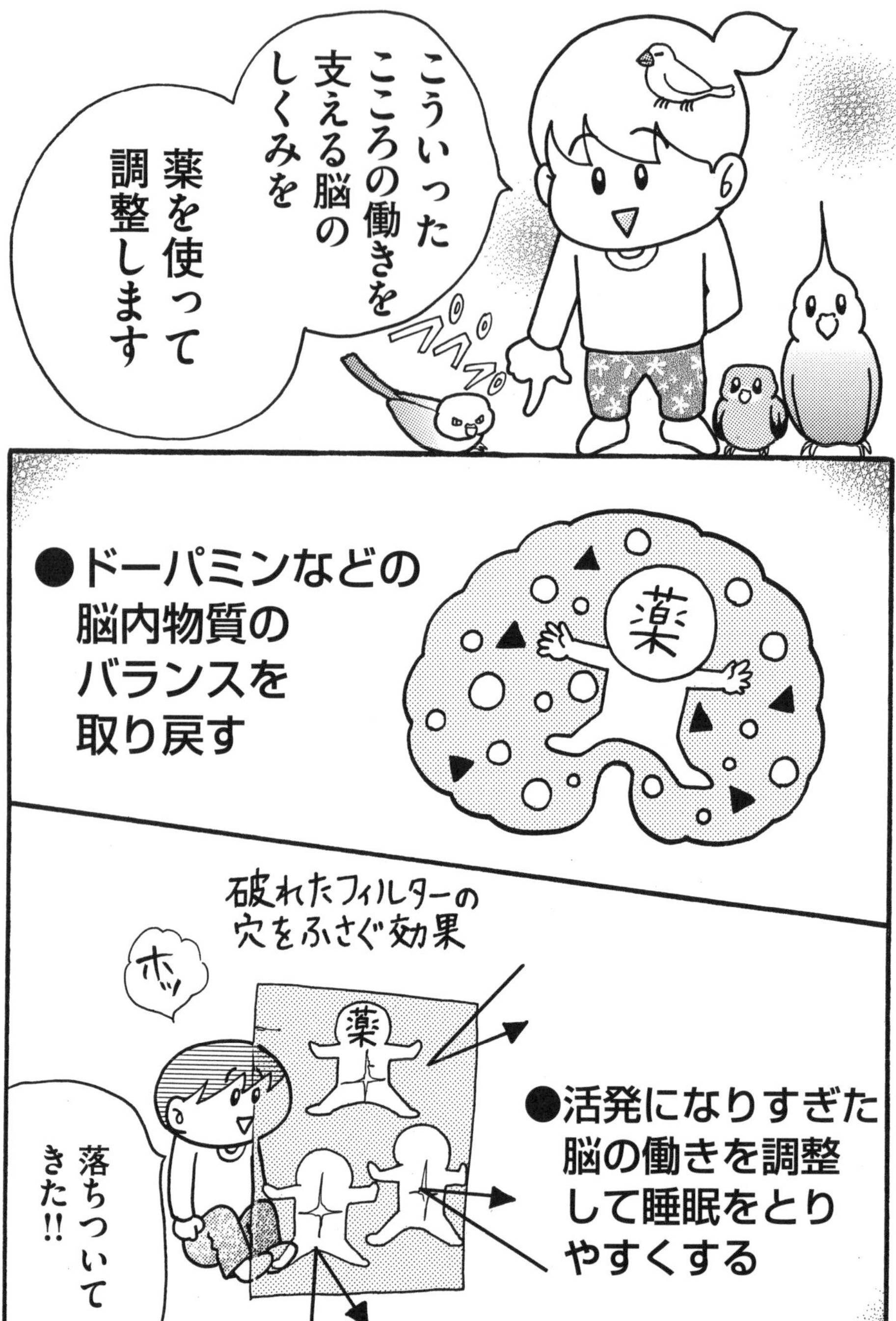
こういった
こころの働きを
支える脳の
しくみを
薬を使って
調整します
ペペペ
●ドーパミンなどの
脳内物質の
バランスを
取り戻す
薬
破れたフィルターの
穴をふさぐ効果
薬
ホッ
●活発になりすぎた
脳の働きを調整
して睡眠をとり
やすくする
落ちついて
きた!!

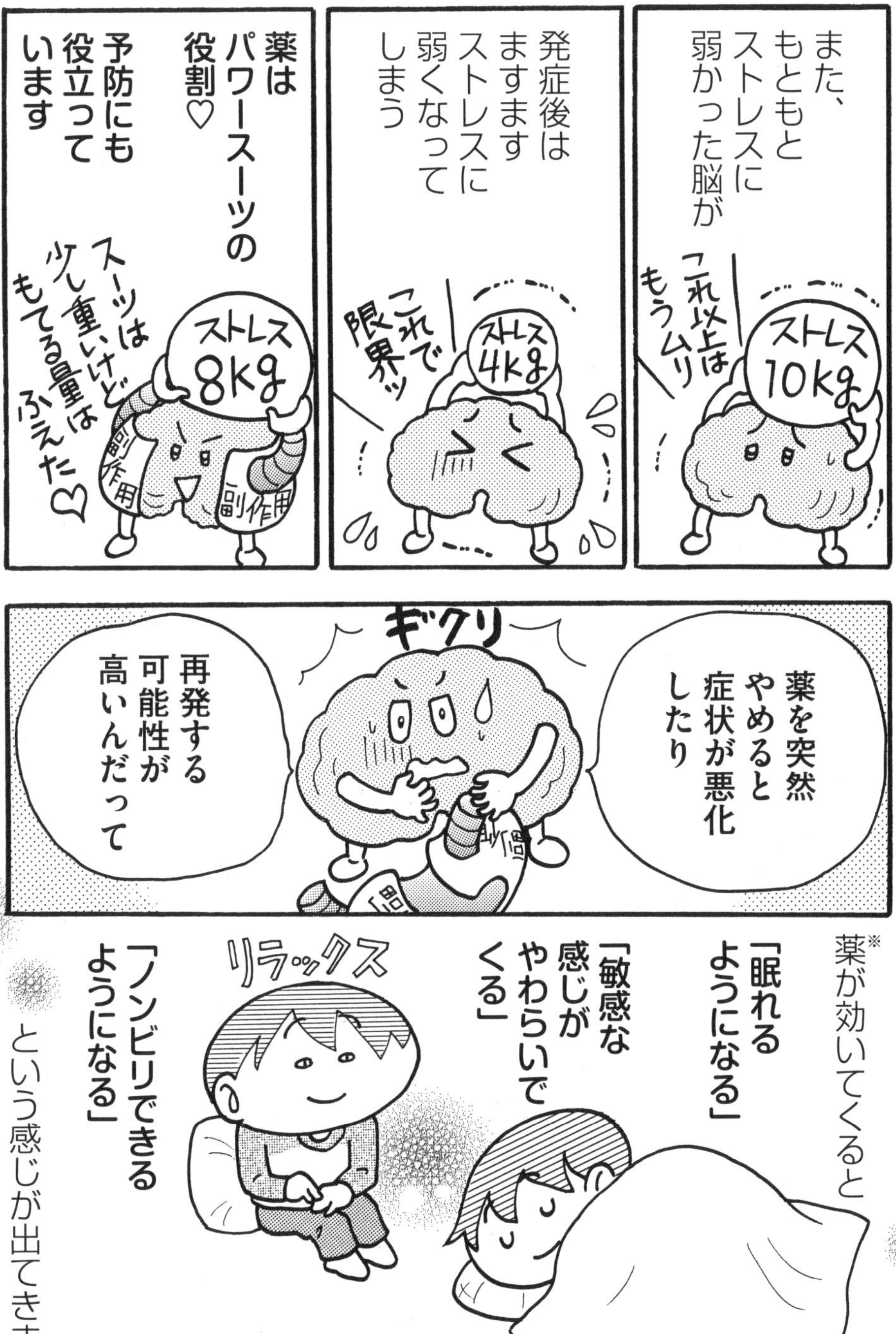
また、もともとストレスに弱かった脳が
ストレス10kg
これ以上はもうムリ
発症後はますますストレスに弱くなってしまう
ストレス4kg
これで限界ッ
薬はパワースーツの役割♡
予防にも役立っています
ストレス8kg
スーツは少し重いけどもてる量はふえた♡
副作用
副作用
ギクリ
薬を突然やめると症状が悪化したり
再発する可能性が高いんだって
薬※が効いてくると
「眠れるようになる」
「敏感な感じがやわらいでくる」
リラックス
「ノンビリできるようになる」
という感じが出てきます

※個人差はありますが、薬の効果はおおよそ
1～2週間であらわれてきます。

精神科の薬を知ってじょうずにつきあう

統合失調症の抗精神病薬《クスリ》は

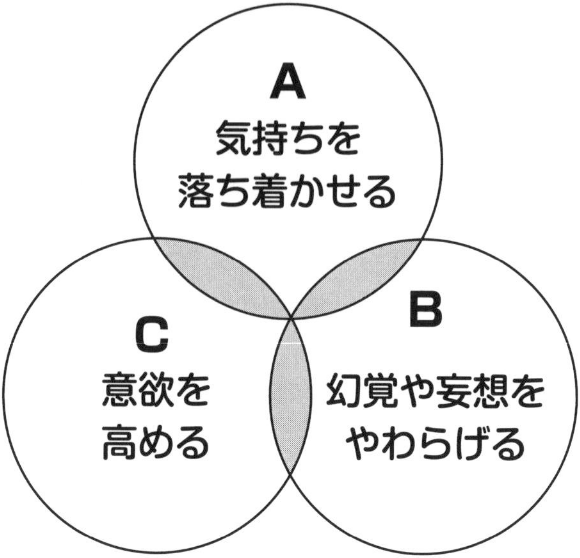
A
気持ちを落ち着かせる
B
幻覚や妄想をやわらげる
C
意欲を高める

おもに3つの作用があります

薬によって作用に強弱があります

主な作用	●昔から使われていた薬 定型（第1世代）抗精神病薬
A	コントミン・ウインタミン ヒルナミン・レボトミン　など
B+A	セレネース・リントン　など
C+B	スルピリド・ドグマチール　など
主な作用	**●新しく使われるようになった薬** **非定型（第2世代）抗精神病薬**
C+B	リスパダール・ルーラン セロクエル・ロナセン ジプレキサ・クロザリル ※エビリファイ　　　　など

※第3世代抗精神病薬

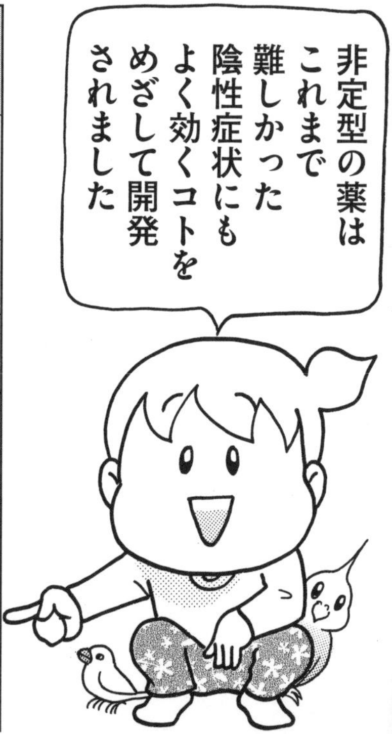
非定型の薬は
これまで
難しかった
陰性症状にも
よく効くコトを
めざして開発
されました

剤形いろいろ

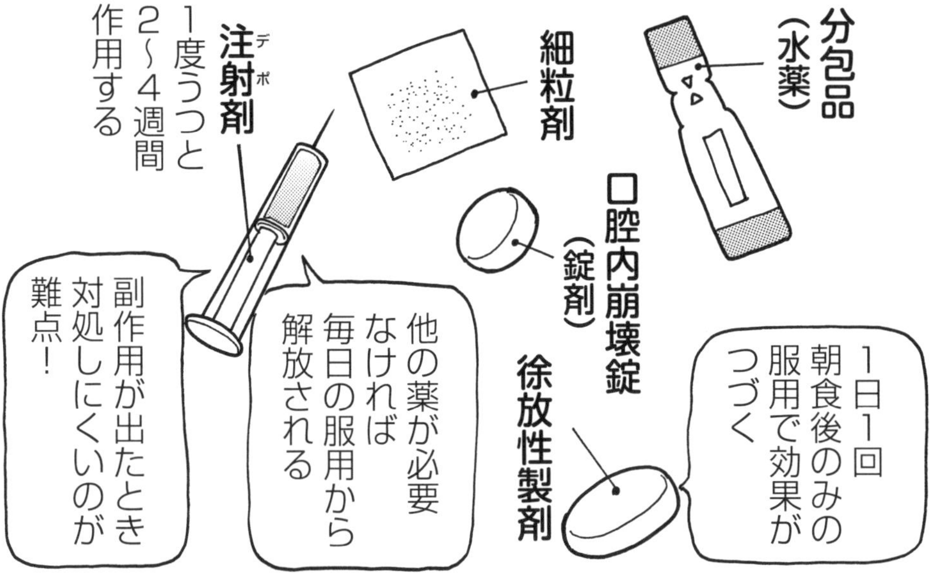

分包品（水薬）
細粒剤
口腔内崩壊錠（錠剤）
徐放性製剤
1日1回朝食後のみの服用で効果がつづく
注射《デポ》剤
1度うつと2〜4週間作用する
他の薬が必要なければ毎日の服用から解放される
副作用が出たとき対処しにくいのが難点！

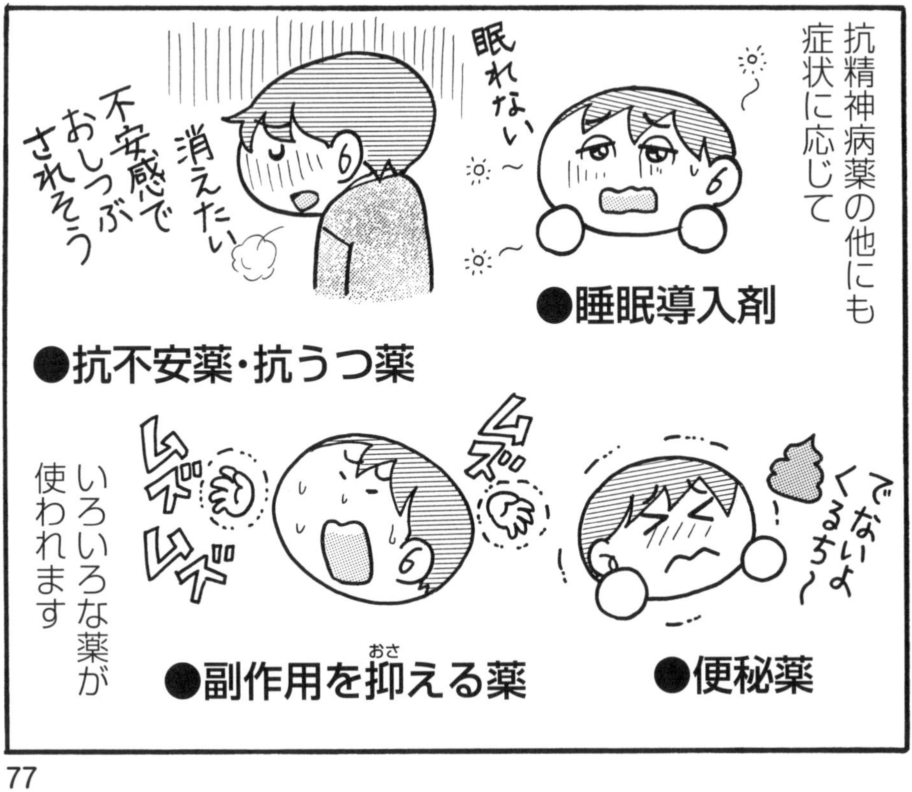

抗精神病薬の他にも症状に応じて
眠れない〜
●睡眠導入剤
消えたい
不安感でおしつぶされそう
●抗不安薬・抗うつ薬
でなーいよ
くるち〜
●便秘薬
ムズ
ムズムズ
●副作用を抑《おさ》える薬
いろいろな薬が使われます

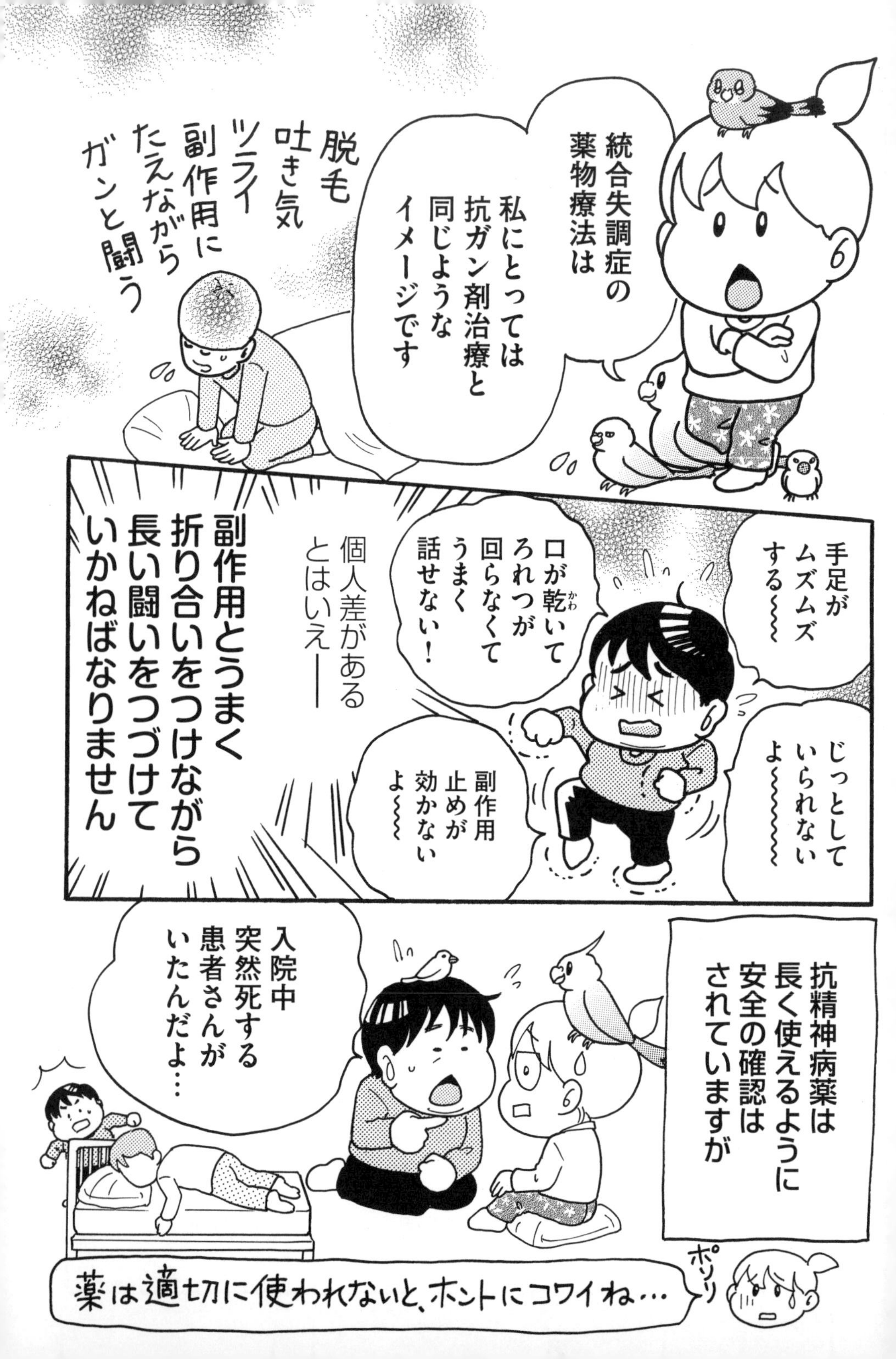
統合失調症の薬物療法は
私にとっては抗ガン剤治療と同じようなイメージです
脱毛
吐き気
ツライ副作用にたえながらガンと闘う
手足がムズムズする〜〜
口が乾《かわ》いてろれつが回らなくてうまく話せない！
じっとしていられないよ〜〜〜〜
副作用止めが効かないよ〜〜
個人差があるとはいえ――
副作用とうまく折り合いをつけながら長い闘いをつづけていかねばなりません
抗精神病薬は長く使えるように安全の確認はされていますが
入院中突然死する患者さんがいたんだよ…
薬は適切に使われないと、ホントにコワイね…
ポリ

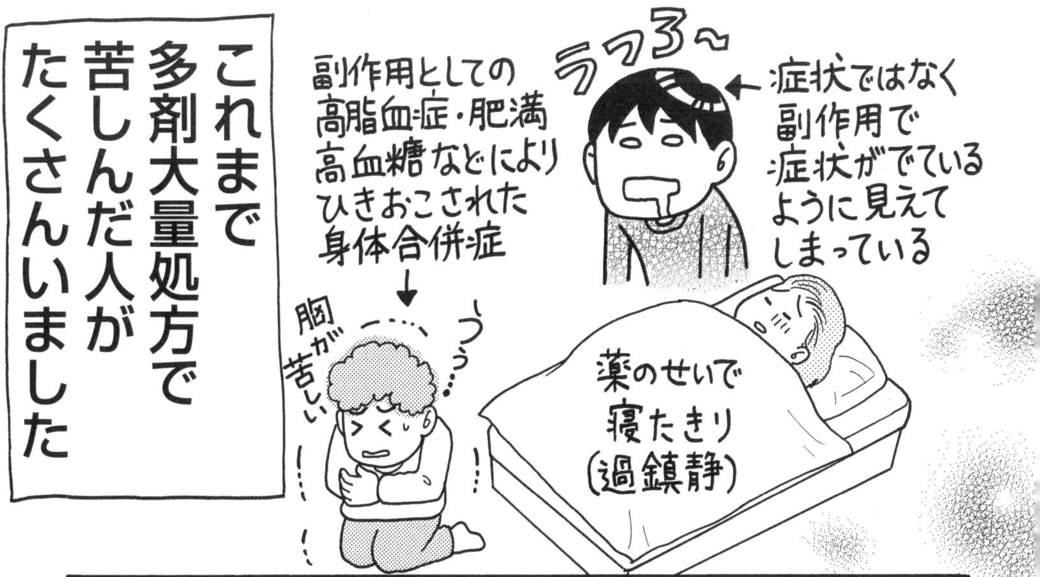

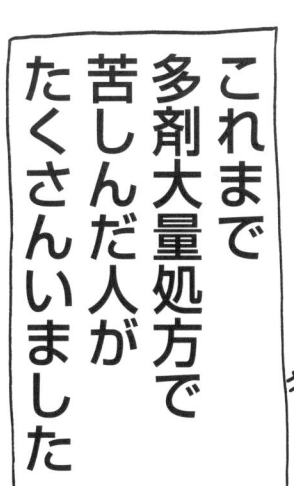

これまで多剤大量処方で苦しんだ人がたくさんいました
症状ではなく
副作用で
症状がでている
ように見えて
しまっている
ラっろ～
副作用としての
高脂血症・肥満
高血糖などにより
ひきおこされた
身体合併症
薬のせいで
寝たきり
(過鎮静)
うっ…
胸が苦しい

多剤大量処方とは
同じ効能の薬を重ねて大量に処方するコト

抗精神病薬が増えると、副作用止めなどの
他の薬も増えていく。副作用が出た時に
どの薬から出た副作用かわかりにくくなり
対処が困難になるのが大きな問題!!

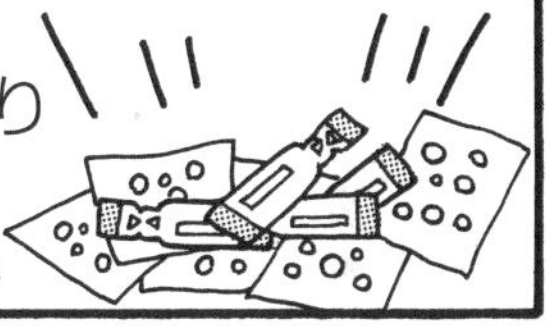

※183ページも見てネ

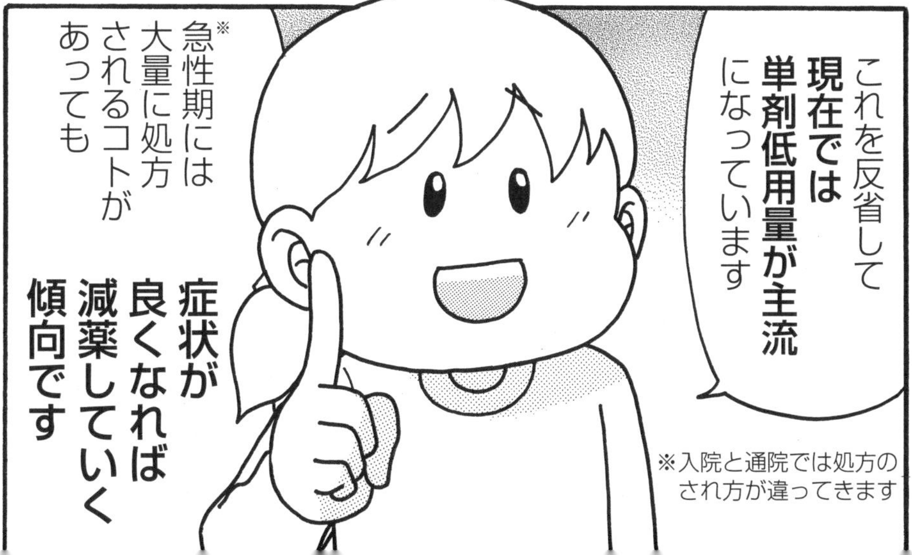

これを反省して
現在では
単剤低用量が主流
になっています
※急性期には
大量に処方
されるコトが
あっても
症状が
良くなれば
減薬していく
傾向です
※入院と通院では処方の
され方が違ってきます

副作用はツラいもの

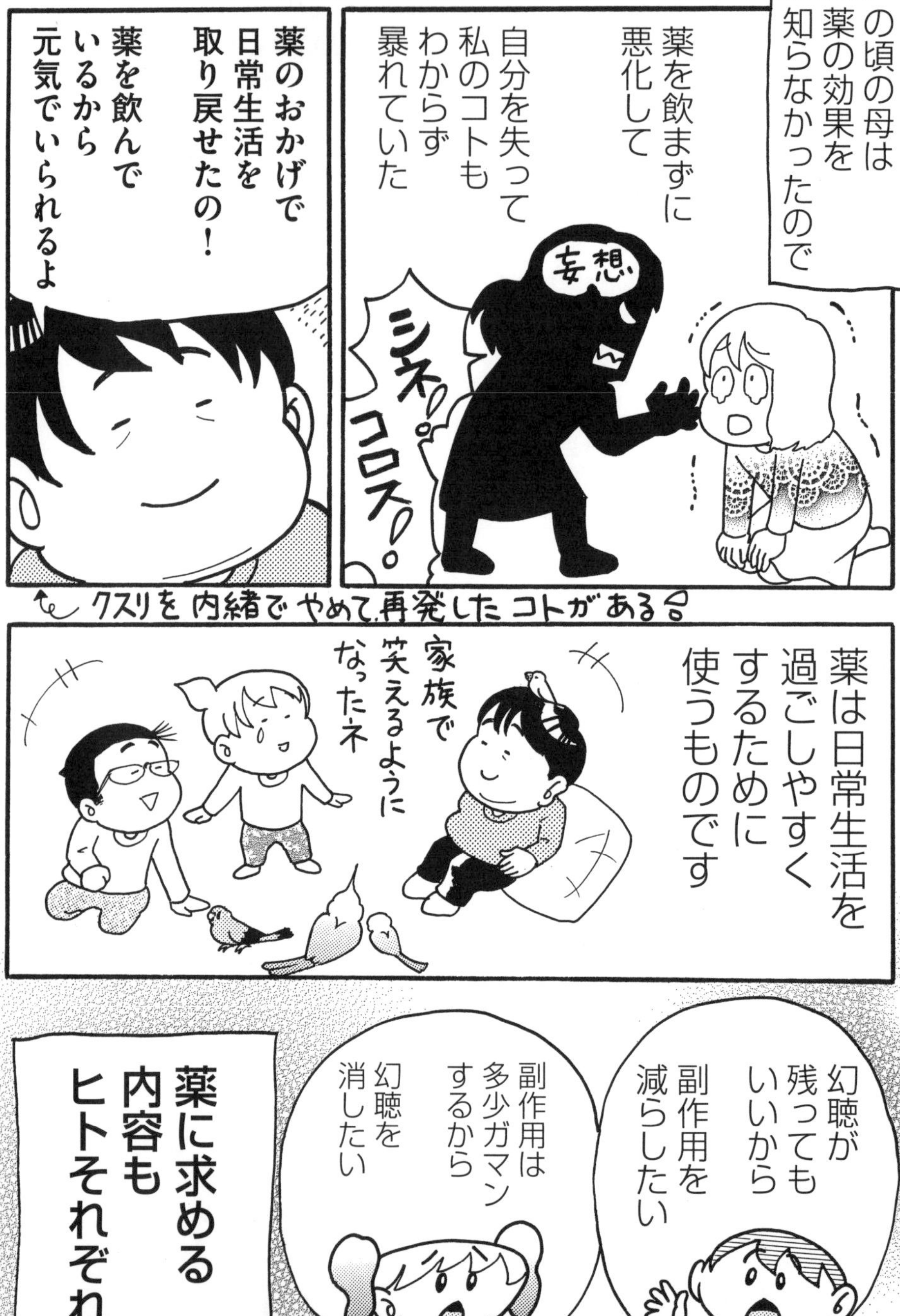
発症したばかりの頃の母は薬の効果を知らなかったので
薬を飲まずに悪化して
自分を失って私のコトもわからず暴れていた
妄想
シネ!
コロス!
薬のおかげで日常生活を取り戻せたの!
薬を飲んでいるから元気でいられるよ
クスリを内緒でやめて再発したコトがある
薬は日常生活を過ごしやすくするために使うものです
家族で笑えるようになったネ
幻聴が残ってもいいから副作用を減らしたい
副作用は多少ガマンするから幻聴を消したい
薬に求める内容もヒトそれぞれ

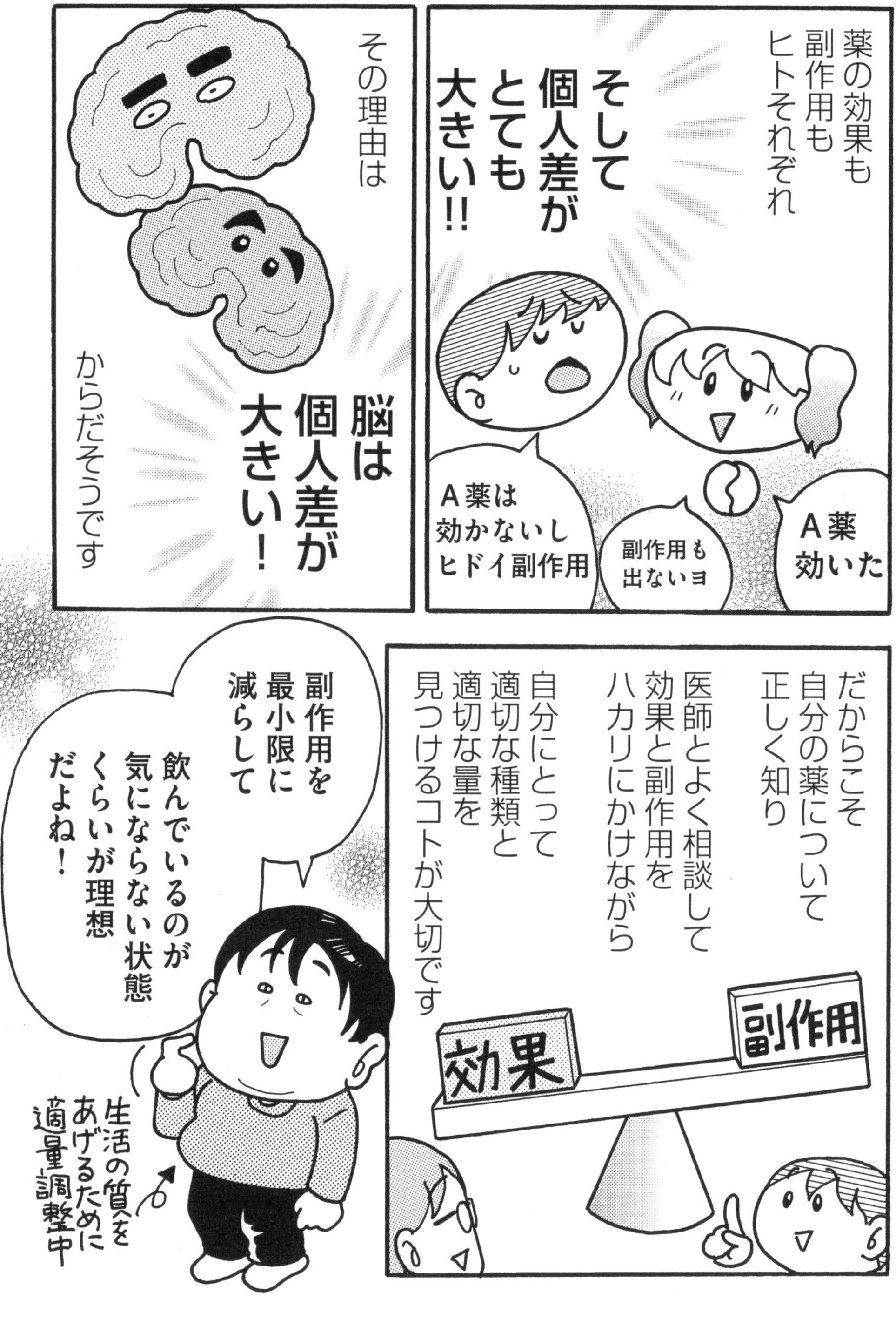
薬の効果も副作用もヒトそれぞれ
そして個人差がとても大きい!!
A薬効いた
副作用も出ないヨ
A薬は効かないしヒドイ副作用
その理由は
脳は個人差が大きい!
からだそうです
だからこそ自分の薬について正しく知り
医師とよく相談して効果と副作用をハカリにかけながら
自分にとって適切な種類と適切な量を見つけるコトが大切です
副作用
効果
副作用を最小限に減らして
飲んでいるのが気にならない状態くらいが理想だよね!
生活の質をあげるために適量調整中

★自分勝手に量を調節したり、飲むのをやめたりしないことが大切です!

**からだの勝手な動き
筋肉のこわばり**

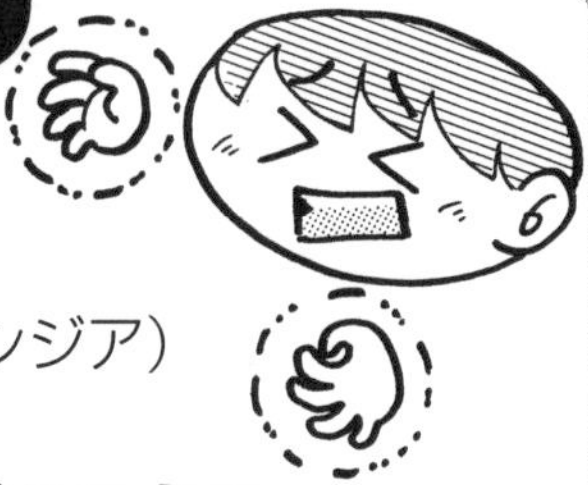

●手足のムズムズ
（アカシジア）

●手や足、口や舌がふるえる
●姿勢が前かがみになる
●小刻み歩行
（パーキンソン症状）

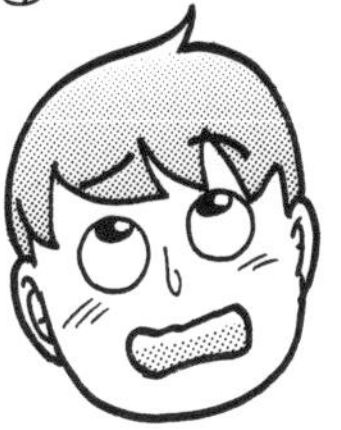

●眼が上を向いてしまう
●首や舌が引きつれる
（急性ジストニア）

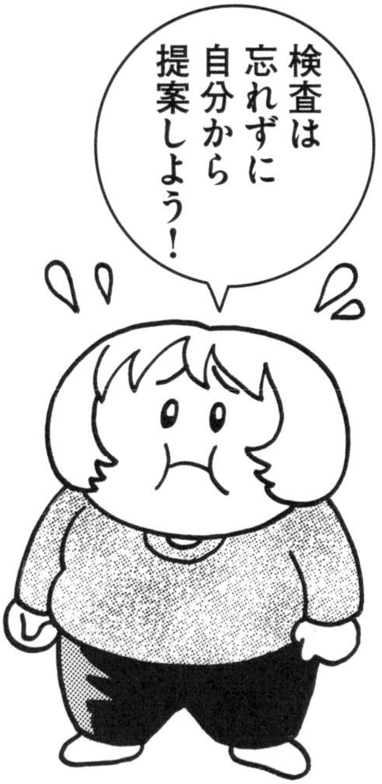
検査は忘れずに自分から提案しよう!

定期的に（3～6ヵ月に1回）血液検査・尿検査を積極的に受けて身体疾患をこまめにチェックしましょう!!

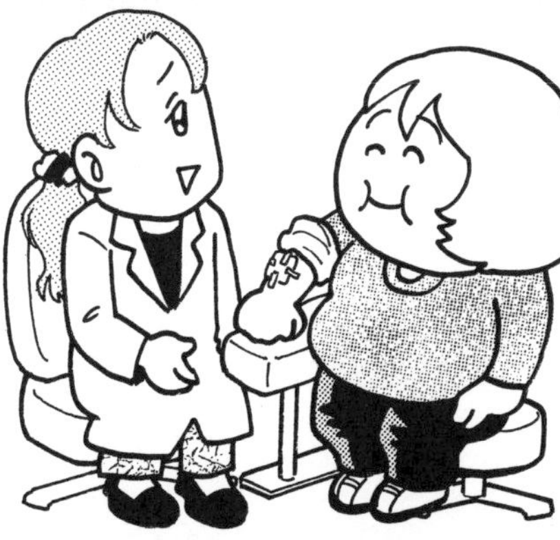

肥満になりやすくなる

肥満になると…

●中性脂肪が増える

●高脂血症になる
●血糖値が上がる

高脂血症 ⇩ **動脈硬化** ⇦ **糖尿病** ⇦ 血糖値が上がる

動脈硬化 ⇩ **心筋梗塞・脳梗塞**

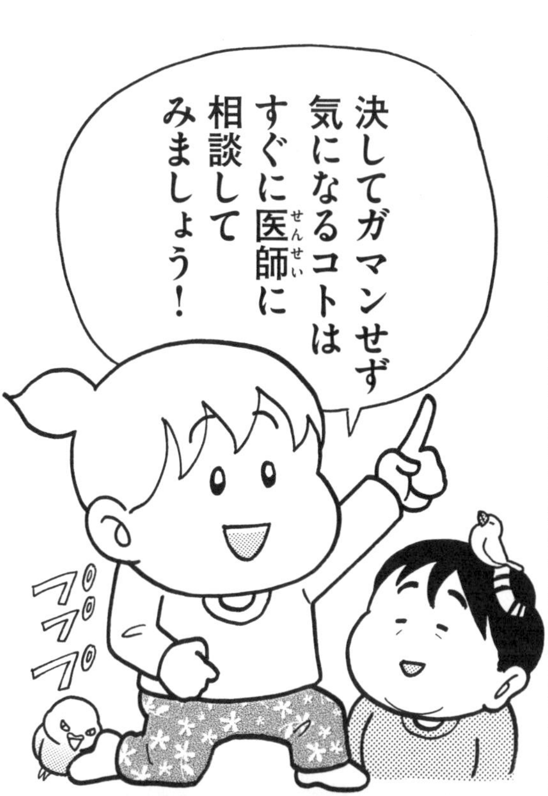
決してガマンせず
気になるコトは
すぐに医師《せんせい》に
相談して
みましょう！

自律神経のはたらきによる副作用

●立ちくらみ
（起立性低血圧）
※意識を失うこともあるので注意!!

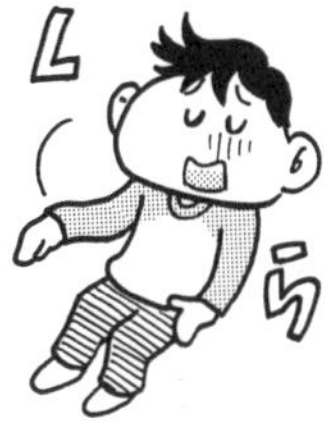

●よだれ
●不整脈《ふせいみゃく》
●便秘
●腸閉塞《ちょうへいそく》
●目の焦点が合わない
●口が乾く

→水中毒[※]に注意!!

※85ページも見てネ

ホルモンのはたらきによる副作用（本来の機能への影響はほとんどない）

●生理不順、無月経
●おっぱいがでる

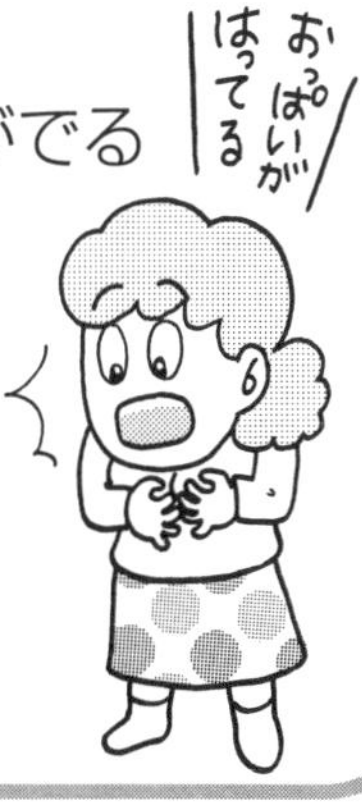
おっぱいが
はってる

●性欲減退
●射精障害
●勃起《ぼっき》障害

眠気・ダルさ

眠気は薬の効果で急性期には良い効果!

ただし回復期に入っていて日中の活動に悪影響がある（過鎮静）ようなら薬の減量や変更も考えられる

●頭がボーッとする
●日中の眠気

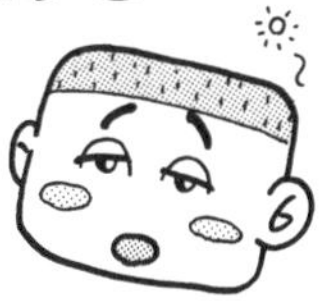

要注意の副作用3

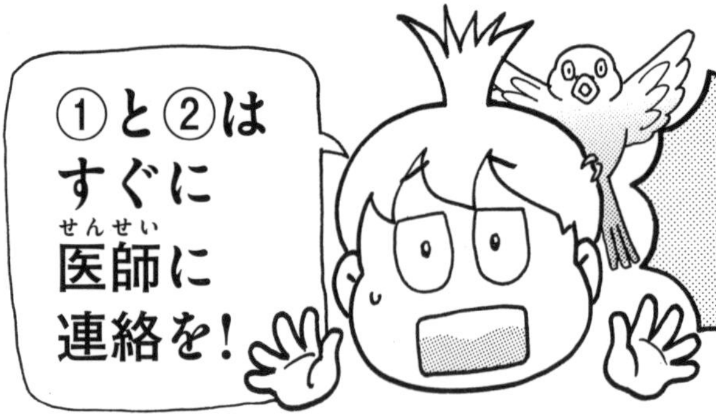
①と②はすぐに医師《せんせい》に連絡を!

①悪性症候群

●新しい薬を始めた時や、薬を増量した時、副作用止めを急速に止めてしまった時などに起こりやすい

●40度以上の発熱や、体の強いこわばり、意識障害などがあらわれる

●脱水症状や栄養不良が背景にあるコトも!

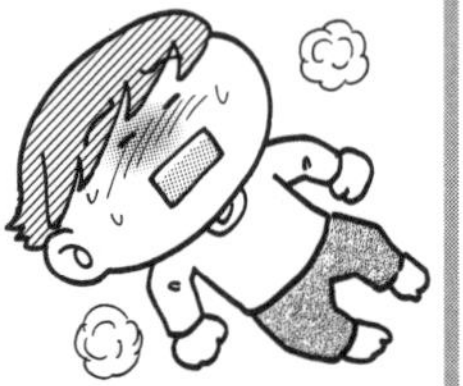

②薬物アレルギー

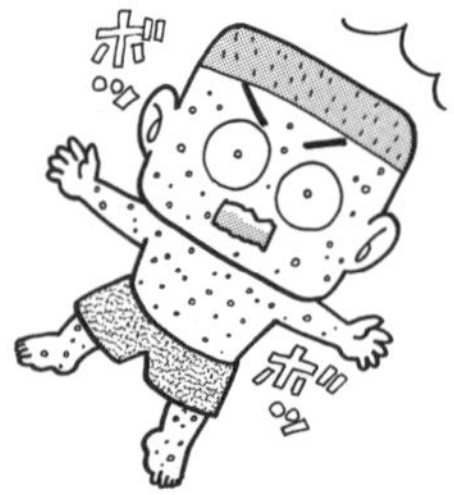
ボッ
ボッ

●新しい薬を飲み始めて1～2週間で生じる発疹

●かゆみ・発熱をともなうコトも!

③遅発性ジスキネジア

●数ヵ月～数年にわたる服用によってあらわれる「体の勝手な動き」（舌・口などのモグモグ運動）

●多剤大量処方に問題があるとも言われている

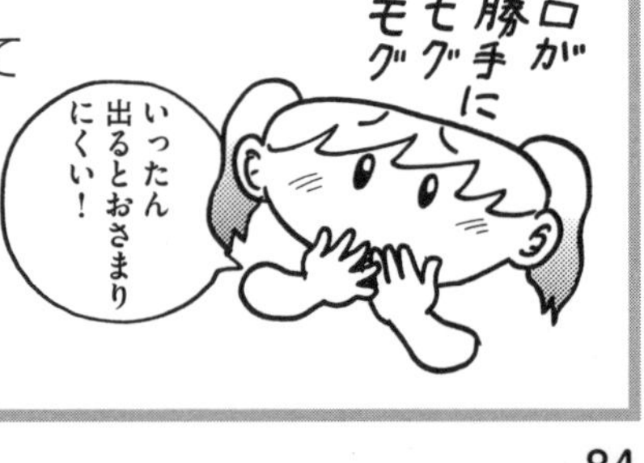
口が勝手にモグモグ
いったん出るとおさまりにくい!

こんなコトに気をつけよう!

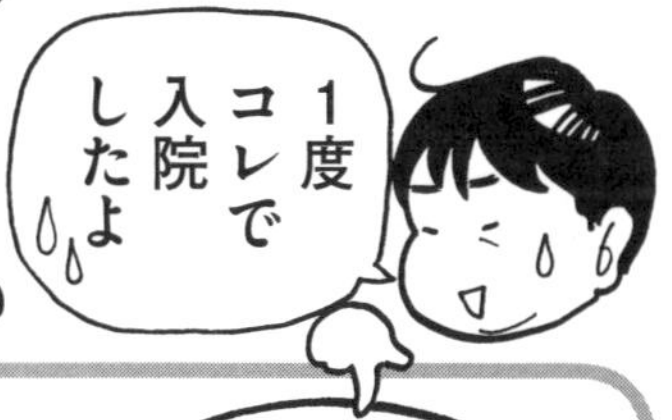
1度コレで入院したよ

●誤嚥《ごえん》性肺炎

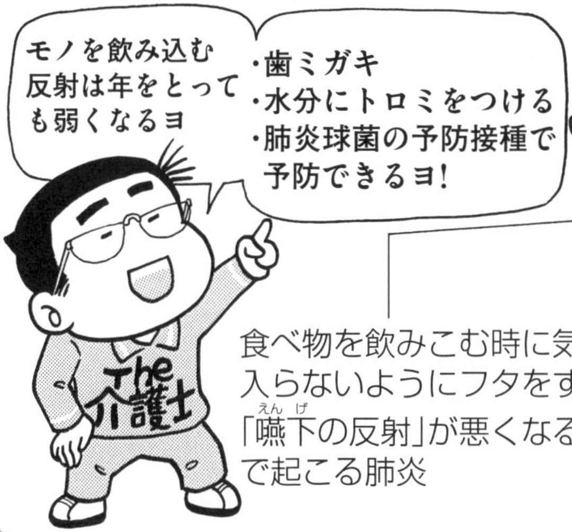
モノを飲み込む反射は年をとっても弱くなるヨ
・歯ミガキ
・水分にトロミをつける
・肺炎球菌の予防接種で予防できるヨ!
The 介護士

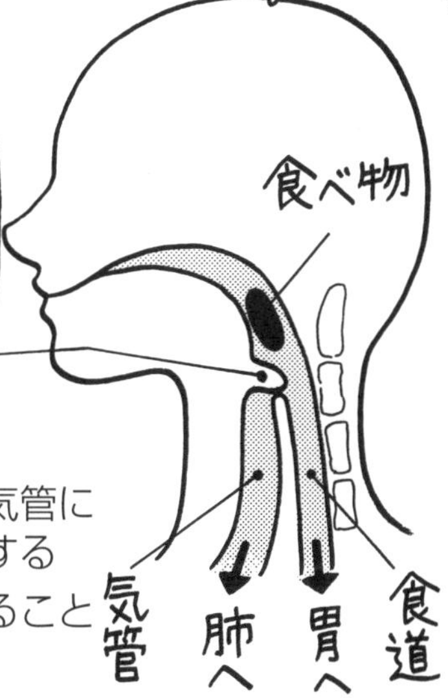
食べ物
気管
肺へ
胃へ
食道

食べ物を飲みこむ時に気管に入らないようにフタをする「嚥下《えんげ》の反射」が悪くなることで起こる肺炎

●熱中症

ドーパミンを抑えることで体温調節機能がうまく働かなくなり、汗をかきにくくなる場合にかかりやすくなる

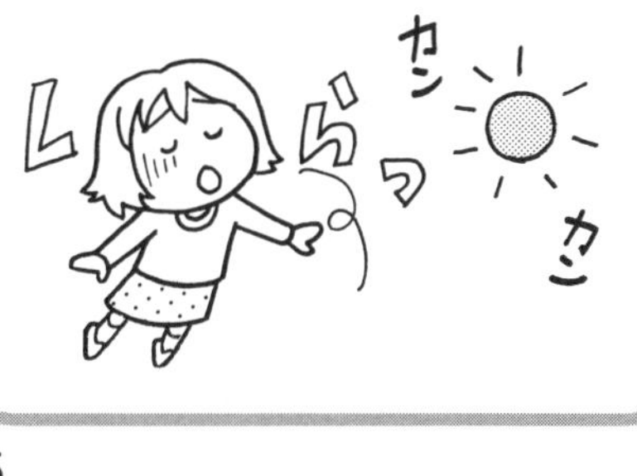
ふらっ
カン
カン

●水中毒

薬による口の乾《かわ》きをキッカケに、数リットルもの水を飲むようになることで血液中のナトリウム濃度が低下し、頭痛や吐き気が起こる

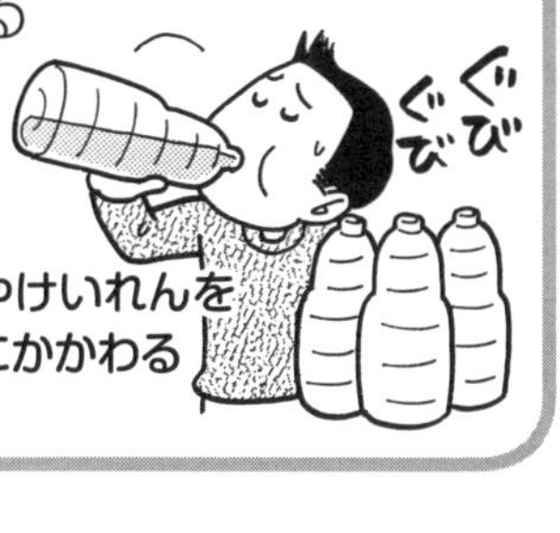
ぐびぐび

★意識障害やけいれんを起こし命にかかわるコトも!!

知っておきたい食べあわせ・飲みあわせ

アルコール

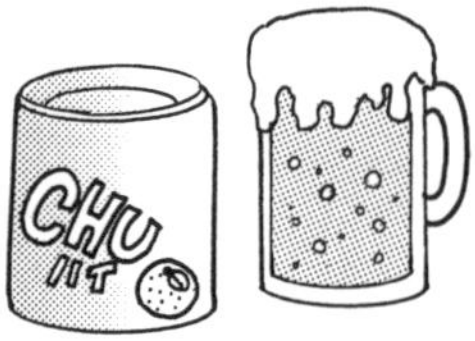
CHU
ハイ

薬のはたらきを強くするので
一緒には飲まないほうがよい

コーヒー・紅茶

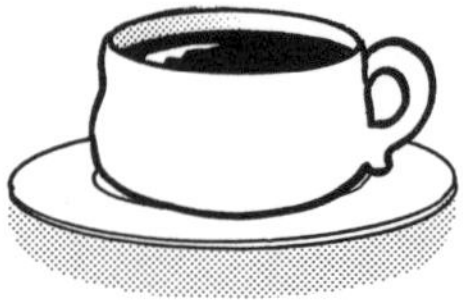

カフェインのとりすぎは
イライラ・コーフン、不安感が
増して症状が悪化したり
薬の吸収を妨げるコトも

タバコ

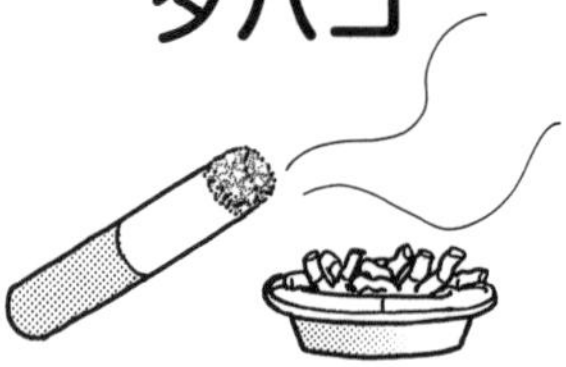

吸いすぎると薬の血中濃度が
下がるコトがある

エピネフリン
（商品名ボスミン）

抗精神病薬と併用すると
血圧低下のおそれあり

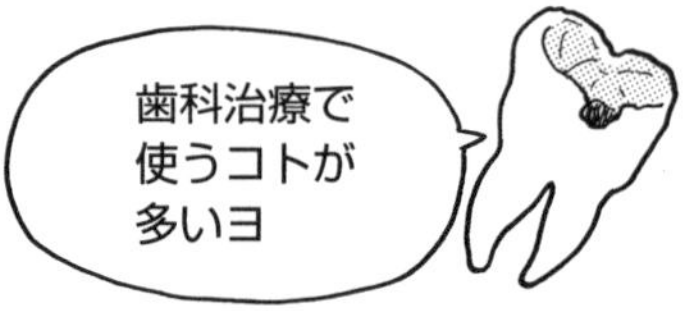
歯科治療で
使うコトが
多いヨ

『統合失調症』（講談社・健康ライブラリー）38ページより

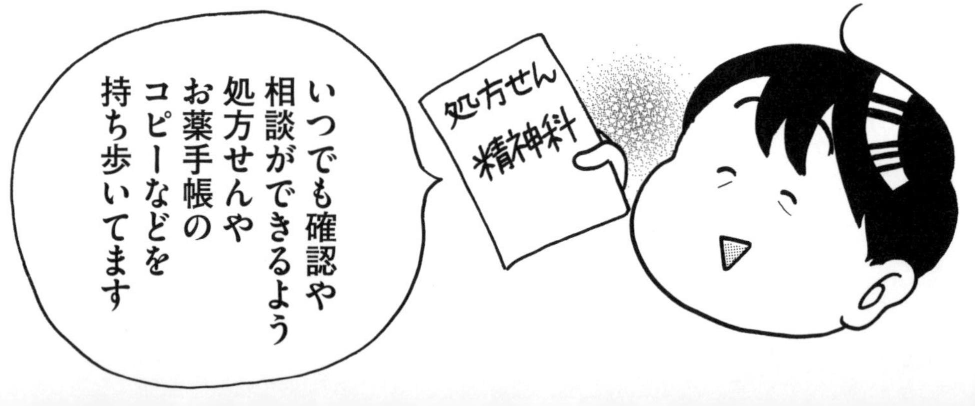
処方せん
精神科
いつでも確認や相談ができるよう処方せんやお薬手帳のコピーなどを持ち歩いてます

妊娠・出産
どうする?

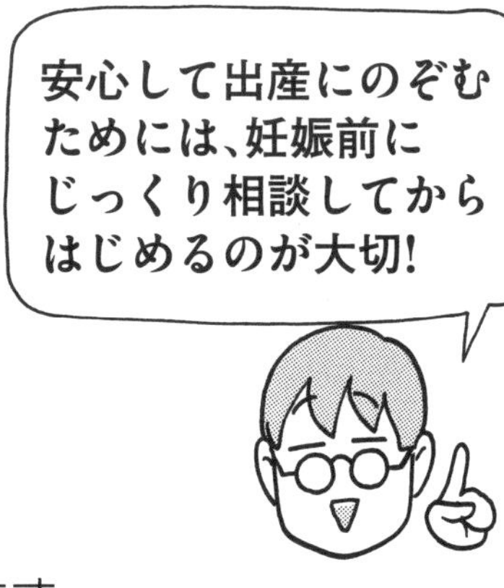
安心して出産にのぞむ
ためには、妊娠前に
じっくり相談してから
はじめるのが大切!

妊娠初期の服薬については

①赤ちゃんに障害が出る可能性
②病状が悪化する可能性

この２つのバランスで決めていきます。
病状がどのくらい安定しているか、今現在の薬の量や種類、病状が悪化した場合にはどのような症状が出るか、そしてその場合にはどれくらいの量で落ち着くコトができるか、といったさまざまな要素を組み合わせて判断することが大切なので、「これが正解！」と言えるものはありません。

産後も、ストレスなどで心身ともに不安定になりがちな時期に薬をやめてしまうのは、リスクが高いと言えます。

また、パートナーの男性が服薬している場合ですが、現在のところ精子に影響を与えることはほとんどないと考えられています。

いずれの場合も、パートナーの意向や、出産後のサポート体制など、個別の状況によって考えていくことになります。

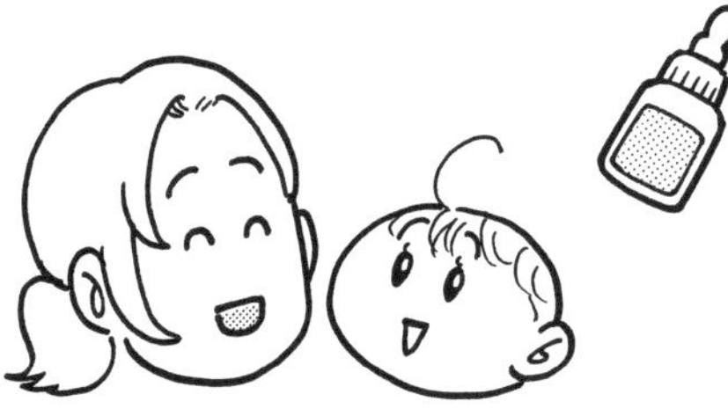

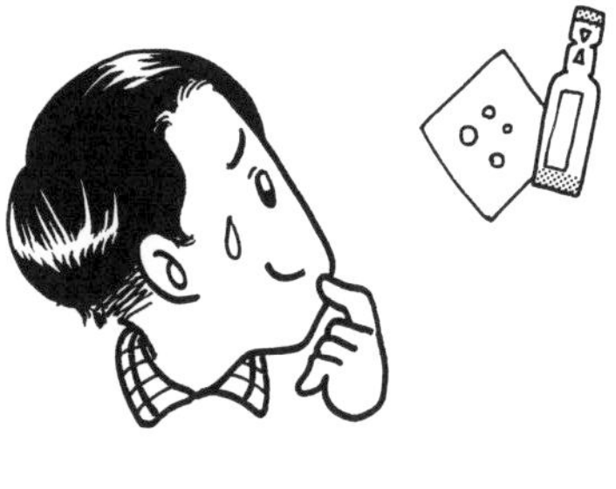

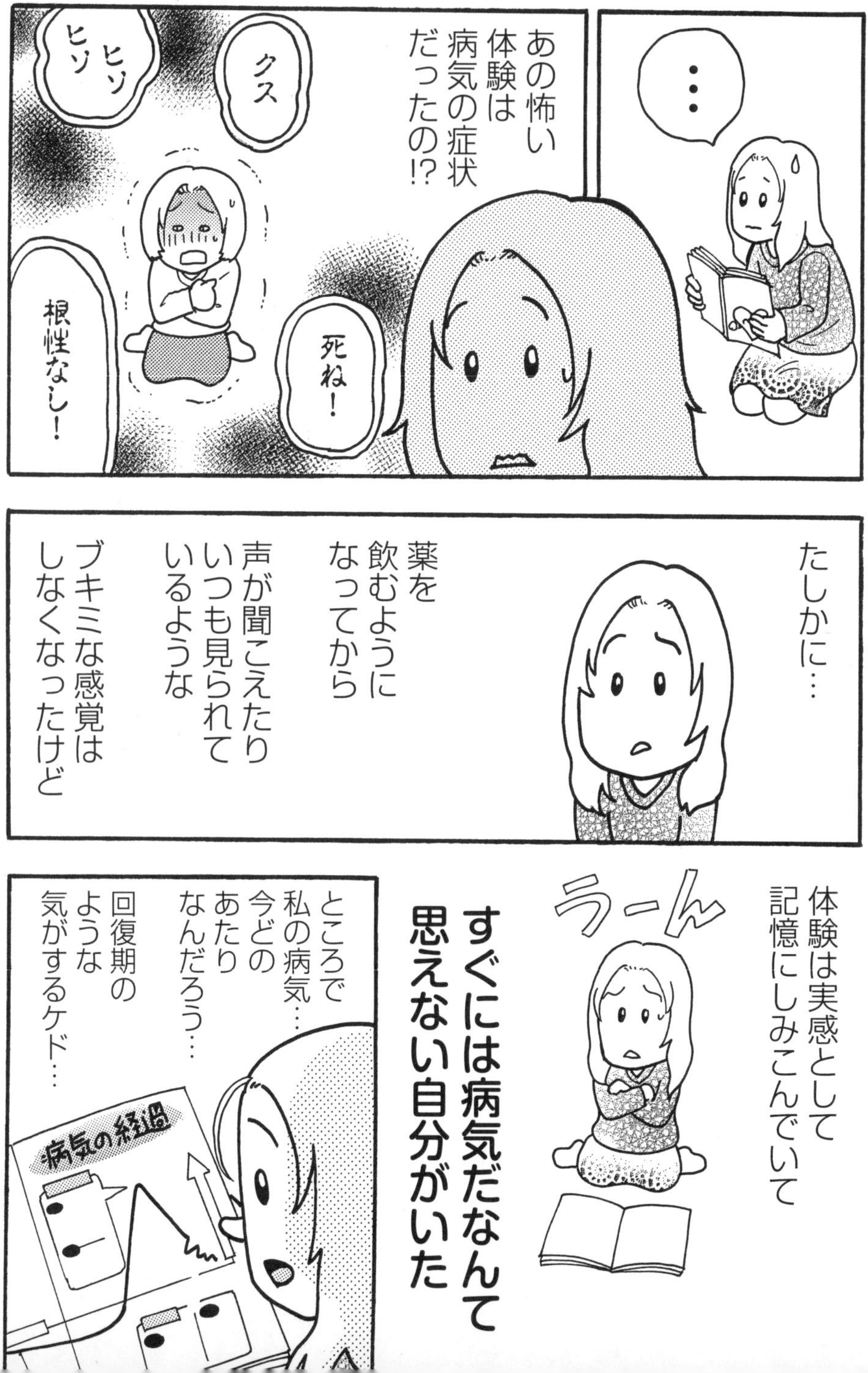
・・・
あの怖い体験は病気の症状だったの!?
クス
ヒソヒソ
死ね!
根性なし!
たしかに…
薬を飲むようになってから
声が聞こえたりいつも見られているような
ブキミな感覚はしなくなったけど
体験は実感として記憶にしみこんでいて
うーん
すぐには病気だなんて思えない自分がいた
ところで私の病気…今どのあたりなんだろう…
回復期のような気がするケド…
病気の経過

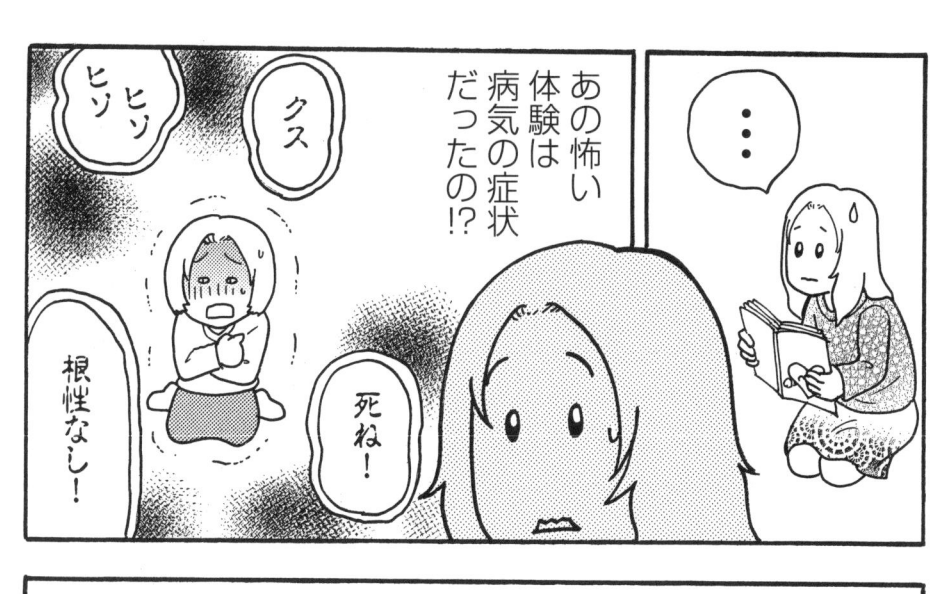

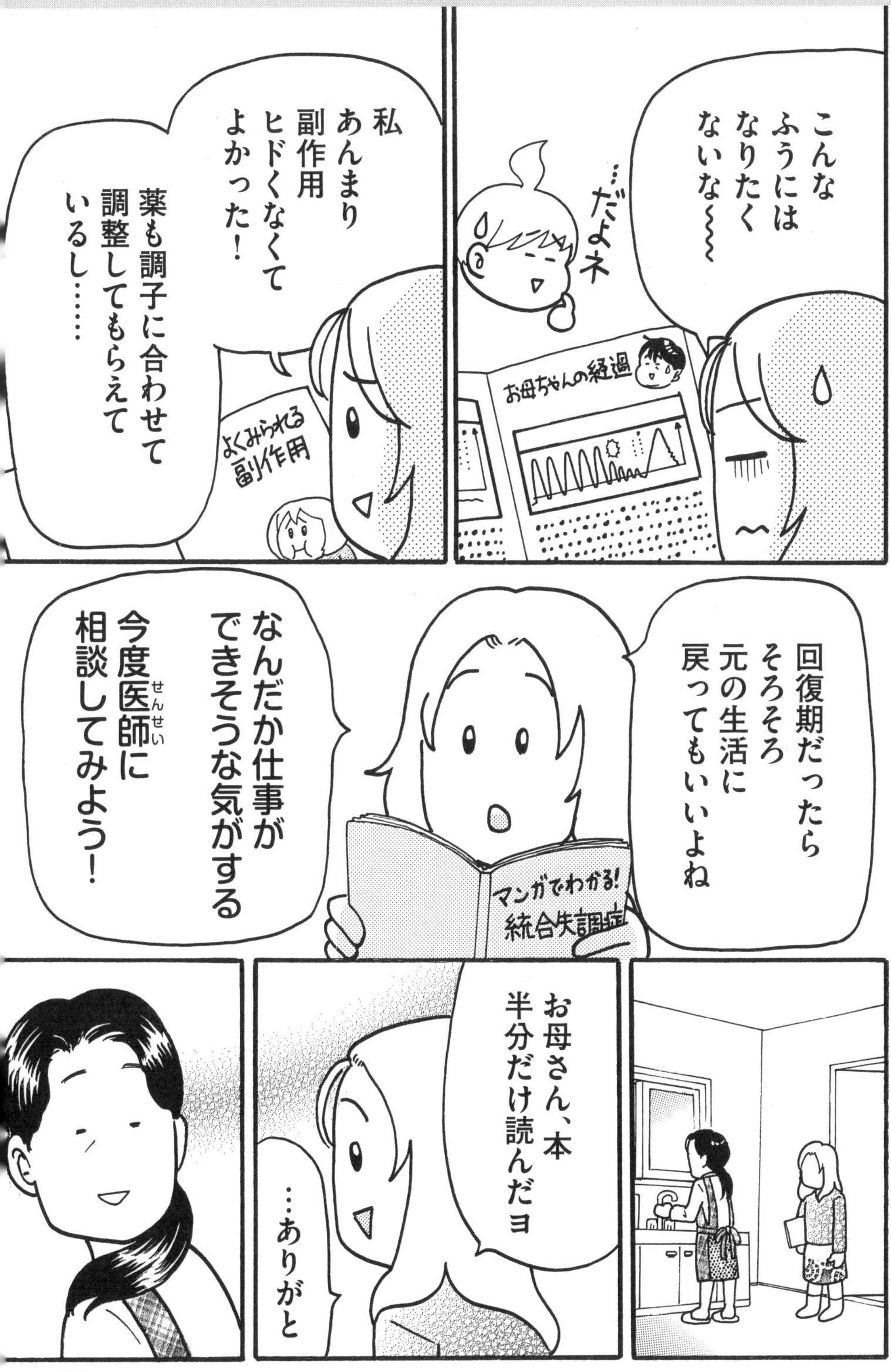
こんなふうにはなりたくないな〜〜〜
…だよネ
お母ちゃんの経過
私あんまり副作用ヒドくなくてよかった!
薬も調子に合わせて調整してもらえているし……
よくみられる副作用
回復期だったらそろそろ元の生活に戻ってもいいよね
マンガでわかる! 統合失調症
なんだか仕事ができそうな気がする
今度医師《せんせい》に相談してみよう!
お母さん、本半分だけ読んだヨ
…ありがと

書き込み式 お薬チェックシート

●飲んでいる薬は何でしょう?

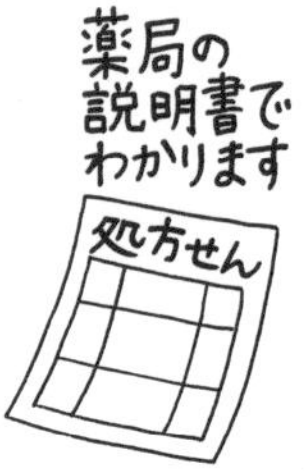
薬局の
説明書で
わかります
処方せん

●薬を飲んで良かったコト

例）眠れるようになった
　　幻聴が消えた

●薬を飲んで困っているコト

例）太ってしまった
　　1日じゅう眠い・だるい

医師に相談して、対処のしかたを考えましょう

例）薬を変えてみる、副作用止めを処方してもらう

●自分なりにできる工夫を考えてみましょう

例）口がかわく→うがいをする
　　足がムズムズする→はだしになって歩く

第3章
再発予防と回復を高める生活

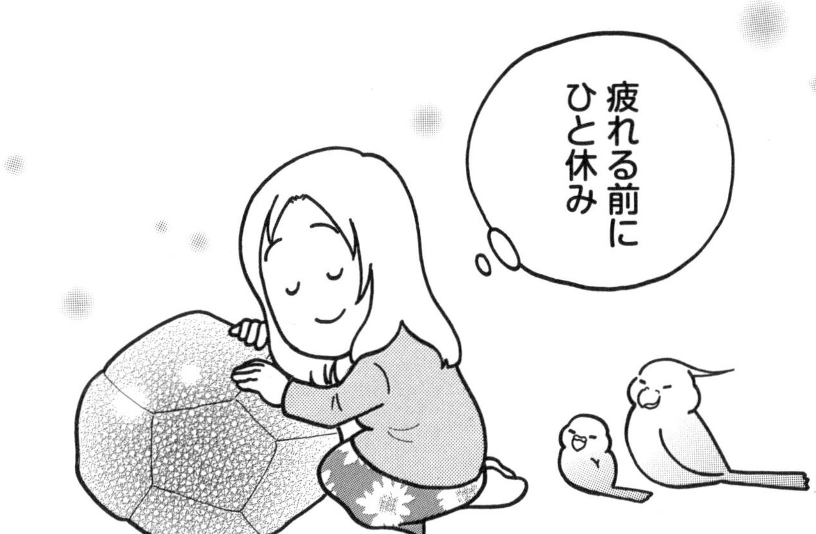

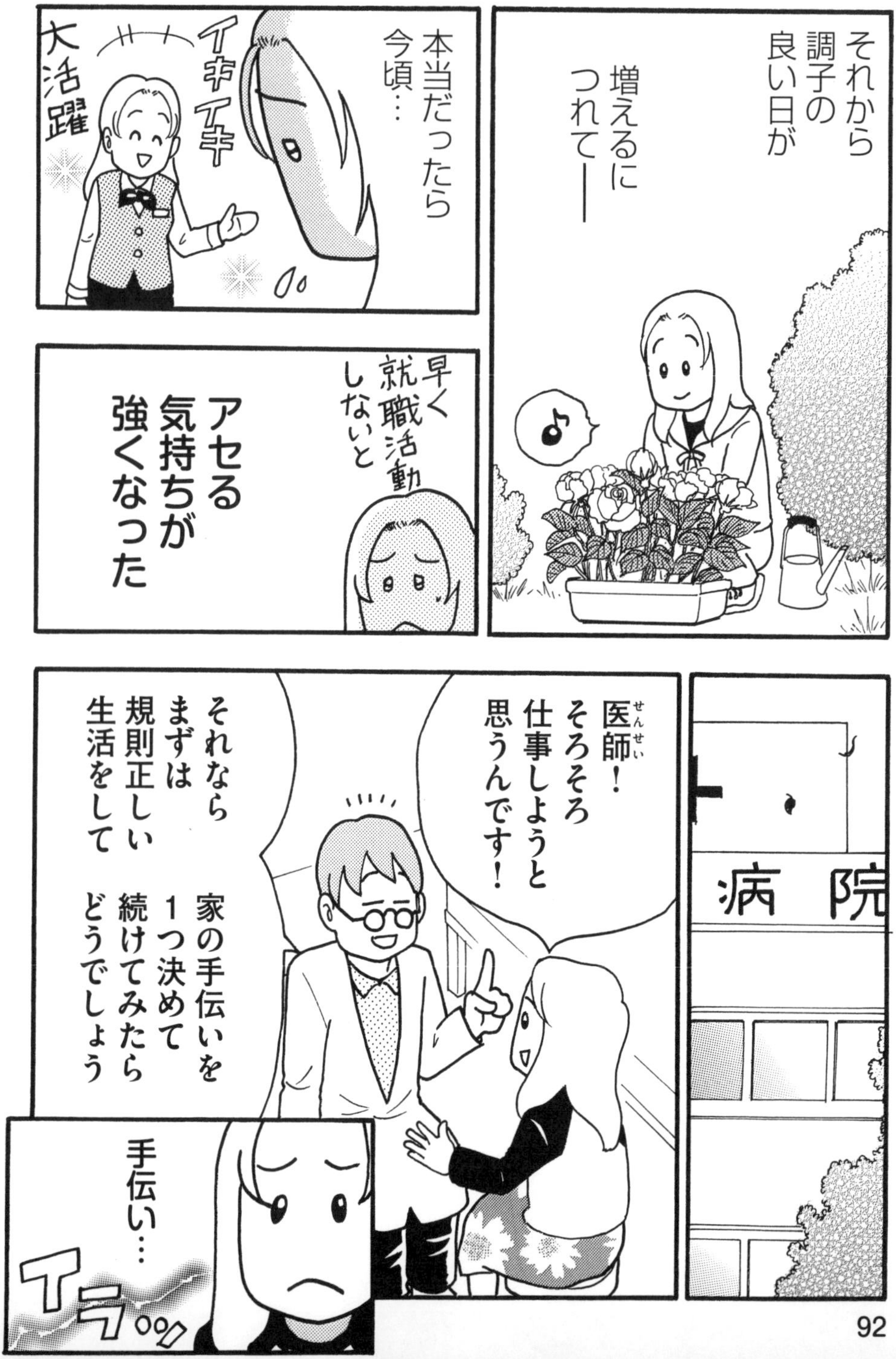
それから調子の良い日が
増えるにつれて――
本当だったら今頃…
イキイキ
大活躍
早く就職活動しないと
アセる気持ちが強くなった
病院
医師《せんせい》！そろそろ仕事しようと思うんです！
それならまずは規則正しい生活をして
家の手伝いを1つ決めて続けてみたらどうでしょう
手伝い…
イラ。

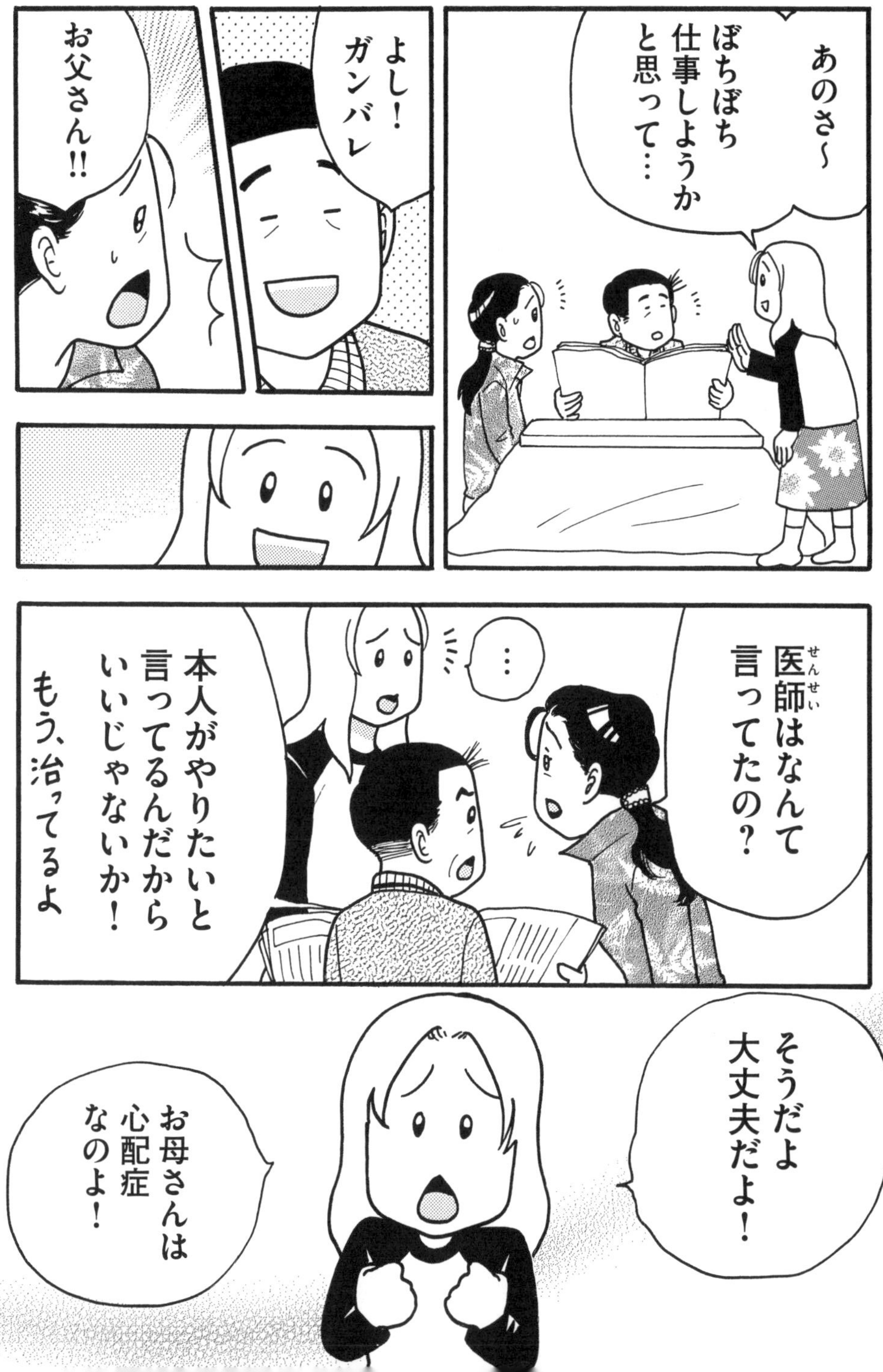

あのさ～
ぼちぼち仕事しようかと思って…
よし！ガンバレ
お父さん!!
医師《せんせい》はなんて言ってたの？
…
本人がやりたいと言ってるんだからいいじゃないか！
もう、治ってるよ
そうだよ大丈夫だよ！
お母さんは心配症なのよ！

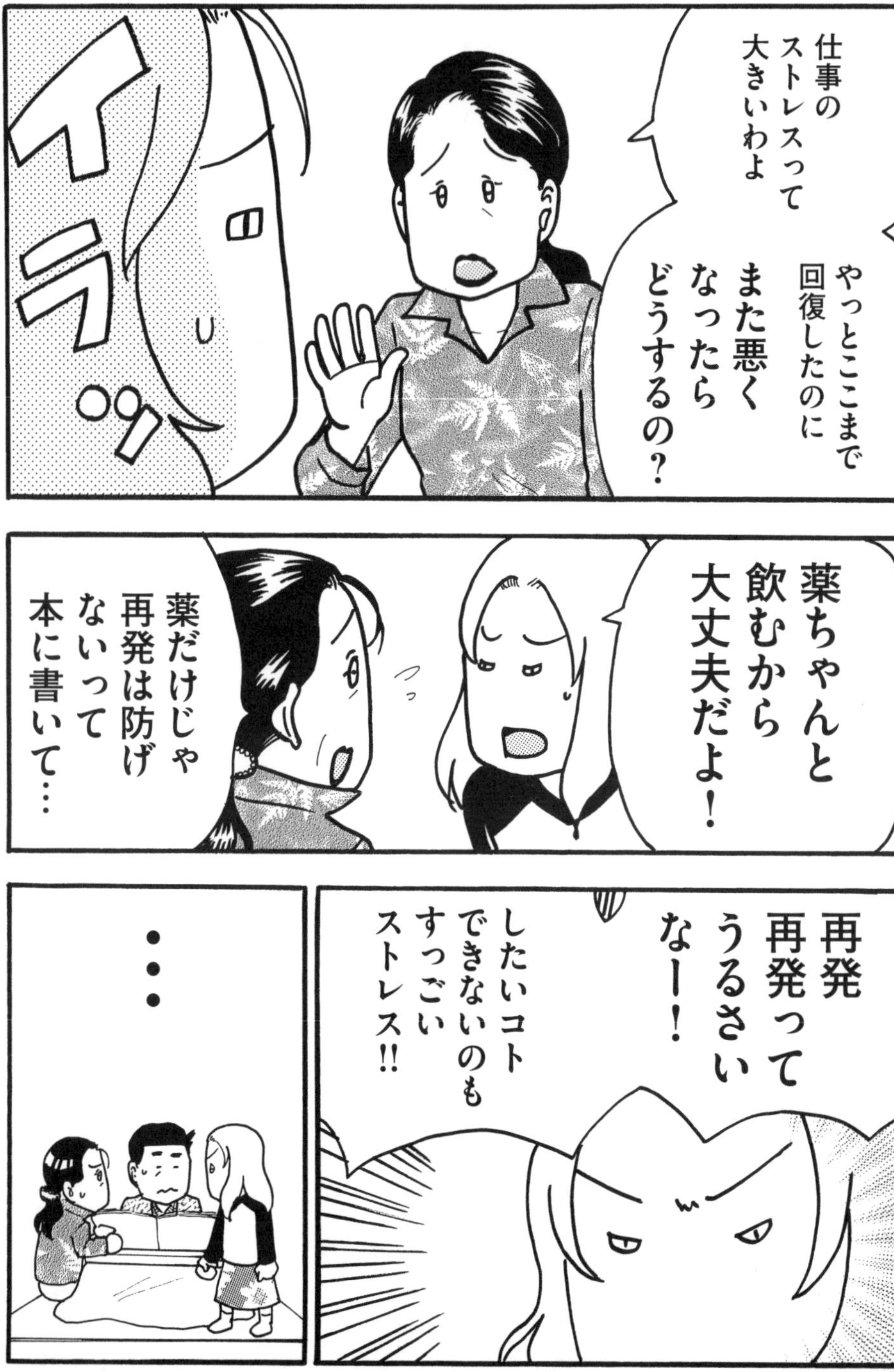
仕事のストレスって大きいわよ
やっとここまで回復したのにまた悪くなったらどうするの？
イラッ
薬ちゃんと飲むから大丈夫だよ！
薬だけじゃ再発は防げないって本に書いて…
再発再発ってうるさいなー！
したいコトできないのもすっごいストレス!!
・・・

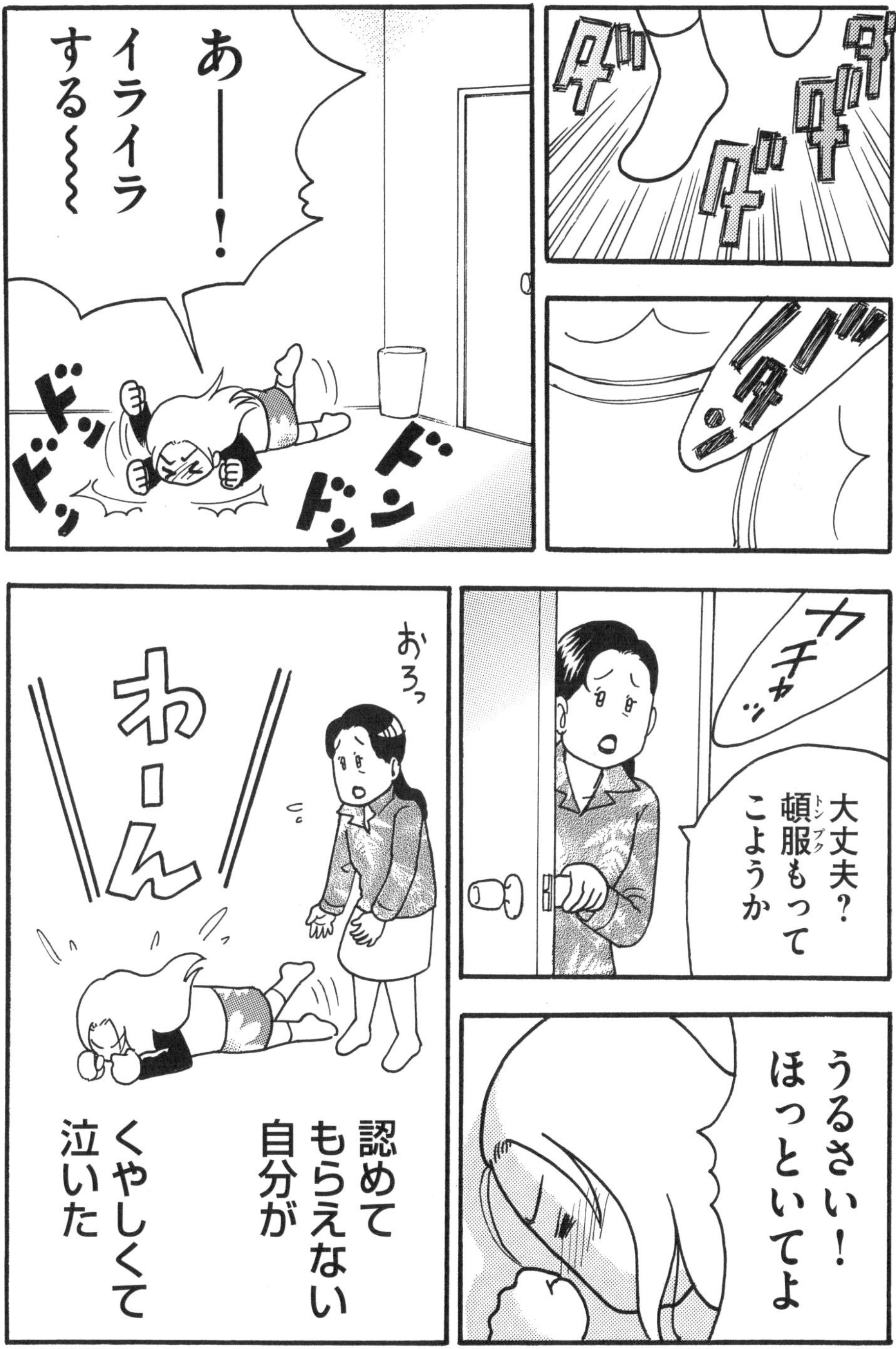

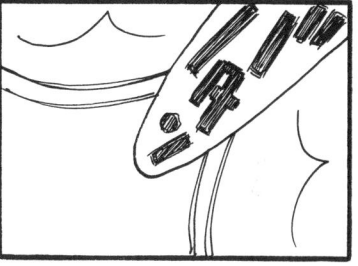

ダダダダ
バタン
あーーー！
イライラする〜〜〜
ドッドッ
ドンドン
カチャッ
大丈夫？
頓服《トンプク》もってこようか
うるさい！ほっといてよ
わーん
おろっ
認めてもらえない自分がくやしくて泣いた

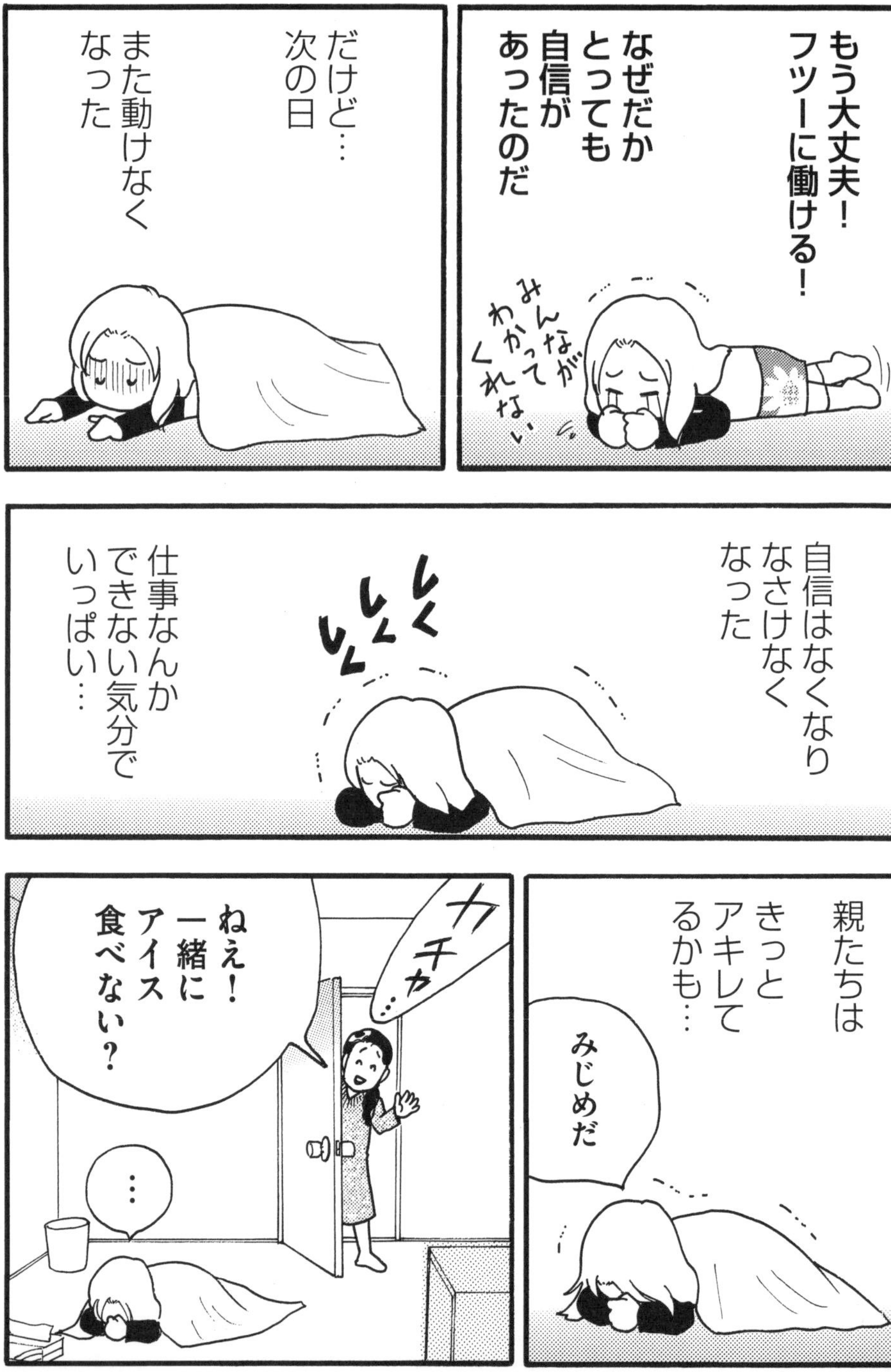
もう大丈夫！
フツーに働ける！
なぜだかとっても自信があったのだ
みんながわかってくれない
だけど…次の日
また動けなくなった
自信はなくなりなさけなくなった
しくしくしく
仕事なんかできない気分でいっぱい…
親たちはきっとアキレてるかも…
みじめだ
カチャ…
ねえ！一緒にアイス食べない？
…

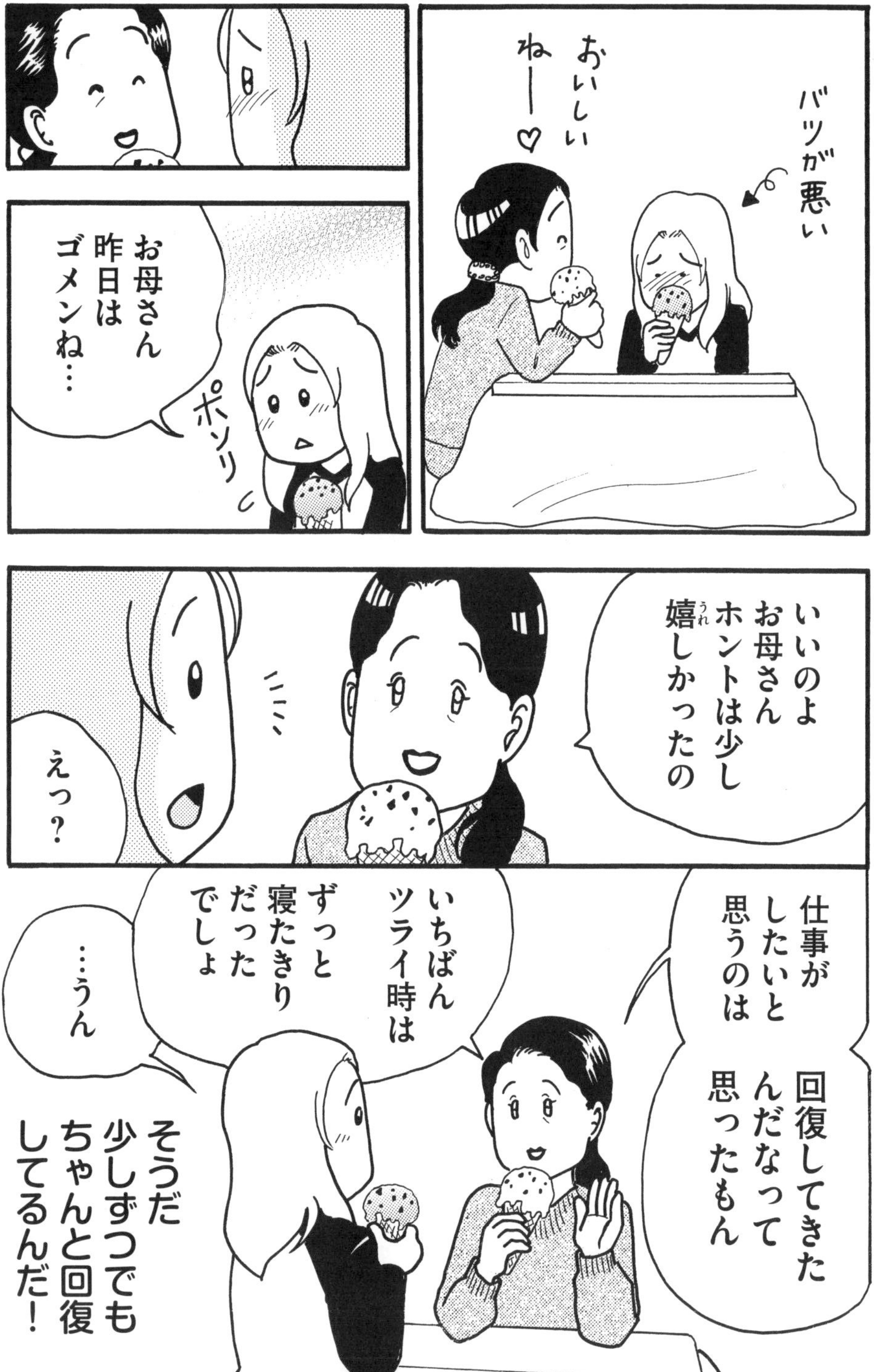
バツが悪い
おいしいねー♡
お母さん昨日はゴメンね…
ポソリ
いいのよ お母さん ホントは少し 嬉《うれ》しかったの
えっ?
仕事がしたいと思うのは 回復してきたんだなって思ったもん
いちばんツライ時はずっと寝たきりだったでしょ
…うん
そうだ 少しずつでもちゃんと回復してるんだ!

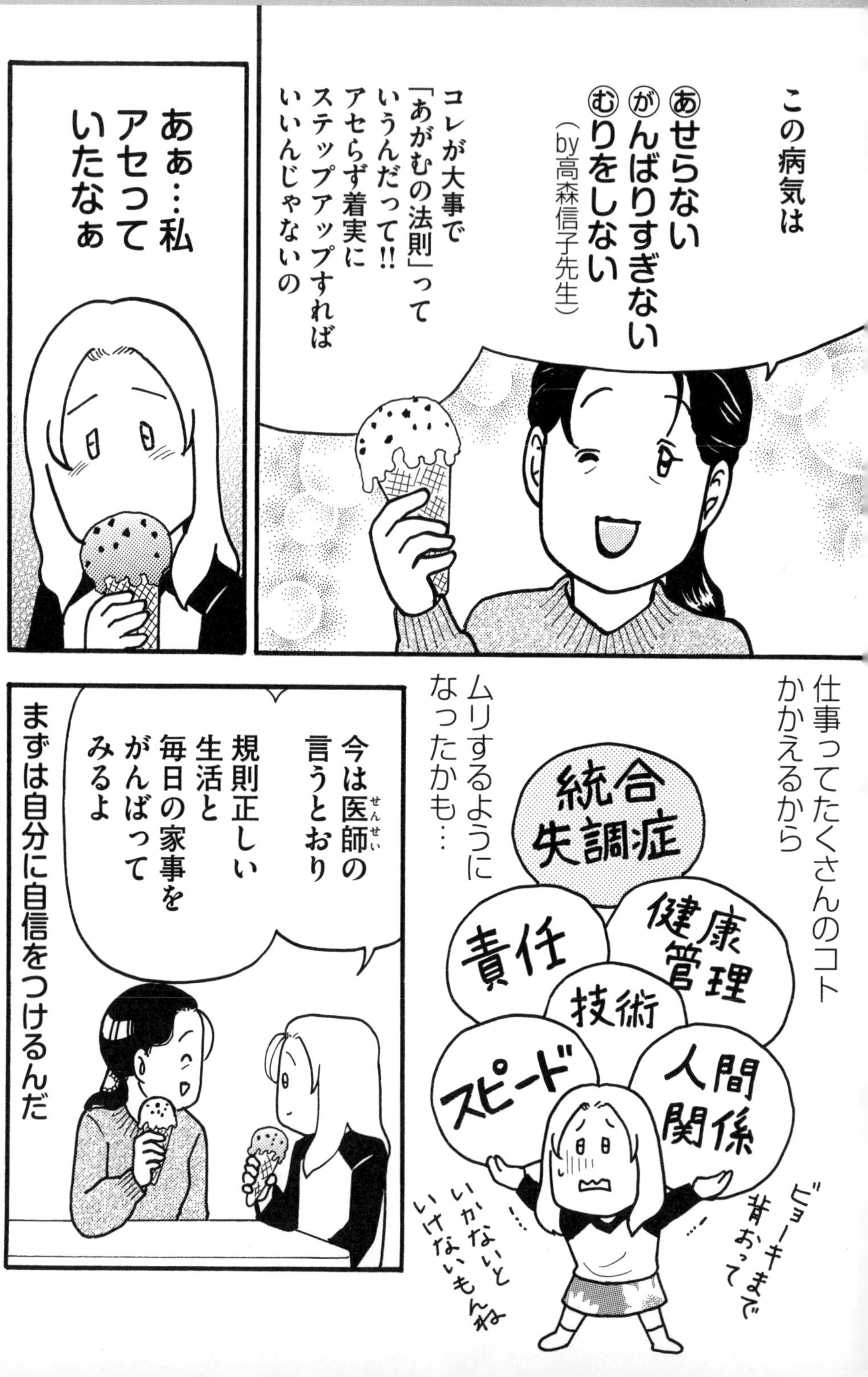
この病気は
あせらない
がんばりすぎない
むりをしない
(by高森信子先生)
コレが大事で「あがむの法則」っていうんだって!!
アセらず着実にステップアップすればいいんじゃないの
ああ…私アセっていたなぁ
仕事ってたくさんのコトかかえるから
ムリするようになったかも…
統合失調症
健康管理
責任
技術
スピード
人間関係
ビョーキまで背おって
いかないといけないもんね
…!
…
今は医師《せんせい》の言うとおり規則正しい生活と毎日の家事をがんばってみるよ
まずは自分に自信をつけるんだ

第3章 その⑤ 己《おのれ》を知る

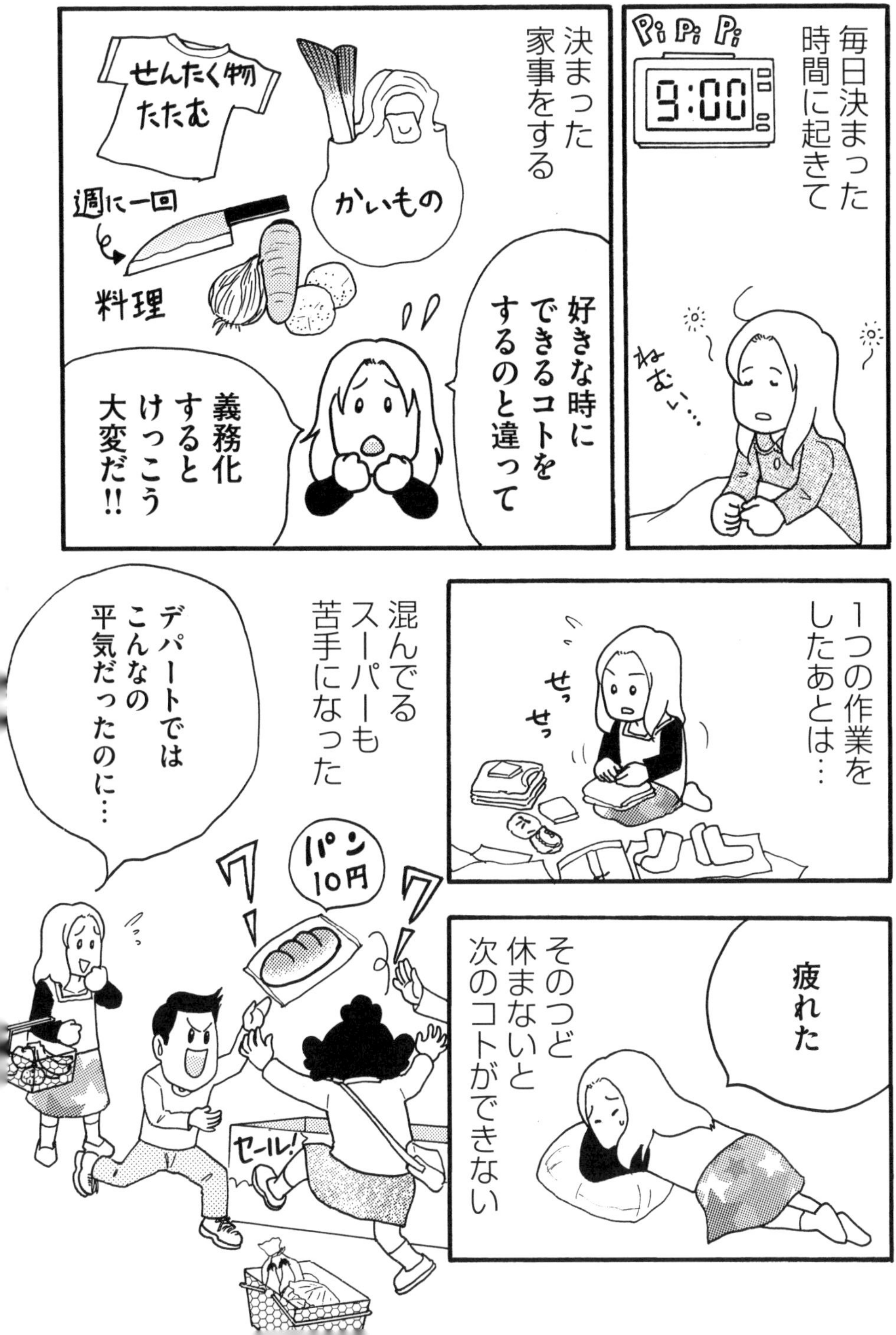

毎日決まった時間に起きて
Pi Pi Pi
9:00
ねむい…
決まった家事をする
せんたく物たたむ
かいもの
週に一回
料理
好きな時にできるコトをするのと違って
義務化するとけっこう大変だ!!
1つの作業をしたあとは…
せっ
せっ
疲れた
そのつど休まないと次のコトができない
混んでるスーパーも苦手になった
デパートではこんなの平気だったのに…
パン10円
セール!

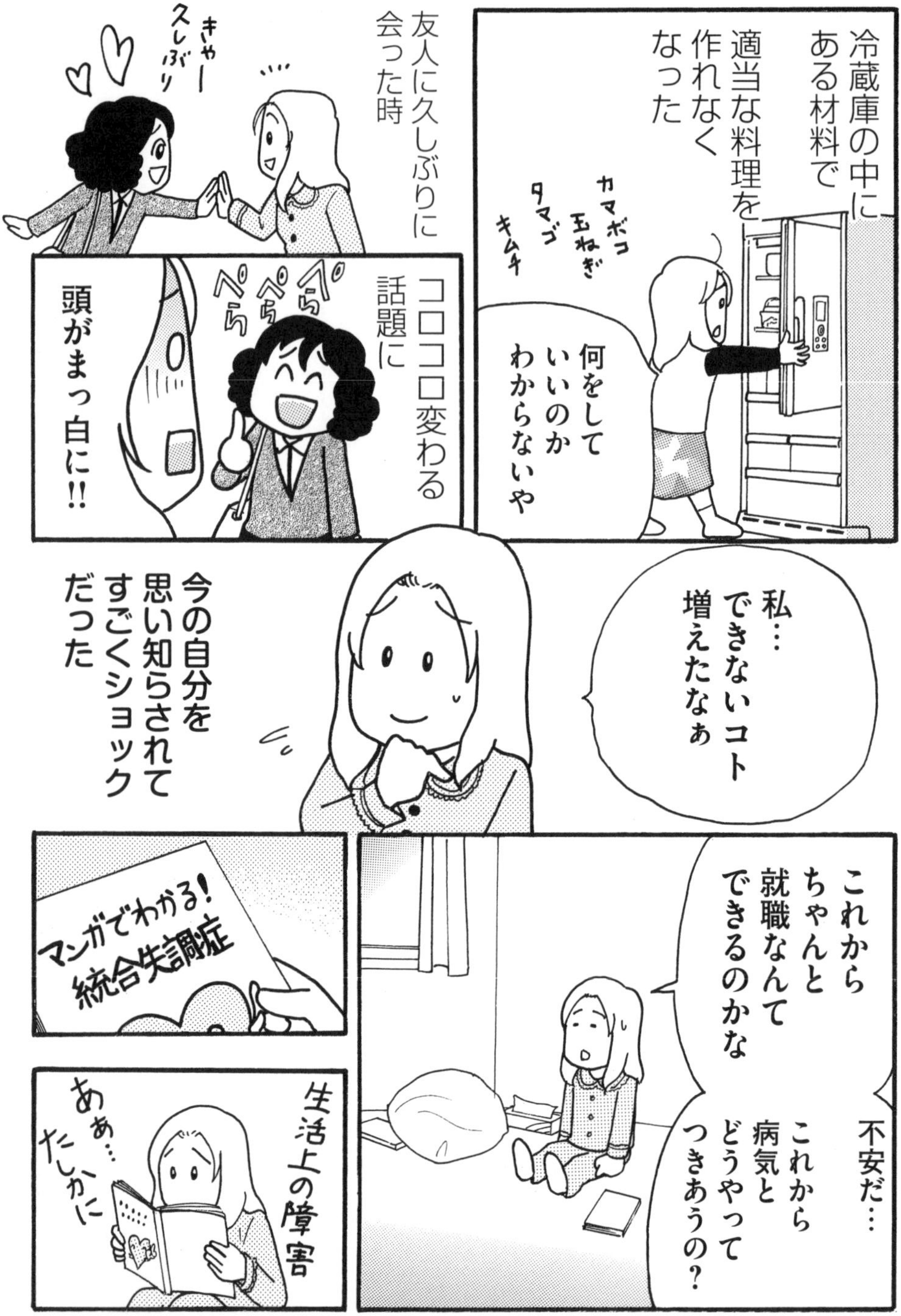

冷蔵庫の中にある材料で適当な料理を作れなくなった
カマボコ
玉ねぎ
タマゴ
キムチ
何をしていいのかわからないや
友人に久しぶりに会った時
キャー久しぶり
…
コロコロ変わる話題に
ぺらぺらぺら
頭がまっ白に!!
私…できないコト増えたなぁ
今の自分を思い知らされてすごくショックだった
これからちゃんと就職なんてできるのかな
不安だ…
これから病気とどうやってつきあうの？
マンガでわかる！
統合失調症
生活上の障害
あぁ…たしかに

生活上の障害アレコレ

対人関係では

・こみいった話をするのが難しい

・相手の様子を察することが
苦手になる

・受け流す、断る、秘密にする
などの話術が苦手になる

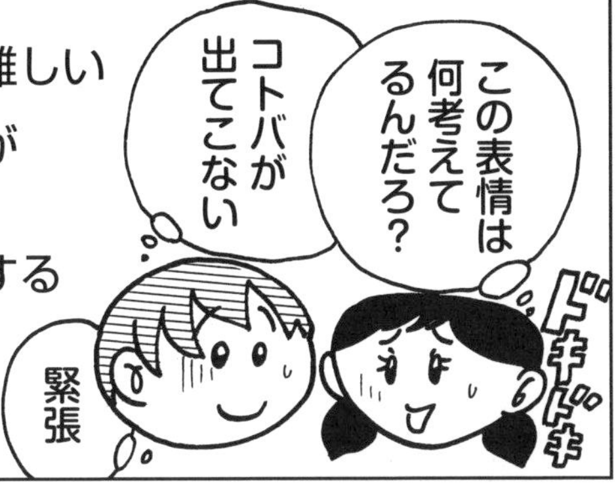
この表情は何考えてるんだろ?
コトバが出てこない
緊張
ドキドキ

作業する上では

・疲れやすく、しばしば
休息が必要になる

・集中力、注意力を持続できない

・チームワーク、スピーディーな
作業が苦手になる

・複雑な作業が苦手になる

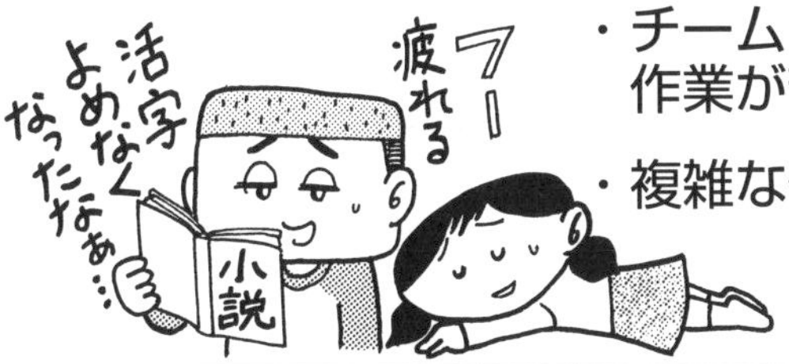
活字よめなくなったなぁ…
小説
疲れる
フー

日常生活では

・臨機応変な対応ができなくなる

・不安な気持ちが強く消極的になりがち

・1つのモノを選ぶ、
決断をするコト
が苦手になる

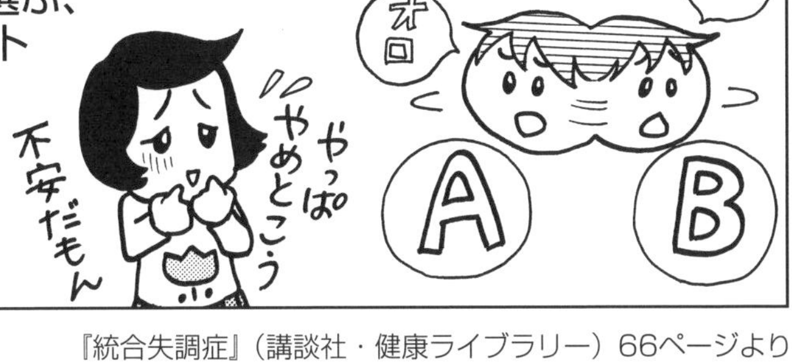
不安だもん
やっぱやめとこう
オロ
オロ
A
B

『統合失調症』（講談社・健康ライブラリー）66ページより

再発って どういうコト？

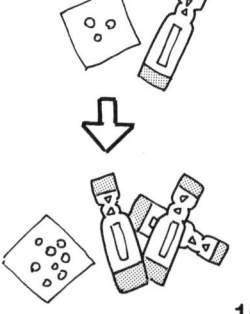

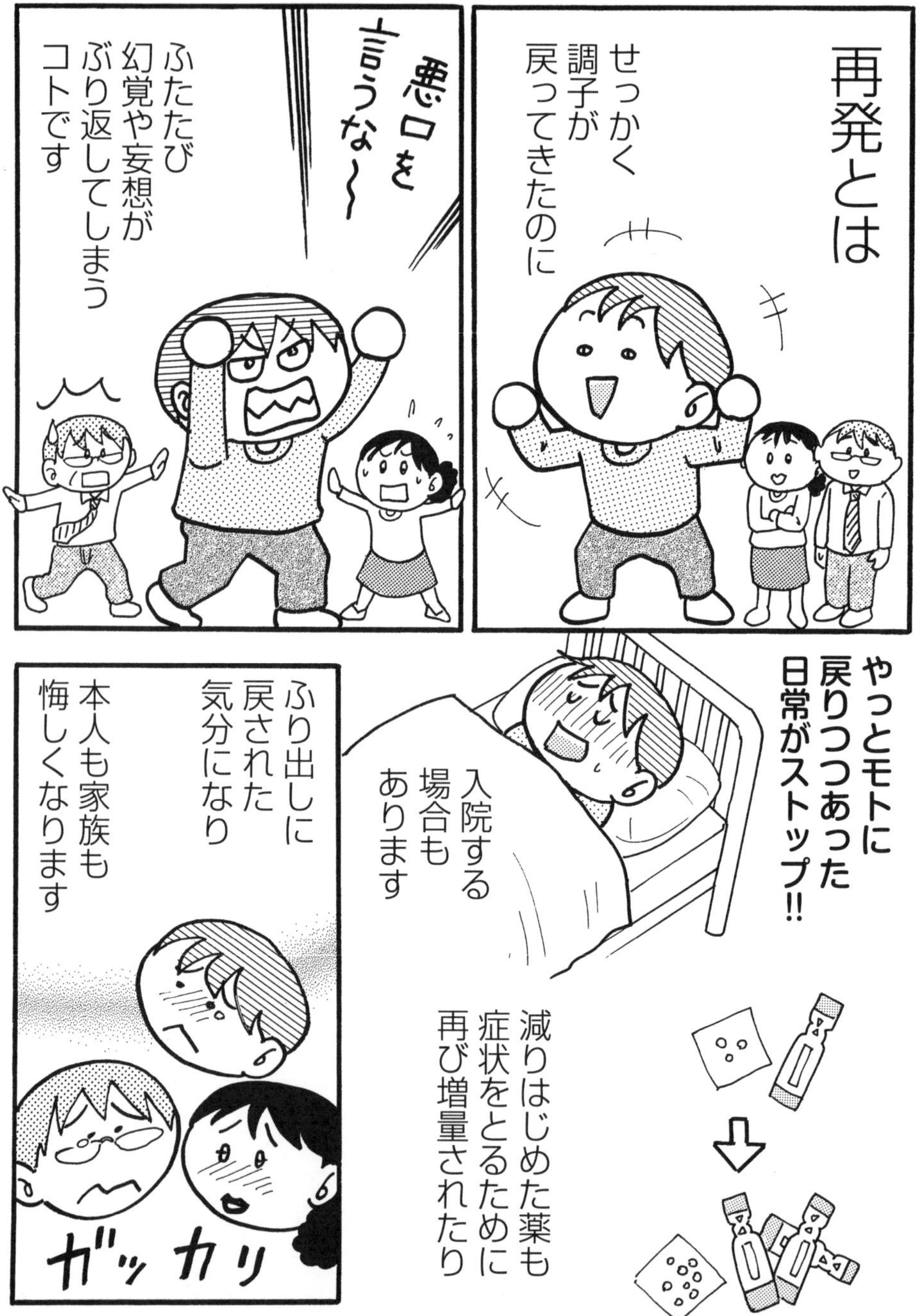
再発とは
せっかく調子が戻ってきたのに
悪口を言うな〜
ふたたび幻覚や妄想がぶり返してしまうコトです
やっとモトに戻りつつあった日常がストップ!!
入院する場合もあります
減りはじめた薬も症状をとるために再び増量されたり
ふり出しに戻された気分になり
本人も家族も悔しくなります
ガッカリ

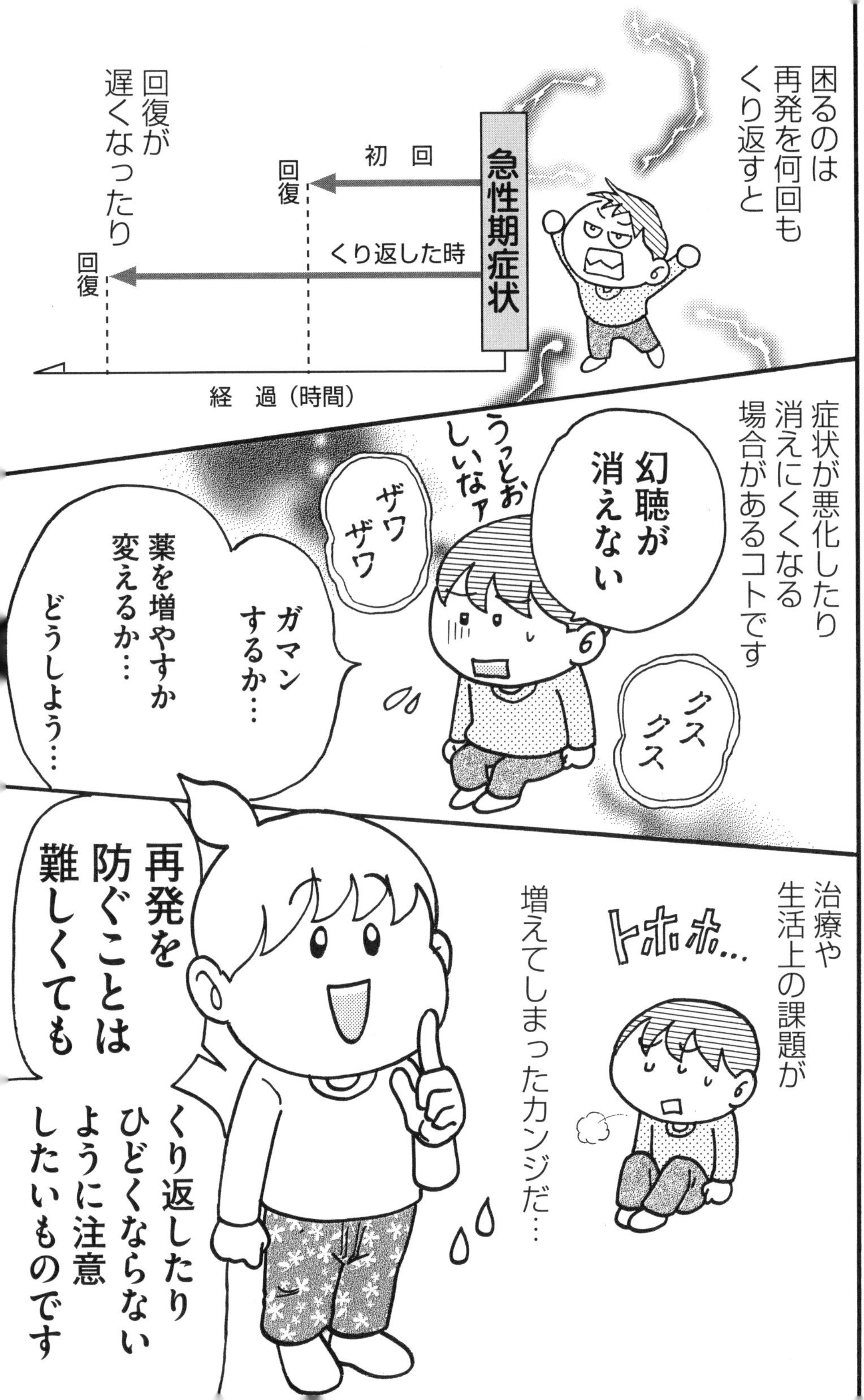

困るのは再発を何回もくり返すと
急性期症状
初回
回復
くり返した時
回復
経過（時間）
回復が遅くなったり
症状が悪化したり消えにくくなる場合があるコトです
幻聴が消えない
うっとおしいなァ
クスクス
ザワザワ
ガマンするか…
薬を増やすか変えるか…
どうしよう…
治療や生活上の課題が
増えてしまったカンジだ…
トホホ…
再発を防ぐことは難しくても
くり返したりひどくならないように注意したいものです

再発を減らし、回復を高めるためにできるコト

再発の予防に大切なポイントは
①
●服薬
薬はパワースーツ持てる量が増える!!
ストレス8kg
②
●睡眠・休息を上手にとる
Z
Z
タイミングが大切!
③
●ストレス・コントロール
家族みんなでやっています♡

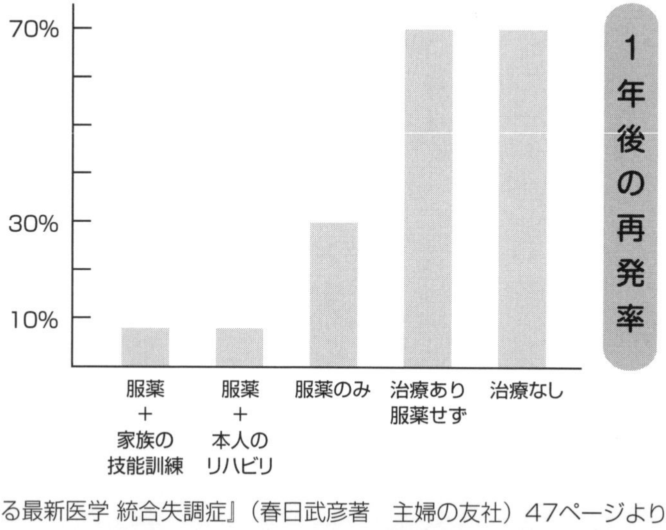
1年後の再発率
70%
30%
10%
服薬＋家族の技能訓練
服薬＋本人のリハビリ
服薬のみ
治療あり服薬せず
治療なし

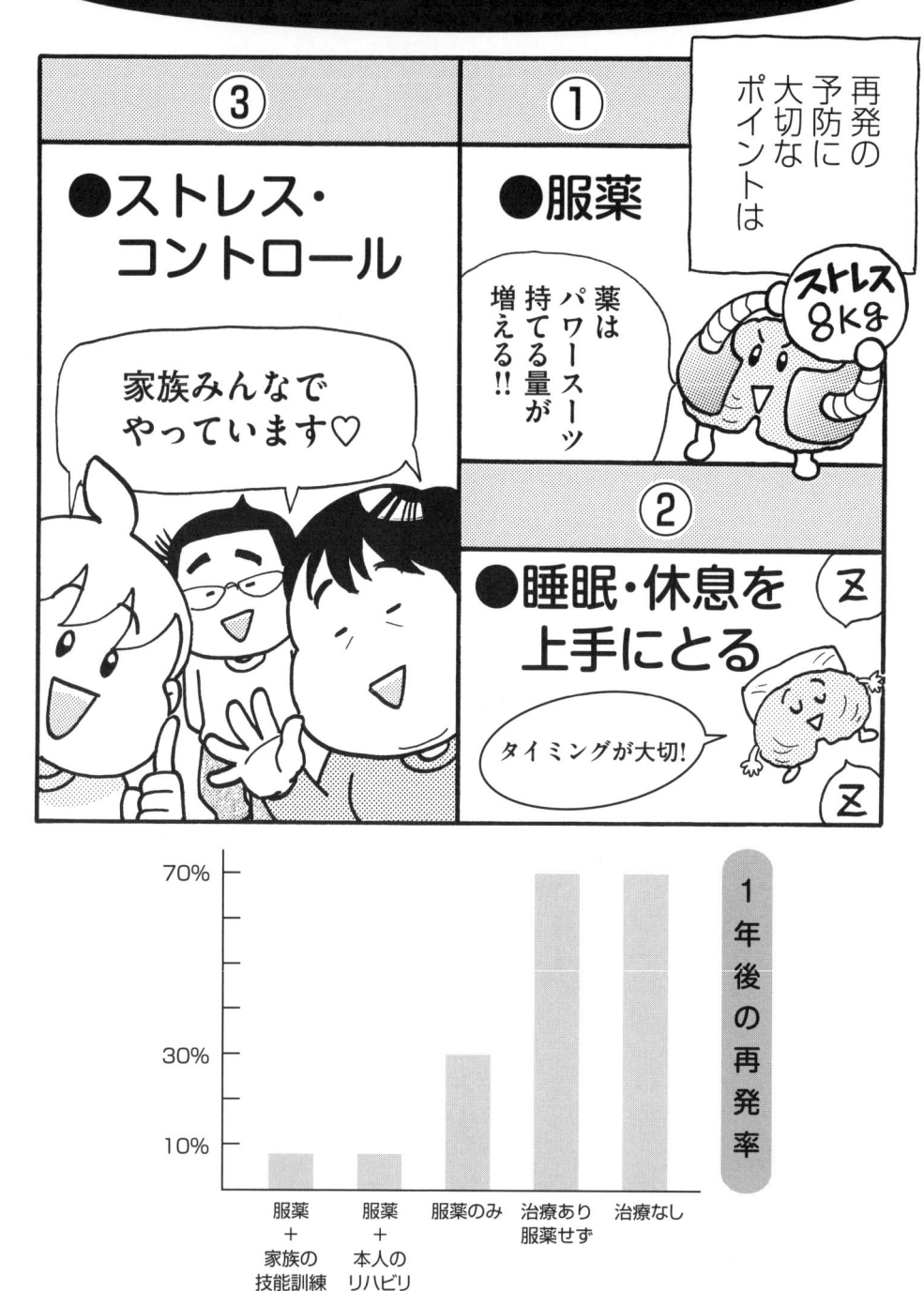

『よくわかる最新医学 統合失調症』（春日武彦著　主婦の友社）47ページより

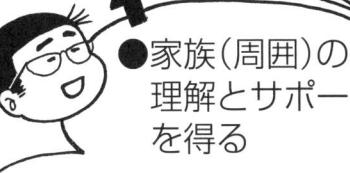

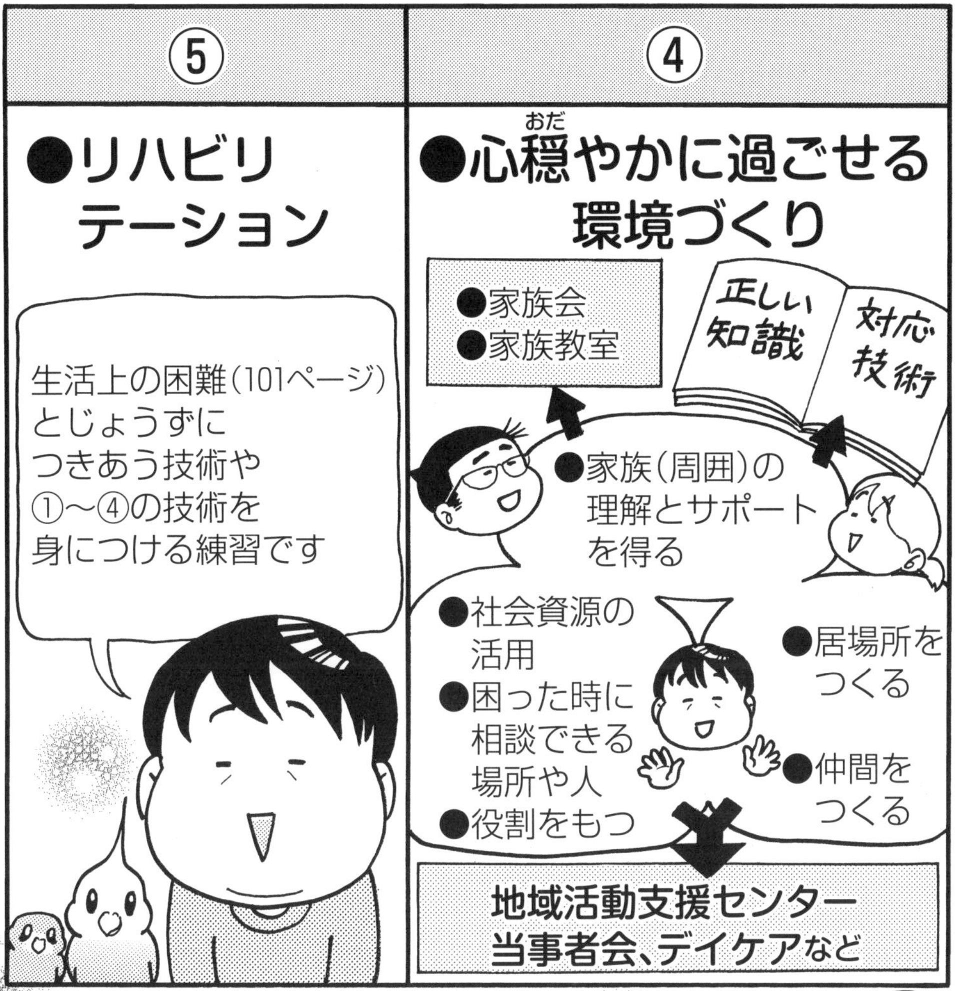
④
●心穏《おだ》やかに過ごせる環境づくり
●家族会
●家族教室
正しい知識
対応技術
●家族(周囲)の理解とサポートを得る
●社会資源の活用
●困った時に相談できる場所や人
●役割をもつ
●居場所をつくる
●仲間をつくる
地域活動支援センター
当事者会、デイケアなど
⑤
●リハビリテーション
生活上の困難(101ページ)とじょうずにつきあう技術や①～④の技術を身につける練習です

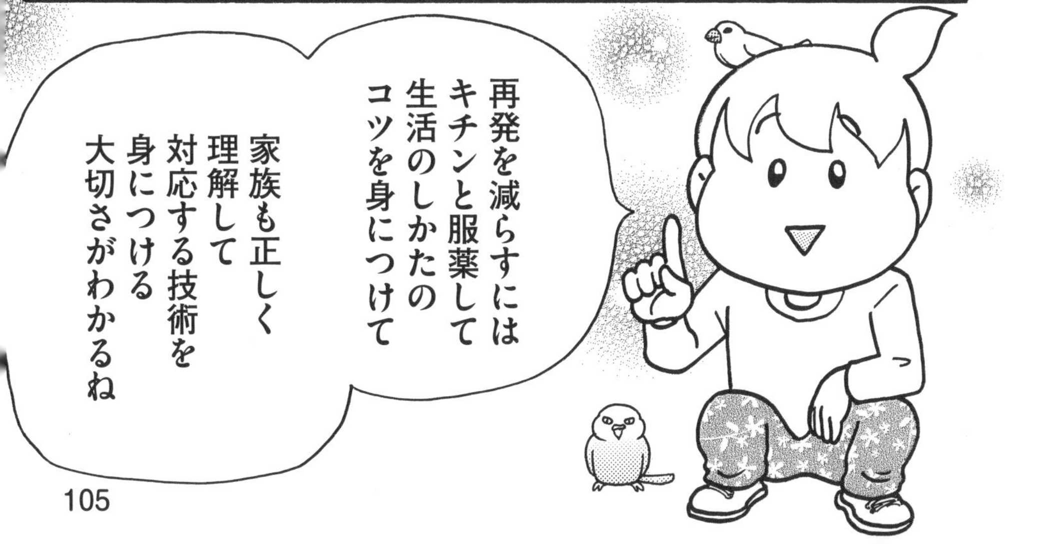
再発を減らすには
キチンと服薬して
生活のしかたの
コツを身につけて
家族も正しく
理解して
対応する技術を
身につける
大切さがわかるね

ストレスになる出来事

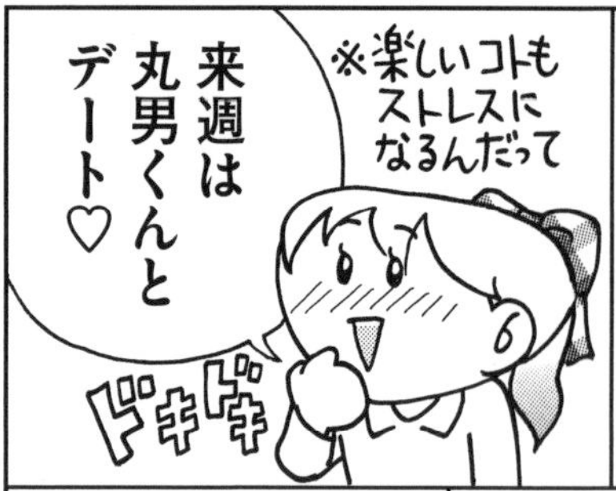
※楽しいコトもストレスになるんだって
来週は丸男くんとデート♡
ドキドキ

環境変化や特別な出来事

進学、就職、恋愛、結婚、出産
引っ越し、冠婚葬祭
（心配事や自分の中のこだわり）

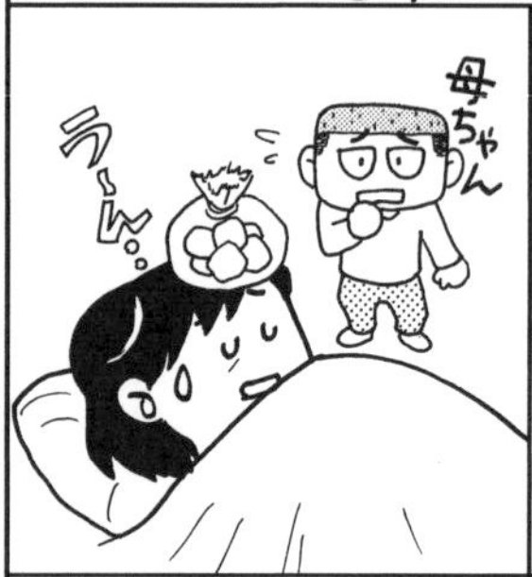
母ちゃん
う〜ん…

家族（支援者）の接し方と状況（あり方）

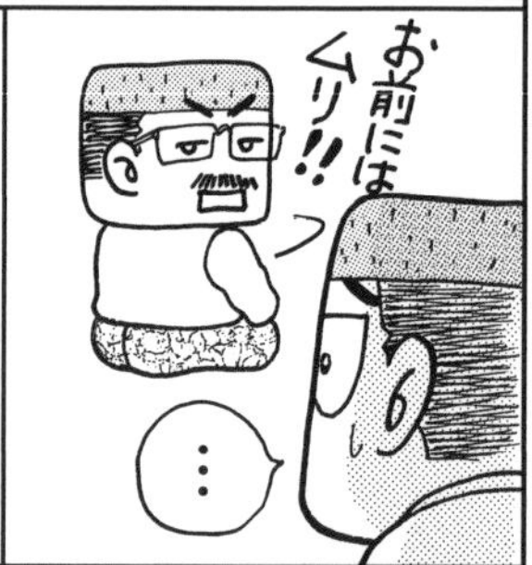
お前にはムリ!!
…

信頼しているヒトとの人間関係の破《は》綻《たん》

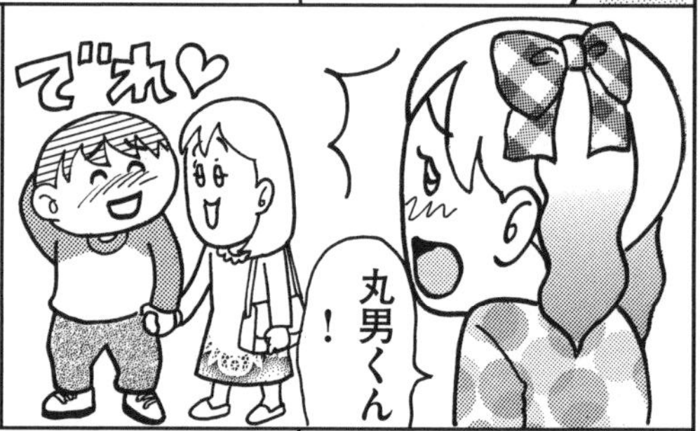
でれ♡
丸男くん!

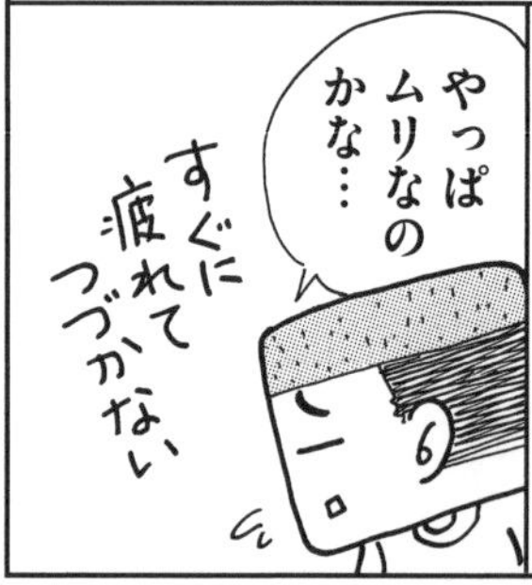
やっぱムリなのかな…
すぐに疲れてつづかない

障害による生きづらさ

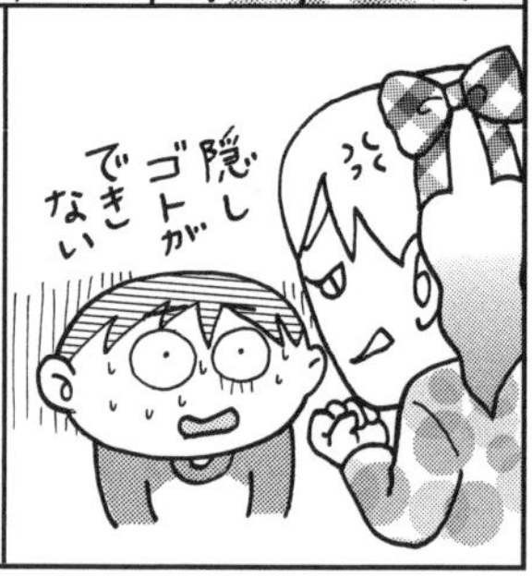
隠しゴトができない

『統合失調症』（講談社・健康ライブラリー）36ページより

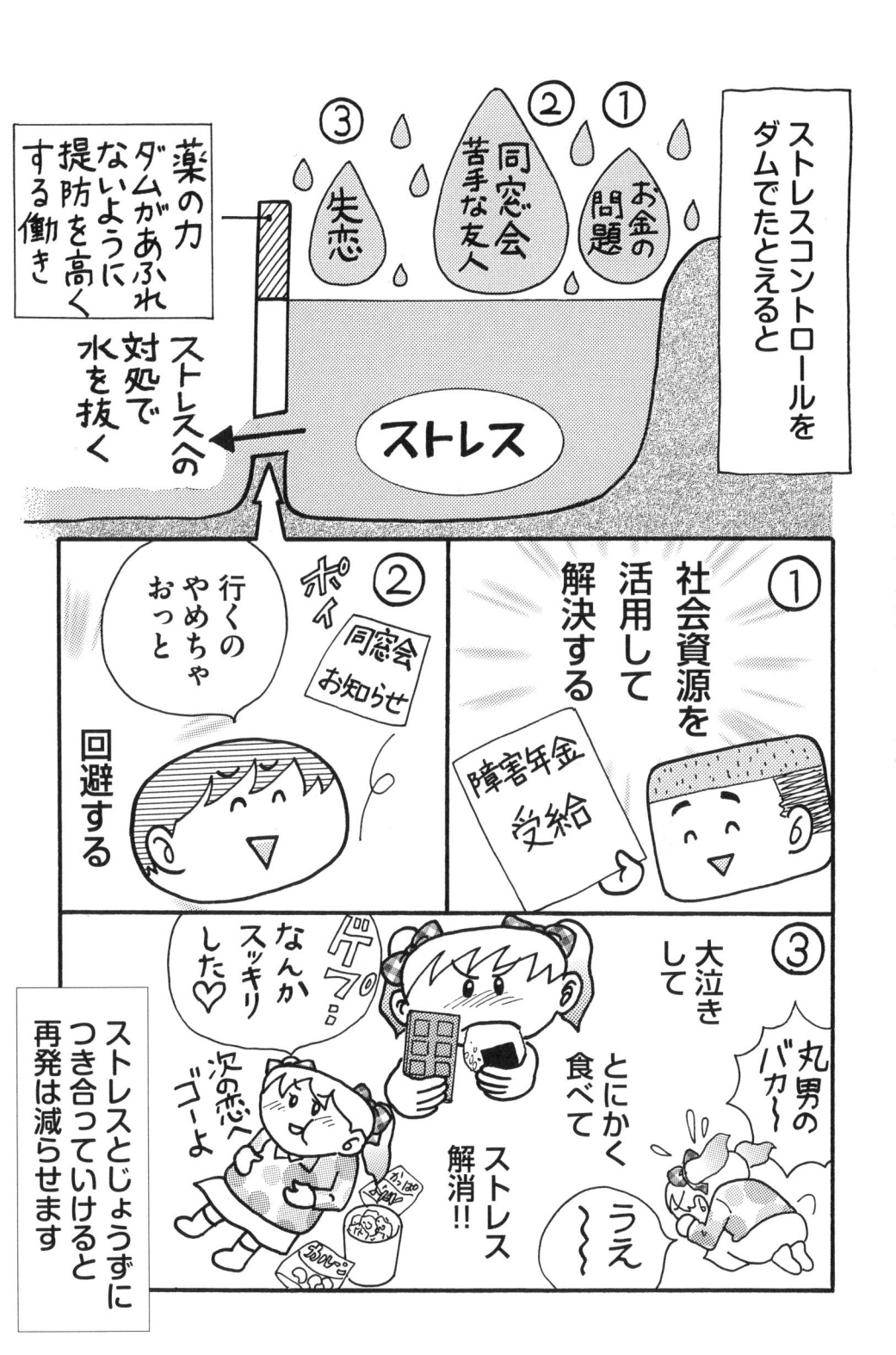

ストレスコントロールを
ダムでたとえると
①
お金の問題
②
同窓会苦手な友人
③
失恋
薬の力
ダムがあふれないように提防を高くする働き
ストレス
ストレスへの対処で水を抜く
①
社会資源を活用して解決する
障害年金
受給
②
ポイ
同窓会
お知らせ
行くのやめちゃおっと
回避する
③
大泣きして
丸男のバカ〜
うぇ〜〜
とにかく食べて
ストレス解消!!
ゲプ‥
なんかスッキリした♡
次の恋へゴーよ
ストレスとじょうずにつき合っていけると再発は減らせます

リハビリテーションあれこれ

認知行動療法とは?

考え方のブレ(または歪《ゆが》み)によって、気分に影響を受けなかったかを振り返って自分で修正を図れるようにする練習

自宅で練習してみよう!

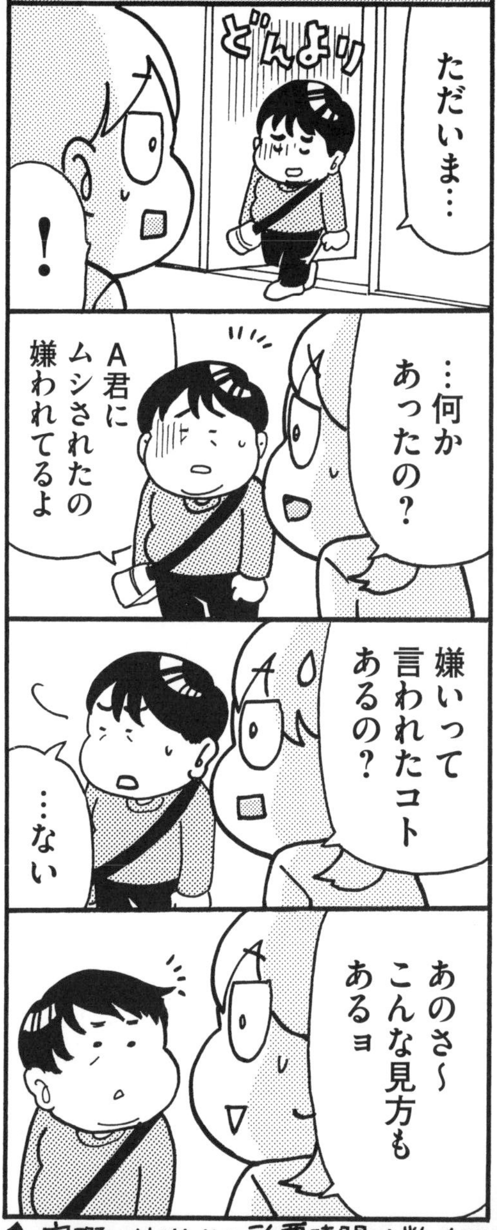
どんより
ただいま…
!
…何かあったの?
A君にムシされたの嫌われてるよ
嫌いって言われたコトあるの?
…ない
あのさ〜こんな見方もあるョ

↑実際のやりとりの所要時間は数時間

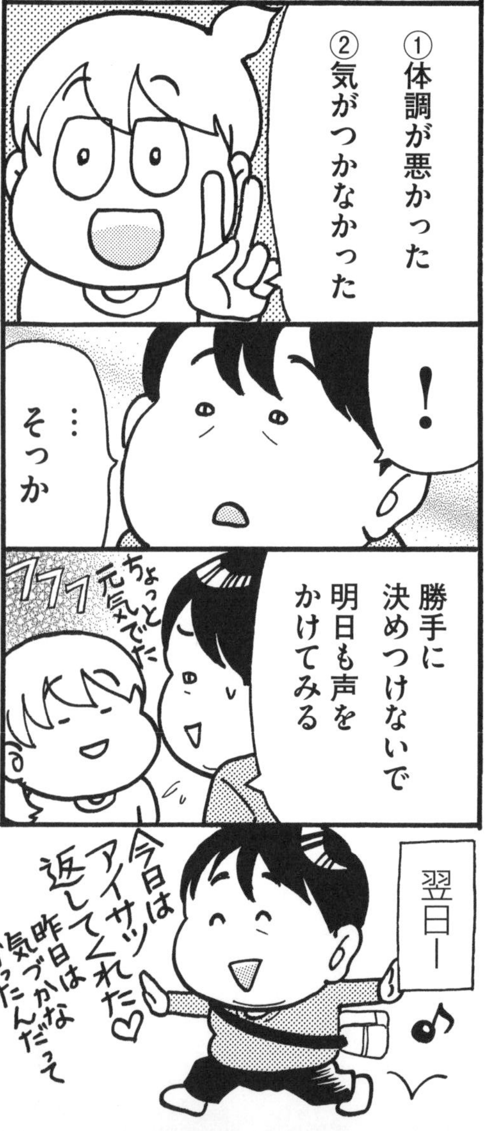
①体調が悪かった
②気がつかなかった
!
…そっか
勝手に決めつけないで明日も声をかけてみる
ちょっと元気でた
翌日ー
今日はアイサツ返してくれた♡
昨日は気づかなかったんだって

SST（社会生活技能の練習）とは？

生活で必要な能力、コミュニケーションのとり方などをロールプレイを通じて身につける

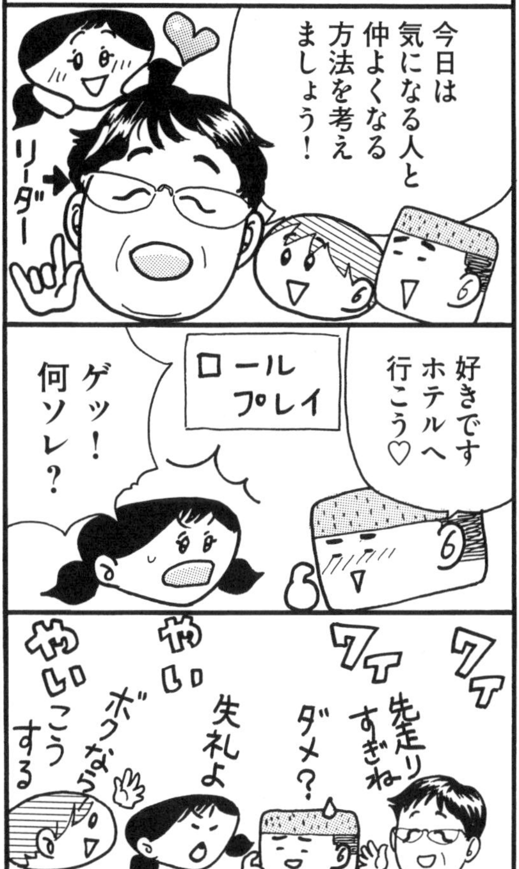
今日は気になる人と仲よくなる方法を考えましょう！
リーダー
好きですホテルへ行こう♡
ロールプレイ
ゲッ！何ソレ？
ワイワイ
先走りすぎね
ダメ？
失礼よ
ボクならこうする
やいやい
映画のチケットがあるけど行かない？
再ロールプレイ
ほー
あら♡

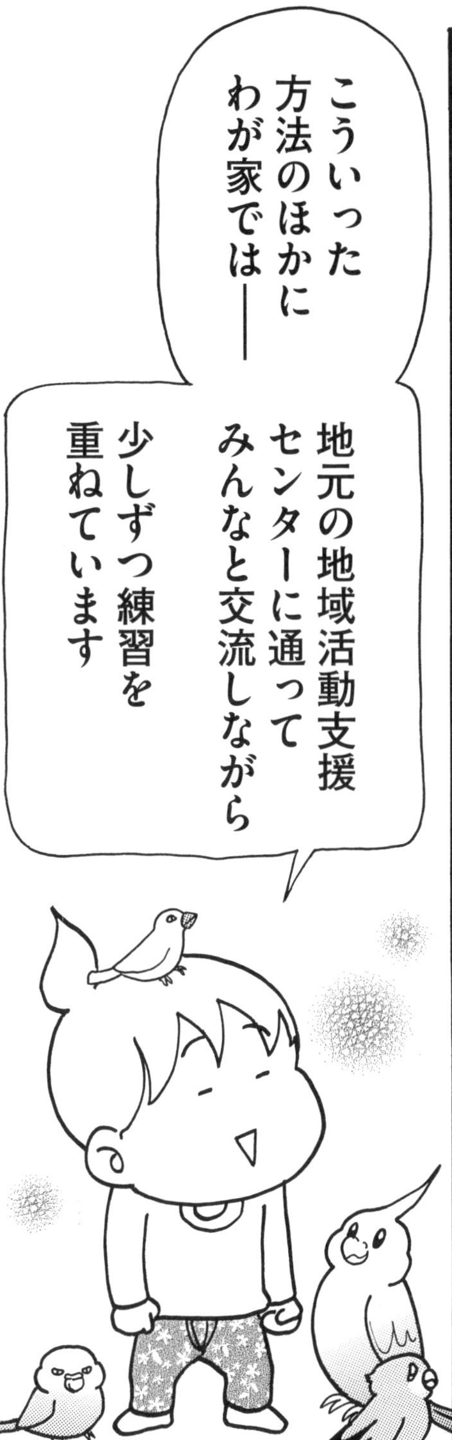
こういった方法のほかにわが家では——
地元の地域活動支援センターに通ってみんなと交流しながら少しずつ練習を重ねています

生活をサポートする場所いろいろ

心理教育
当事者学習会
ピア・カウンセリング

病気や治療について学んだり、患者同士で困ったコトの解決策を話し合う。
お互いの体験から学び合え人との接し方を言葉で表現する練習にもなる。
共感し、認め合うコトで自信を回復できる効果も!

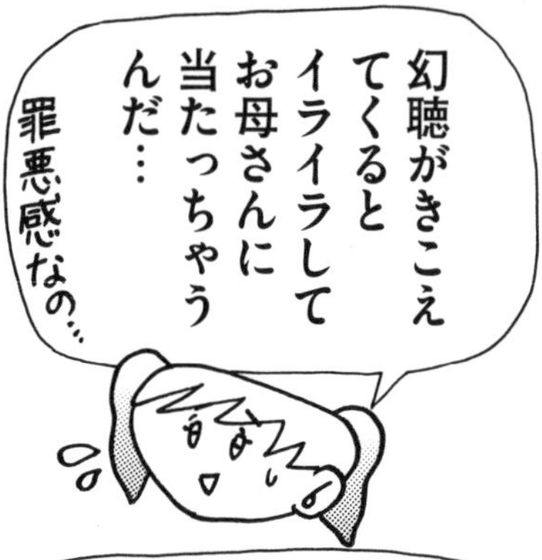
幻聴がきこえてくるとイライラしてお母さんに当たっちゃうんだ…
罪悪感なの…

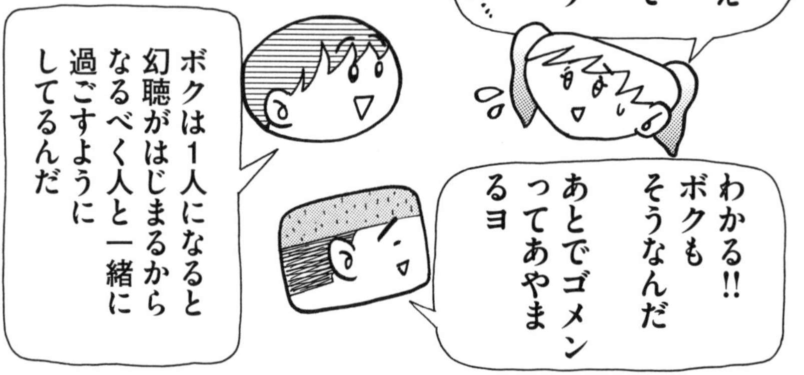
わかる!! ボクもそうなんだ あとでゴメンってあやまるヨ
ボクは1人になると幻聴がはじまるからなるべく人と一緒に過ごすようにしてるんだ

デイケア

レクリエーション(料理・散歩・SST・ゲームなど)を通してみんなで楽しみながら生活リズムを身につけ体力づくりや仲間づくりをする

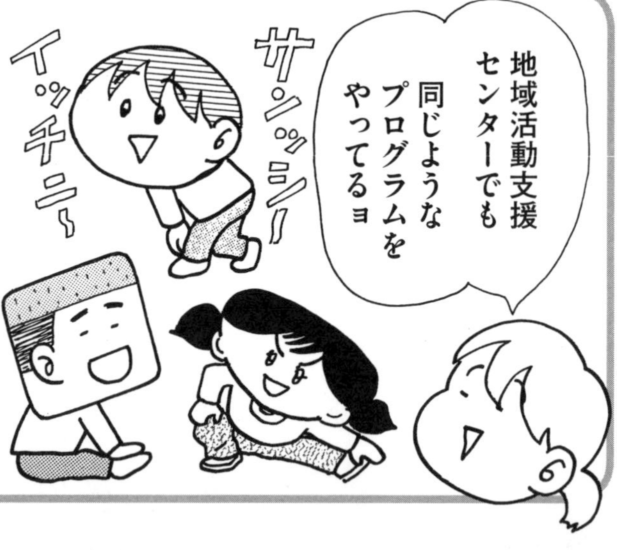
地域活動支援センターでも同じようなプログラムをやってるョ
サンッシ〜
イッチニ〜

作業所

個人の能力に合った
作業を行うことで
生活リズムを取り戻し
チームワークを
学べる場。

スタッフと就労の相談
などもできる

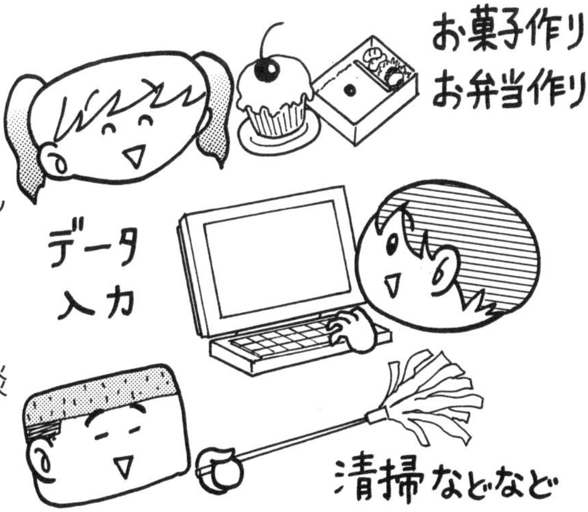
お菓子作り
お弁当作り
データ入力
清掃などなど

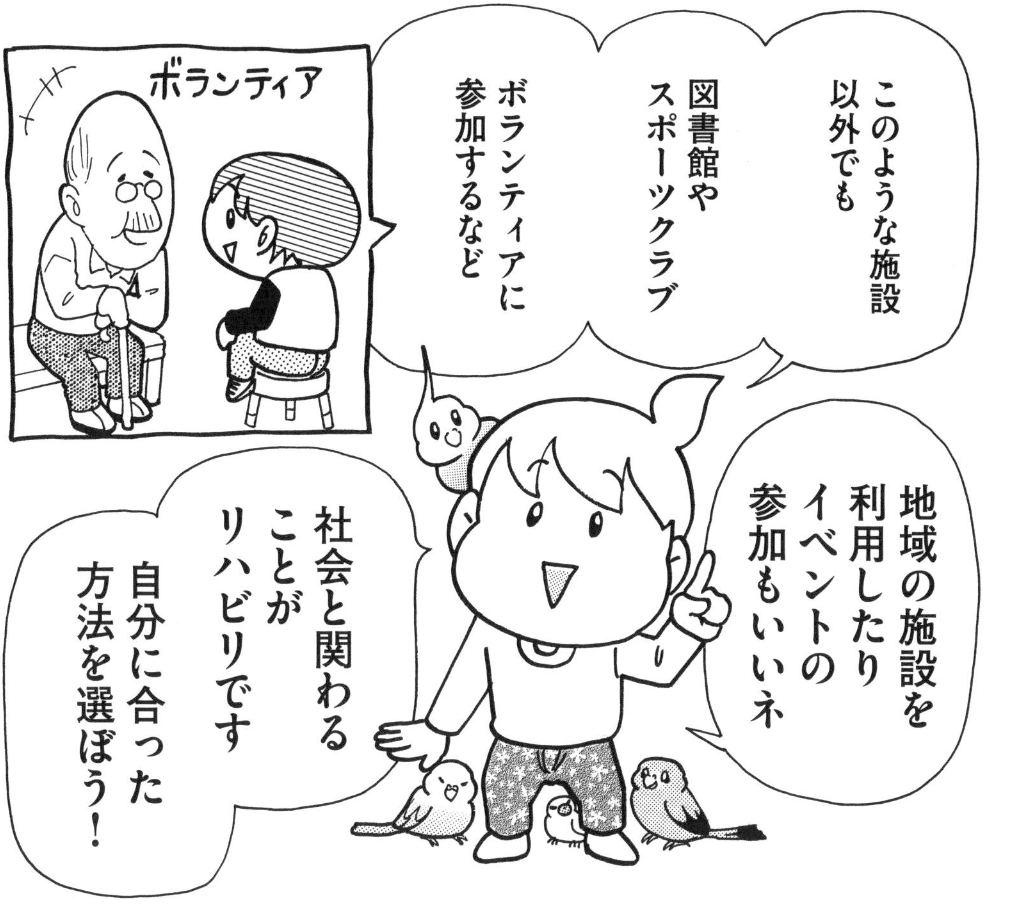
このような施設以外でも
図書館やスポーツクラブ
ボランティアに参加するなど
ボランティア
地域の施設を利用したりイベントの参加もいいネ
社会と関わることがリハビリです
自分に合った方法を選ぼう！

再発のサインに気づく

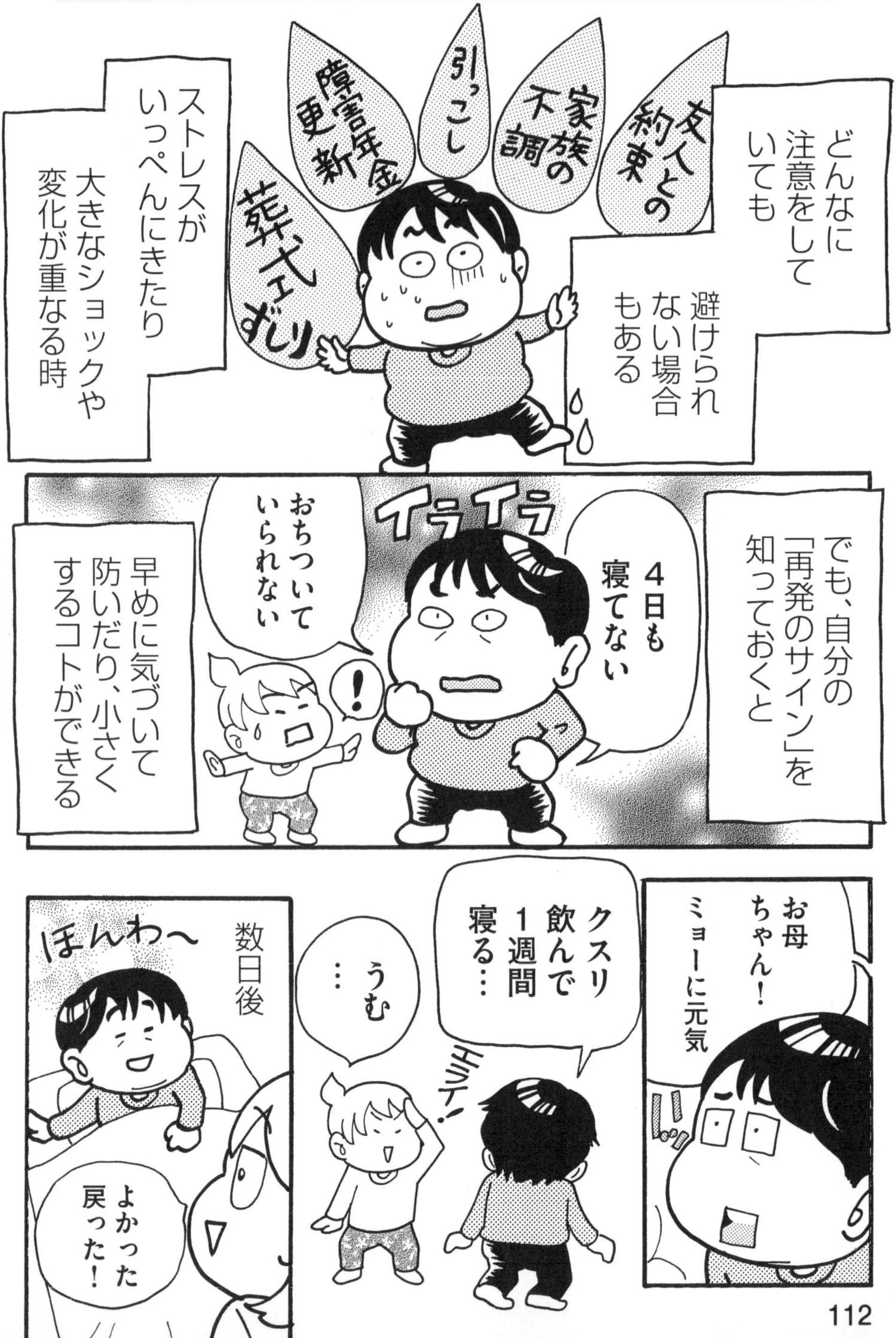

どんなに注意をしていても
避けられない場合もある
友人との約束
家族の不調
引っこし
障害年金更新
葬式ずらり
ストレスがいっぺんにきたり
大きなショックや変化が重なる時
でも、自分の「再発のサイン」を知っておくと
4日も寝てない
イライラ
おちついていられない
!
早めに気づいて防いだり、小さくするコトができる
お母ちゃん!
ミョーに元気
!!
クスリ飲んで1週間寝る…
エライ!
うむ…
数日後
ほんわ〜
よかった戻った!

再発のサインいろいろ

●行動パターンの変化

・集中力、食欲がなくなる
・身だしなみが悪くなる
・極端に行動的になる
・入浴、家事、食事などの日常的なコトができなくなる

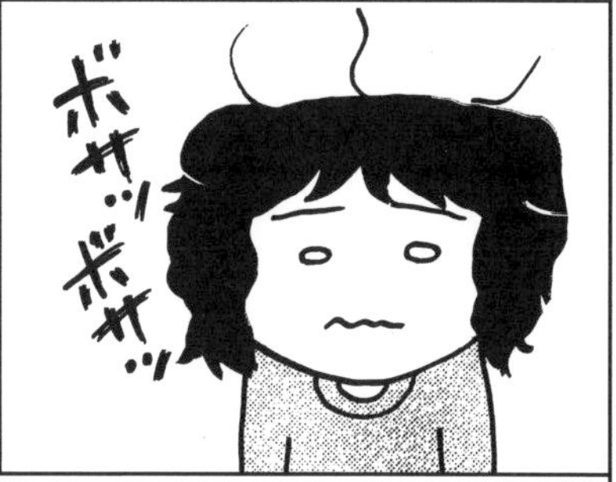
ボサッボサッ

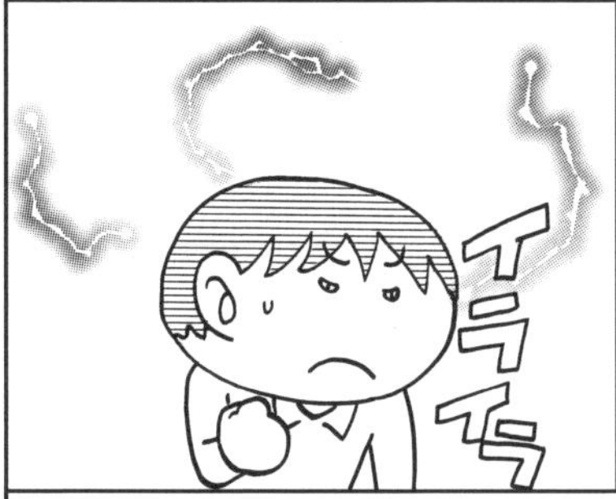
イライラ

●心の変化

・緊張する、無気力になる
・不安、あせり感が強くなる
・人間関係のトラブルが増える
・気がめいる、落ちこむ

●睡眠の変化

・ほとんど眠れなくなる
・夜中によく目が覚めるようになり生活のリズムが崩れてくる
・眠りが浅く、熟睡したと感じられないようになる

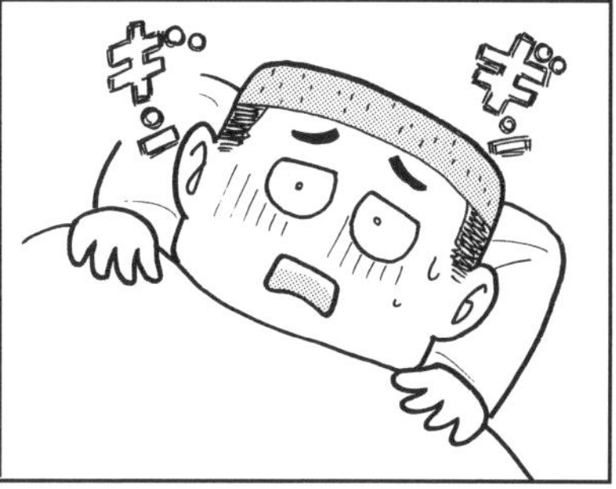

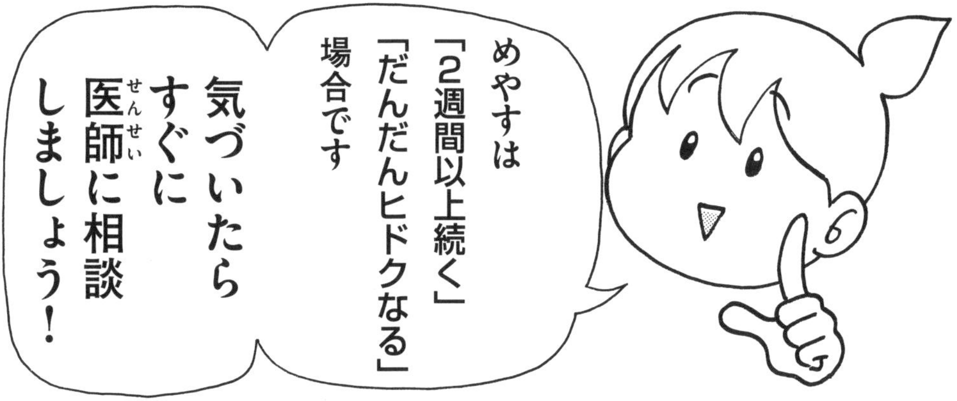
めやすは
「2週間以上続く」
「だんだんヒドクなる」
場合です
気づいたら
すぐに
医師《せんせい》に相談
しましょう！

『統合失調症』（講談社・健康ライブラリー）37ページより

書き込み式 再発予防チェックシート

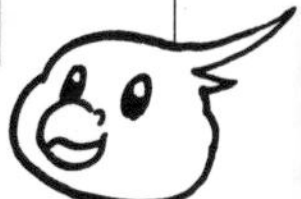

私が苦手なタイプのストレスは何だろう？

例）孤独感、恋愛問題、人間関係、経済的問題など

ストレス解消法は？

例）おいしい物を食べる
鳥と遊ぶなど

ストレスをためない工夫は？

例）1人にならない
困ったら相談など

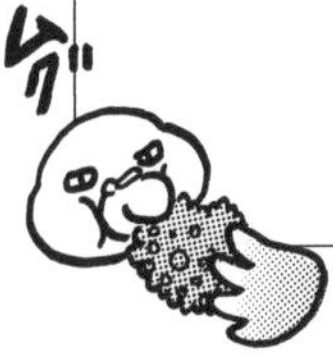

私の再発のサインは何だろう？

例）眠れない日がつづく、イライラする、元気が出すぎるなど

対処法を考えておこう

例）外出を控える、眠剤や頓服を飲む、医師に相談など

じょうずにつきあう10カ条

1.自分の病気について学ぼう

2.効果と副作用を知って服薬する

3.自分の体調変化(再発のサイン)を知ろう

4.体調が悪いときの対策を練ろう

5.睡眠不足・過労・ストレスに注意!

6.困った時、体調が悪いときはすぐに相談

7.自宅以外に居場所を持とう

8.周囲に理解者・仲間をつくる

9.社会資源を活用しよう

10.今の自分を受け容《い》れて、生きやすく変わろう

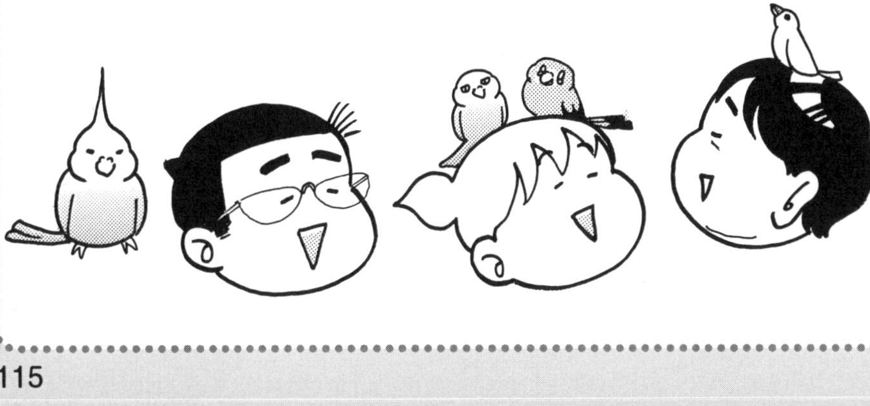

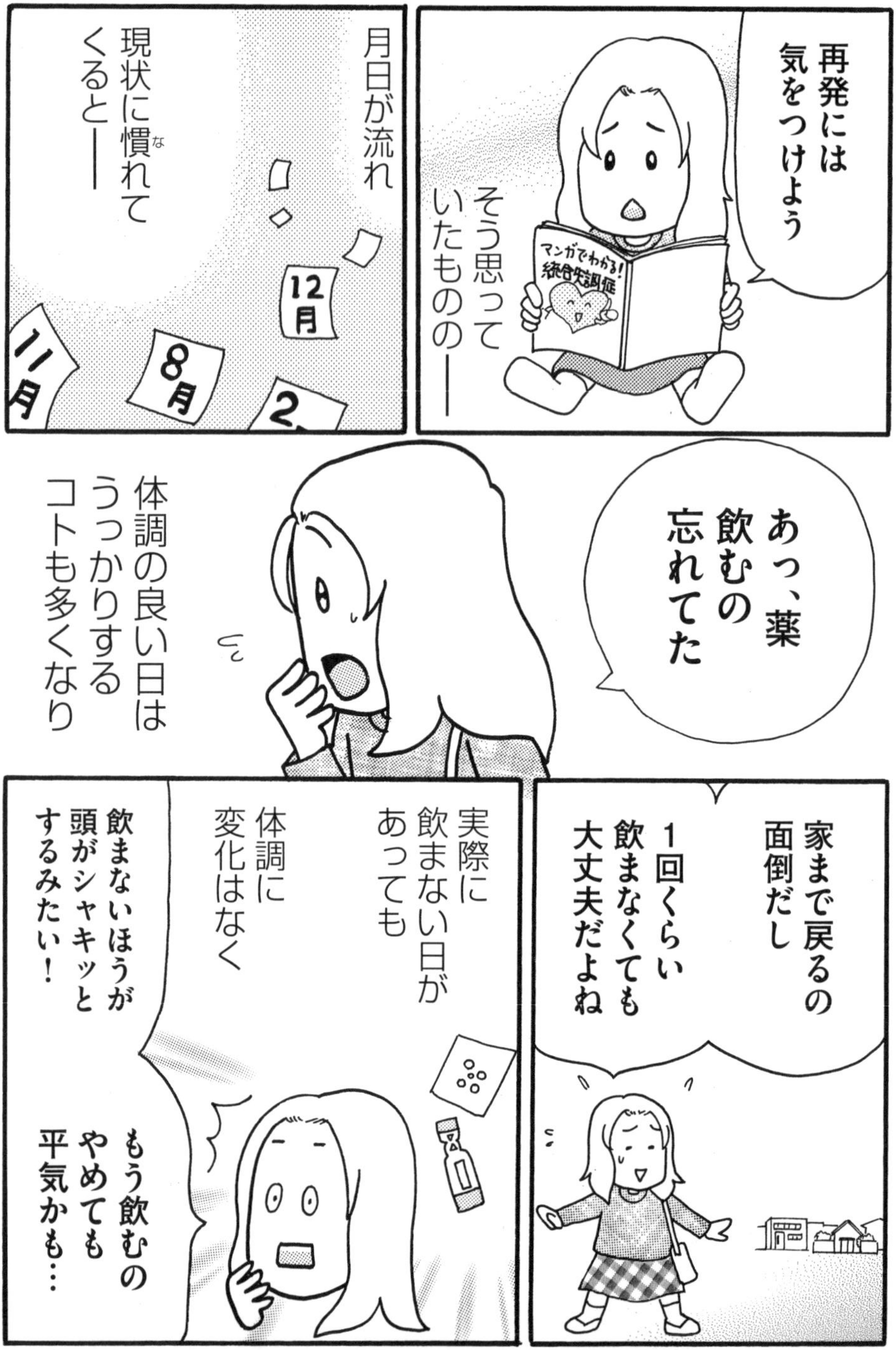
再発には気をつけよう
マンガでわかる!統合失調症
そう思っていたもののーー
月日が流れ
12月
8月
11月
現状に慣《な》れてくるとーー
あっ、薬飲むの忘れてた
体調の良い日はうっかりするコトも多くなり
家まで戻るの面倒だし
1回くらい飲まなくても大丈夫だよね
実際に飲まない日があっても
体調に変化はなく
飲まないほうが頭がシャキッとするみたい!
もう飲むのやめても平気かも…

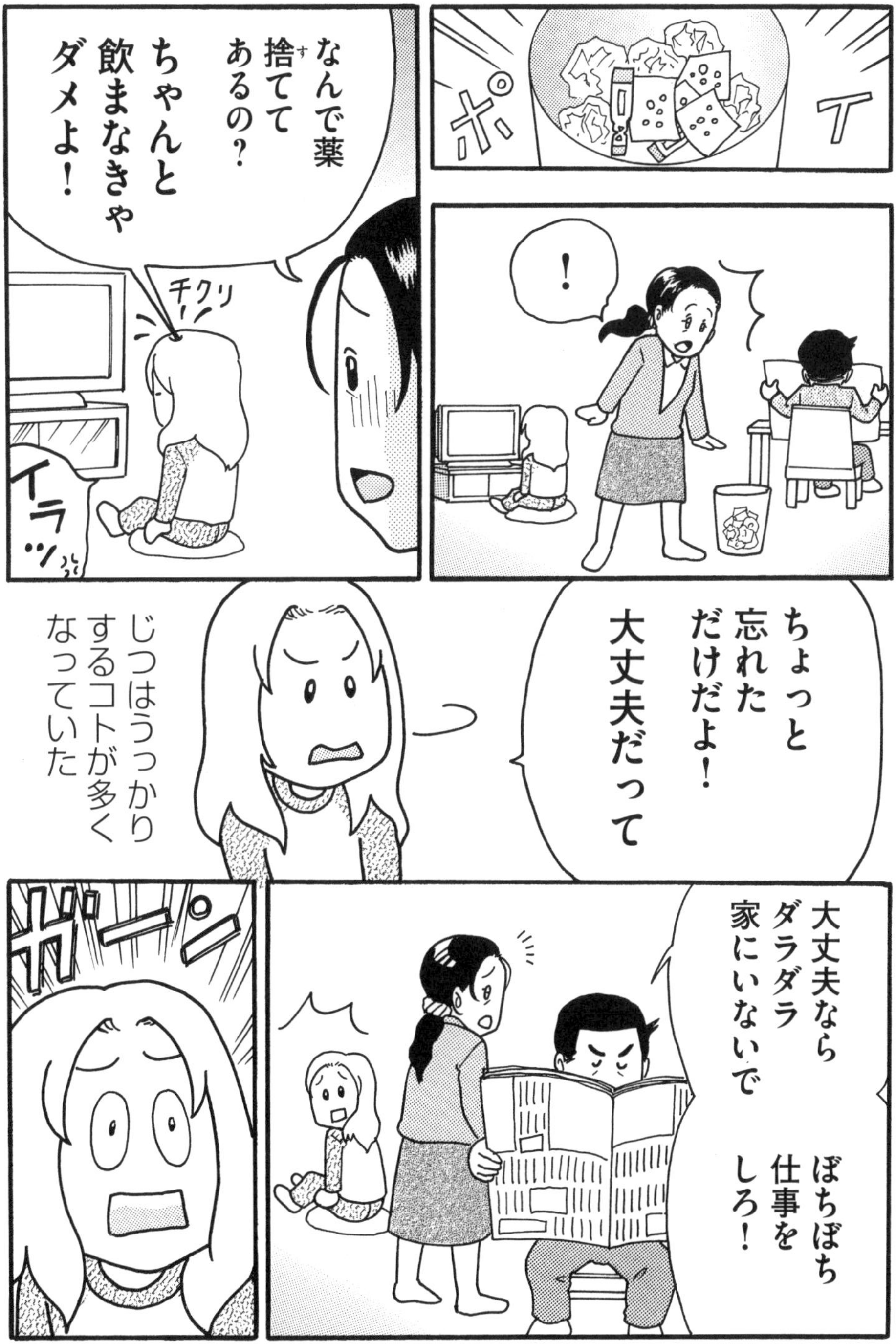
ポイ
！
なんで薬
捨《す》てて
あるの？
ちゃんと
飲まなきゃ
ダメよ！
チクリ
イラッ
ちょっと
忘れた
だけだよ！
大丈夫だって
じつはうっかり
するコトが多く
なっていた
大丈夫なら
ダラダラ
家にいないで
ぼちぼち
仕事を
しろ！
ガーン

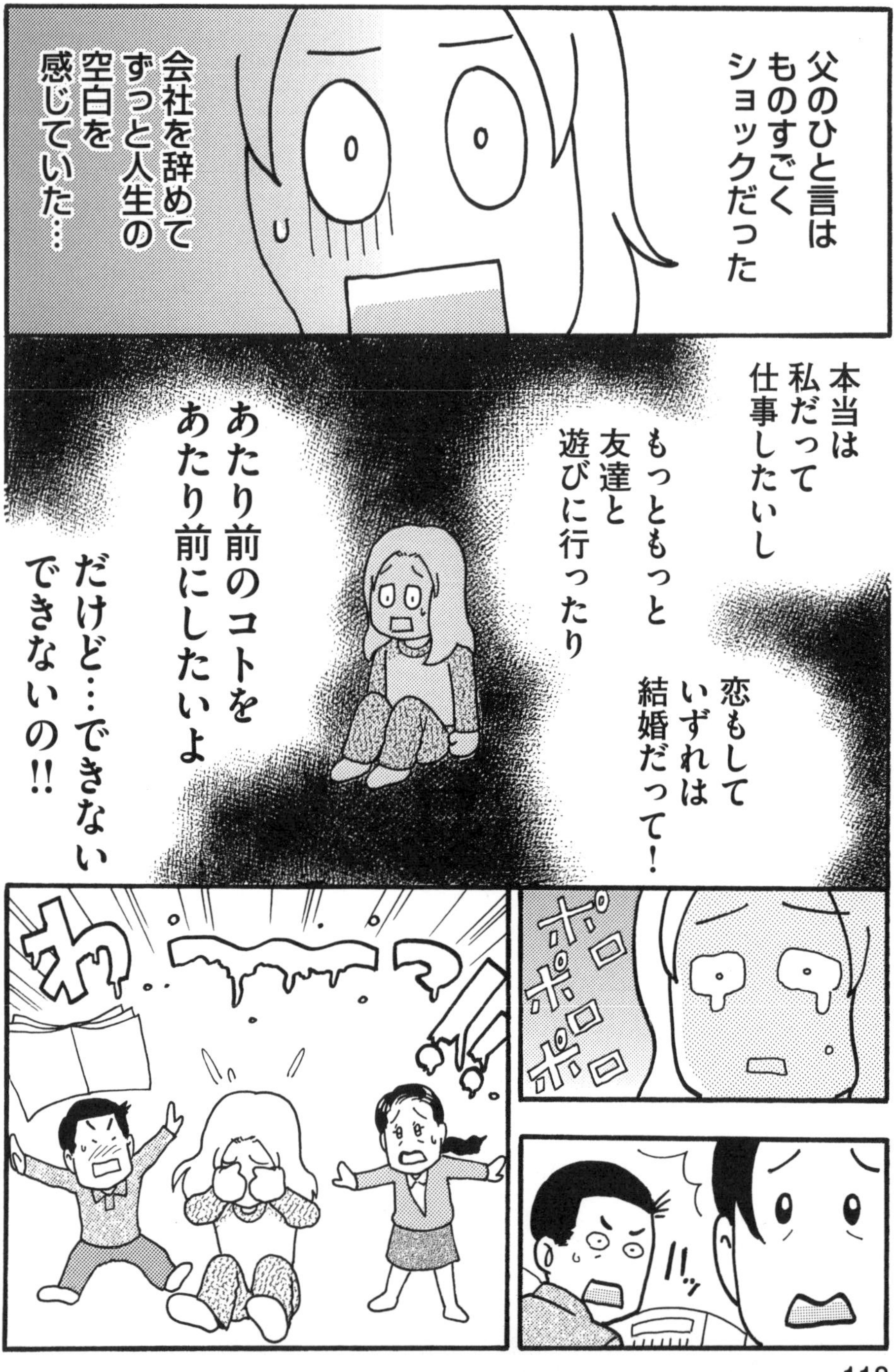
父のひと言は
ものすごく
ショックだった
会社を辞めて
ずっと人生の
空白を
感じていた…
本当は
私だって
仕事したいし
もっともっと
友達と
遊びに行ったり
恋もして
いずれは
結婚だって！
あたり前のコトを
あたり前にしたいよ
だけど…できない
できないの!!
ポロポロポロポロ
わーっ
ハッ

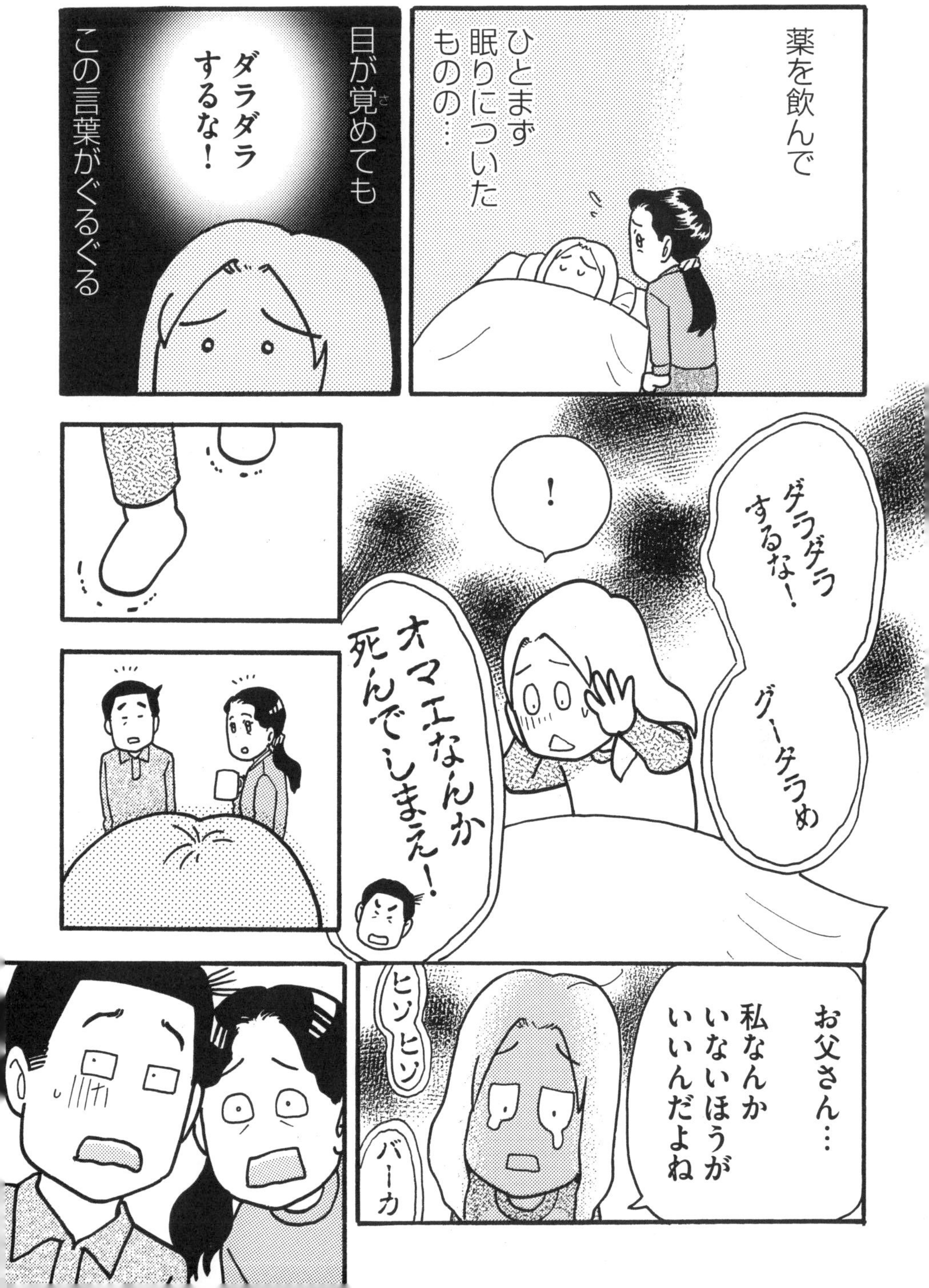
薬を飲んで
ひとまず眠りについたものの…
目が覚《さ》めても
ダラダラするな！
この言葉がぐるぐる
ダラダラするな！
グーダラめ
！
オマエなんか死んでしまえ！
お父さん…
私なんかいないほうがいいんだよね
ヒソヒソ
バーカ

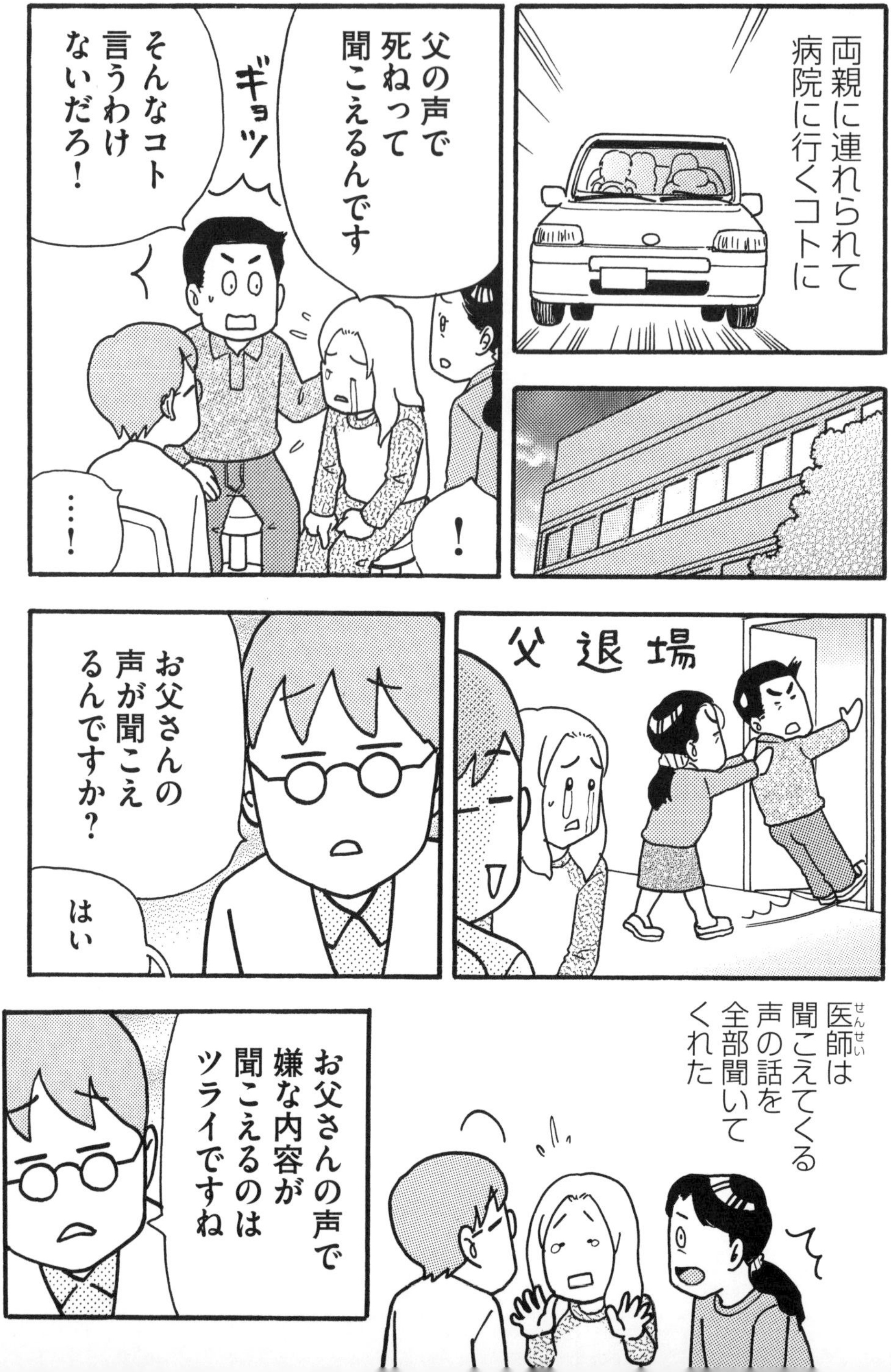
両親に連れられて病院に行くコトに
父の声で死ねって聞こえるんです
ギョッ
そんなコト言うわけないだろ!
・・・!
!
父退場
お父さんの声が聞こえるんですか?
はい
医師《せんせい》は聞こえてくる声の話を全部聞いてくれた
お父さんの声で嫌な内容が聞こえるのはツライですね

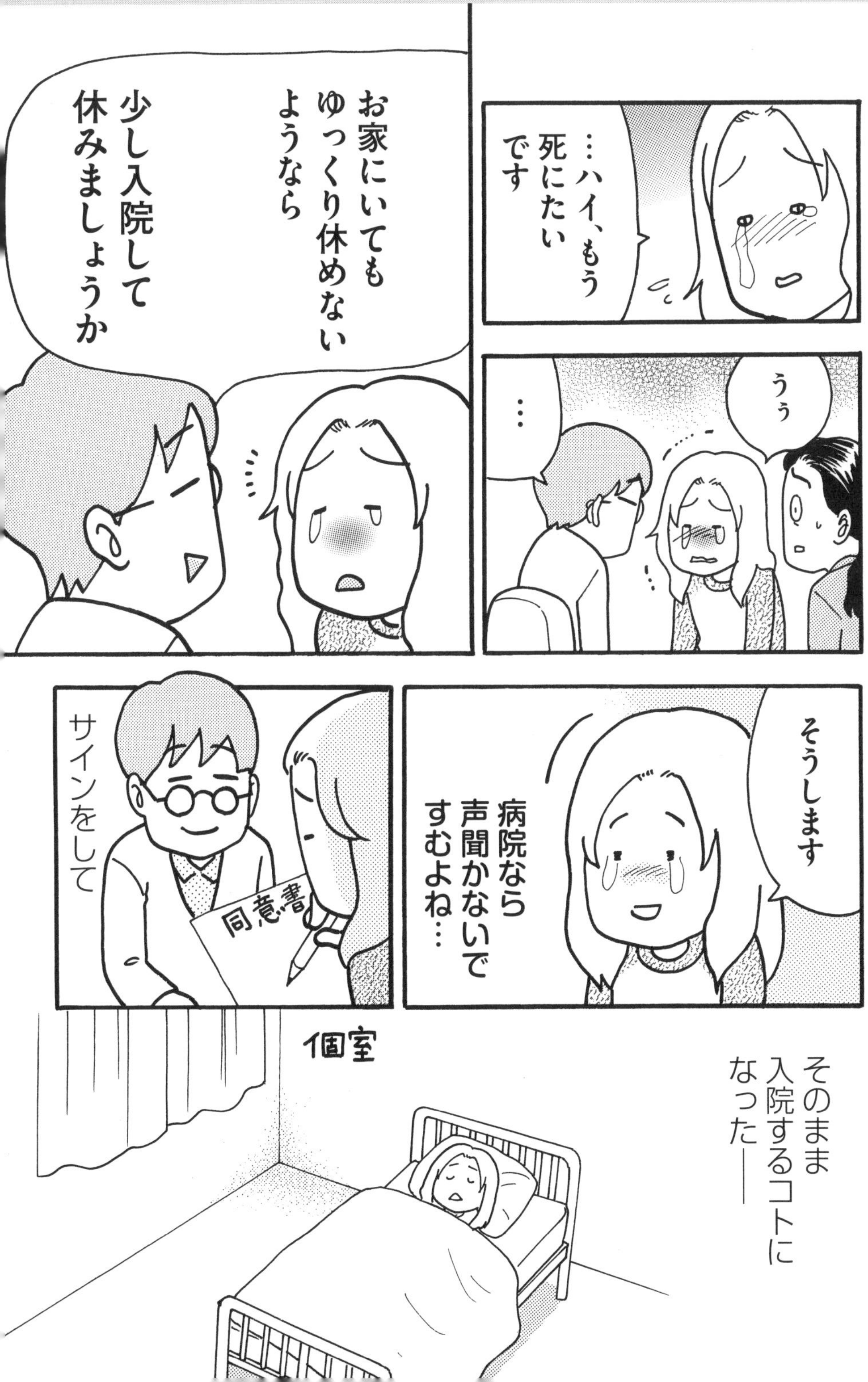
…ハイ、もう
死にたい
です
うぅ
…
お家にいても
ゆっくり休めない
ようなら
少し入院して
休みましょうか
そうします
病院なら
声聞かないで
すむよね…
サインをして
同意書
そのまま
入院するコトに
なった——
個室

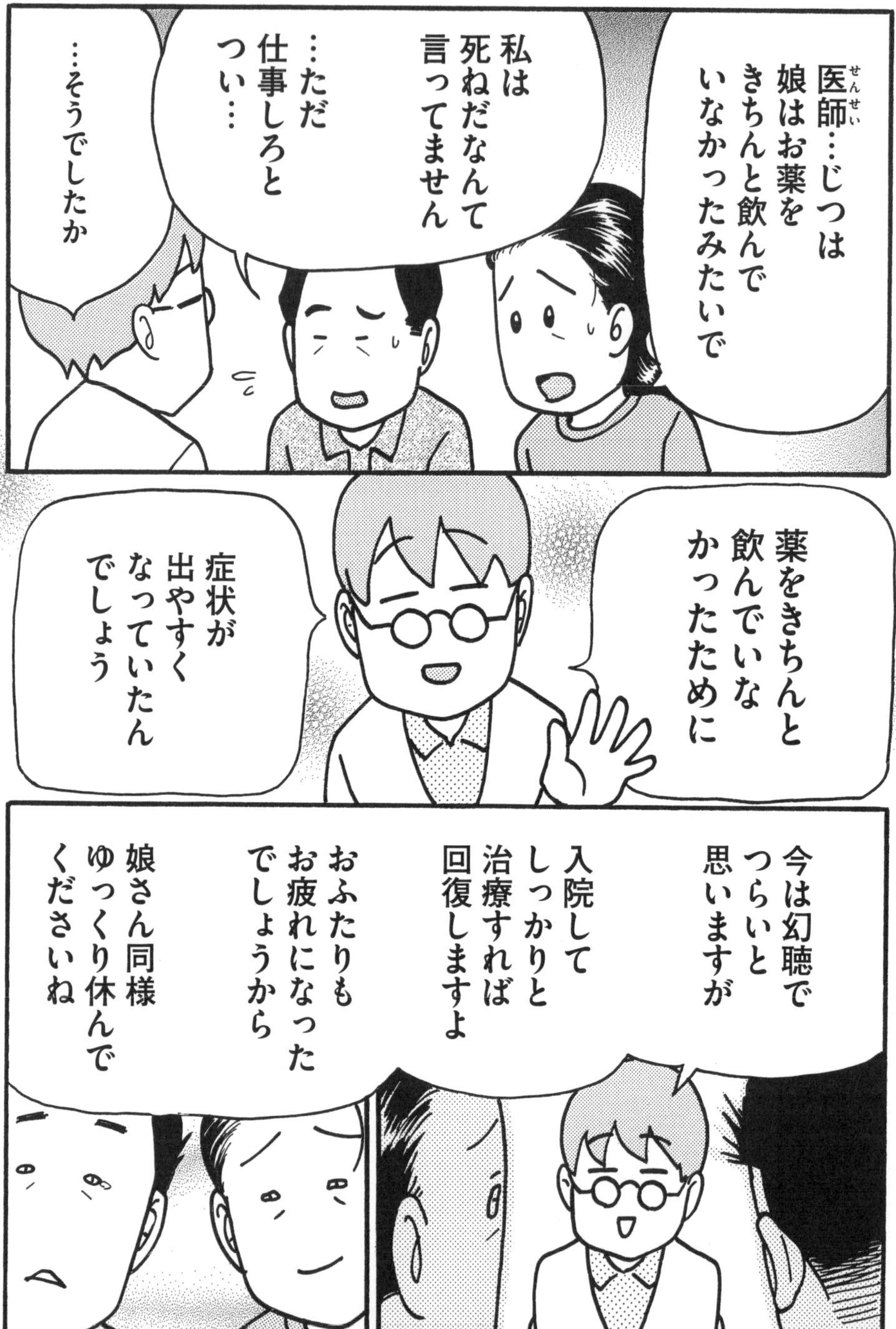
医師《せんせい》…じつは娘はお薬をきちんと飲んでいなかったみたいで
私は死ねだなんて言ってません
…ただ仕事しろとつい…
…そうでしたか
薬をきちんと飲んでいなかったために
症状が出やすくなっていたんでしょう
今は幻聴でつらいと思いますが
入院してしっかりと治療すれば回復しますよ
おふたりもお疲れになったでしょうから
娘さん同様ゆっくり休んでくださいね

家族みんなでサンデー

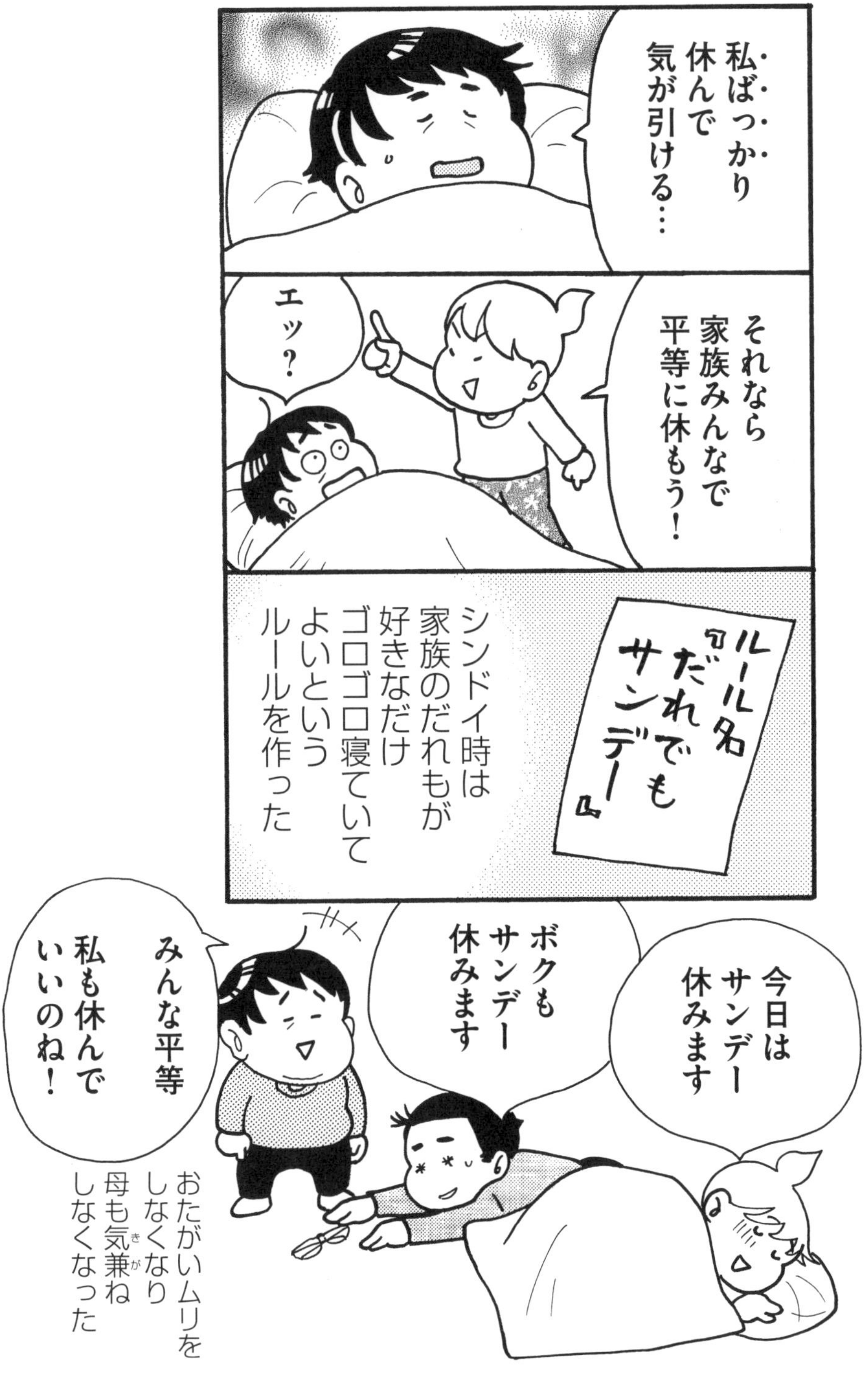
私ばっかり休んで気が引ける…
それなら家族みんなで平等に休もう！
エッ？
ルール名『だれでもサンデー』
シンドイ時は家族のだれもが好きなだけゴロゴロ寝ていてよいというルールを作った
今日はサンデー休みます
ボクもサンデー休みます
みんな平等私も休んでいいのね！
おたがいムリをしなくなり母も気《き》兼《が》ねしなくなった

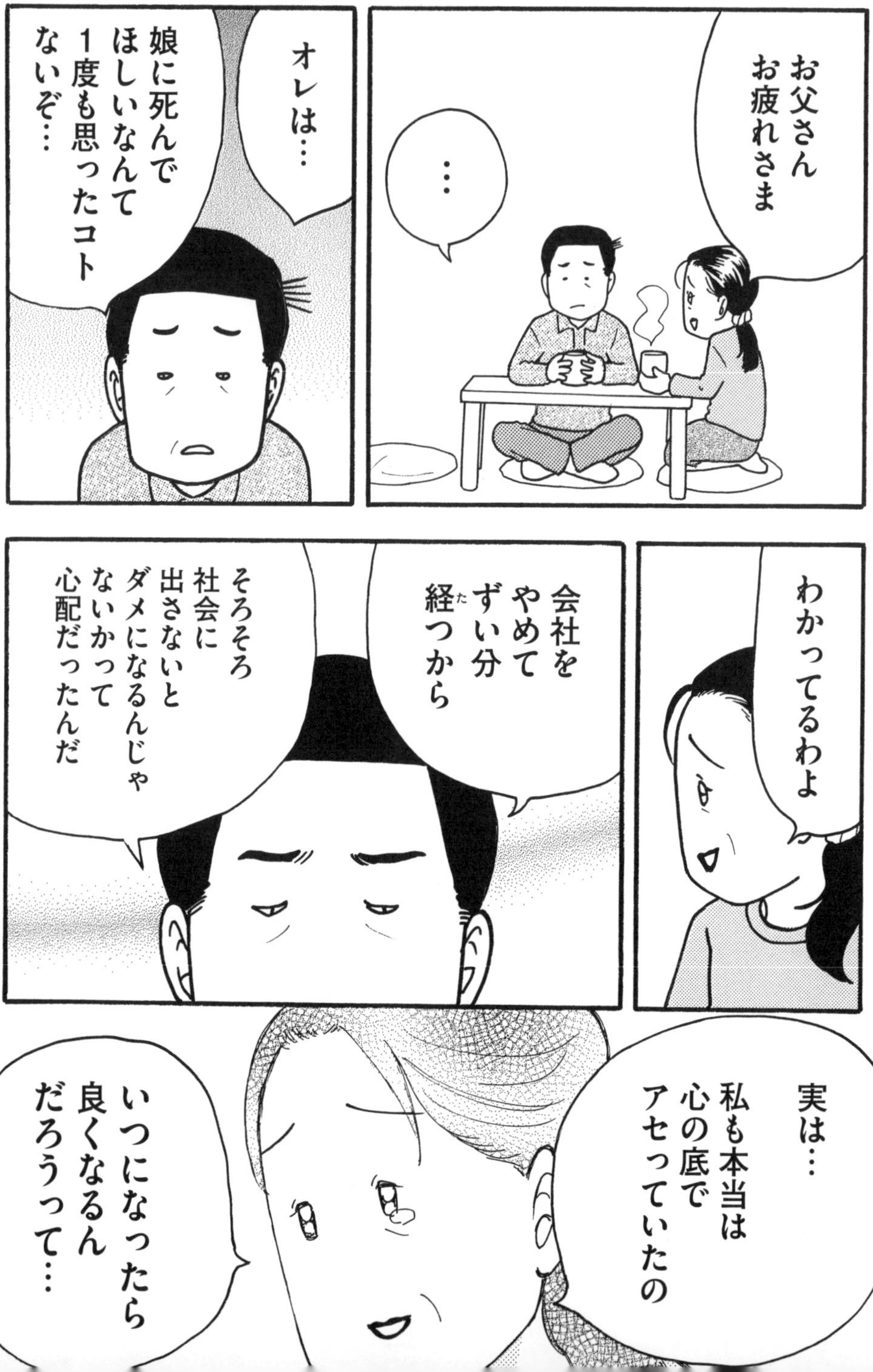
お父さん お疲れさま
…
オレは…
娘に死んでほしいなんて1度も思ったコトないぞ…
わかってるわよ
会社をやめてずい分経《た》つから
そろそろ社会に出さないとダメになるんじゃないかって心配だったんだ
実は…私も本当は心の底でアセっていたの
いつになったら良くなるんだろうって…

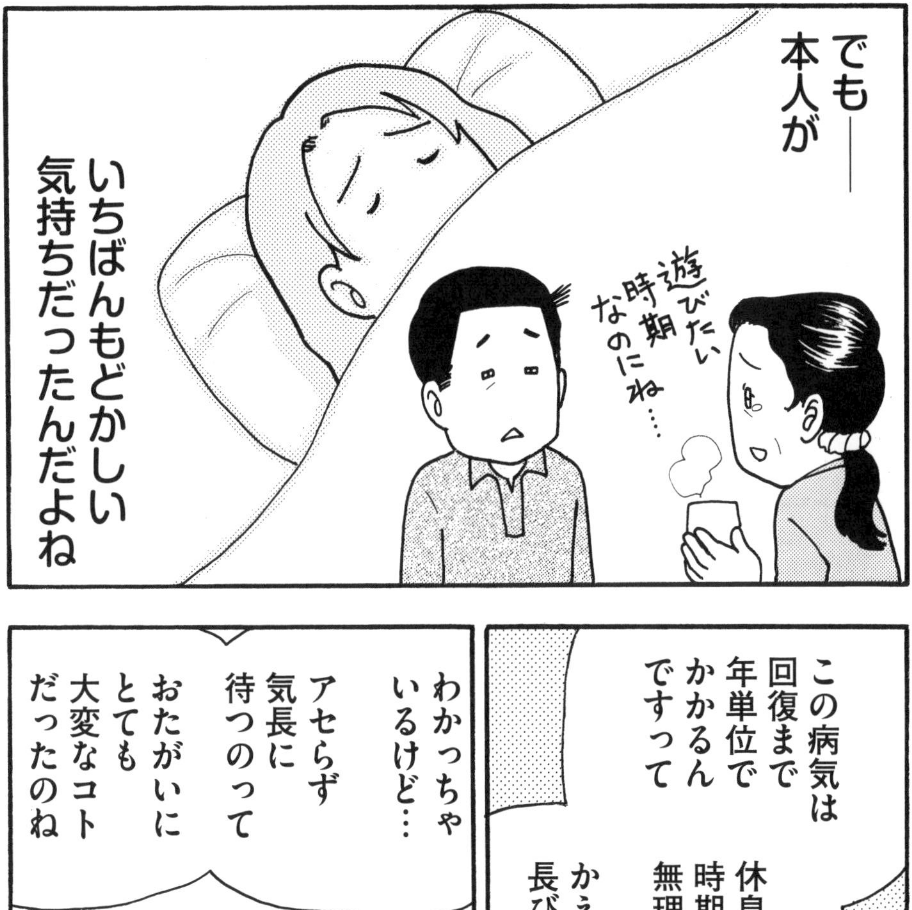
でも——本人が
遊びたい時期なのにね……
いちばんもどかしい気持ちだったんだよね
この病気は回復まで年単位でかかるんですって
休息が必要な時期に無理をするとかえって長びくらしいの
わかっちゃいるけど…
アセらず気長に待つのっておたがいにとても大変なコトだったのね
ふぅ
そうだな

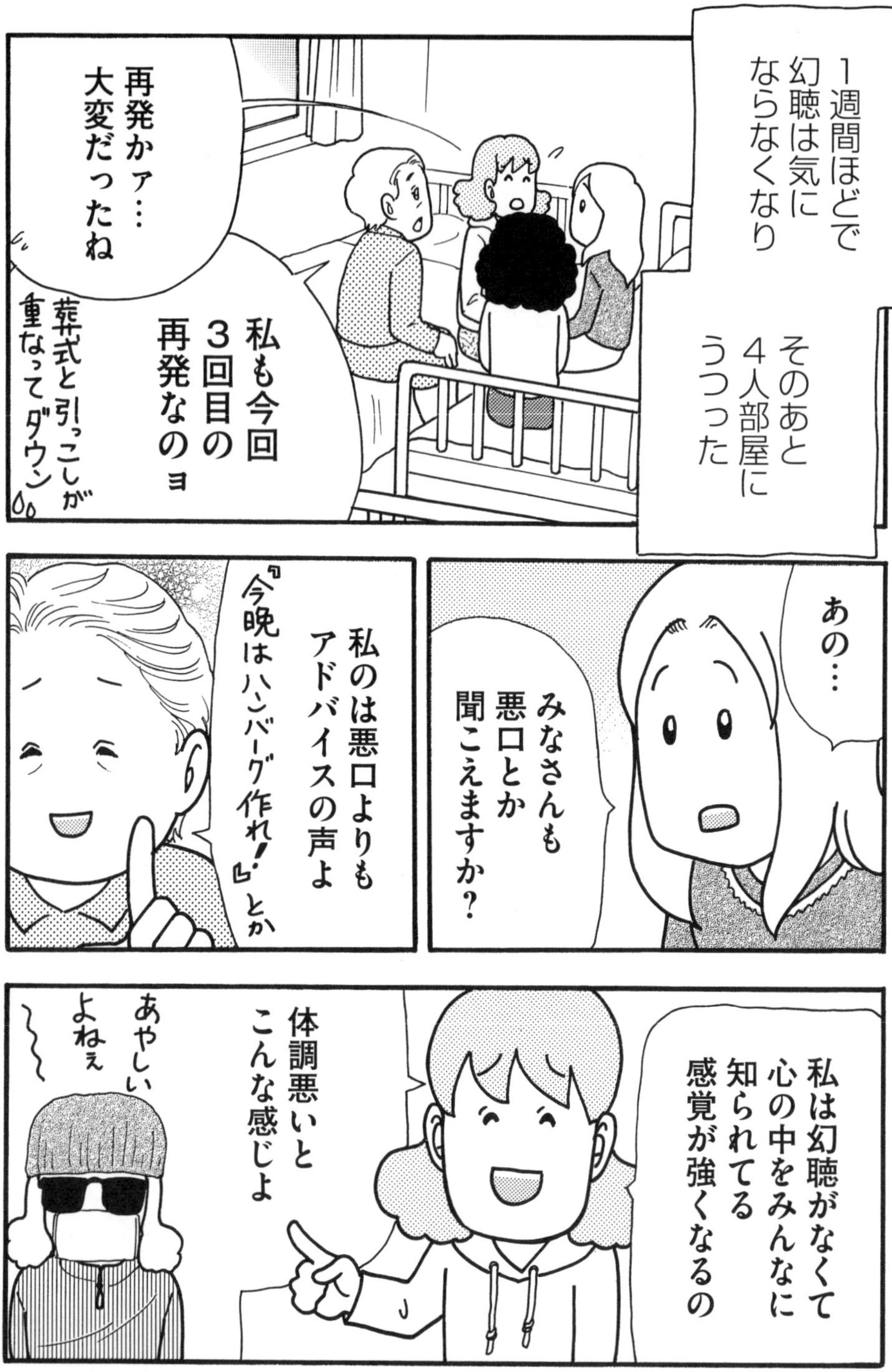
1週間ほどで幻聴は気にならなくなり
そのあと4人部屋にうつった
再発かァ…大変だったね
私も今回3回目の再発なのョ
葬式と引っこしが重なってダウン
あの…
みなさんも悪口とか聞こえますか?
私のは悪口よりもアドバイスの声よ
『今晩はハンバーグ作れ!』とか
私は幻聴がなくて心の中をみんなに知られてる感覚が強くなるの
体調悪いとこんな感じよ
あやしいよねぇ〜〜

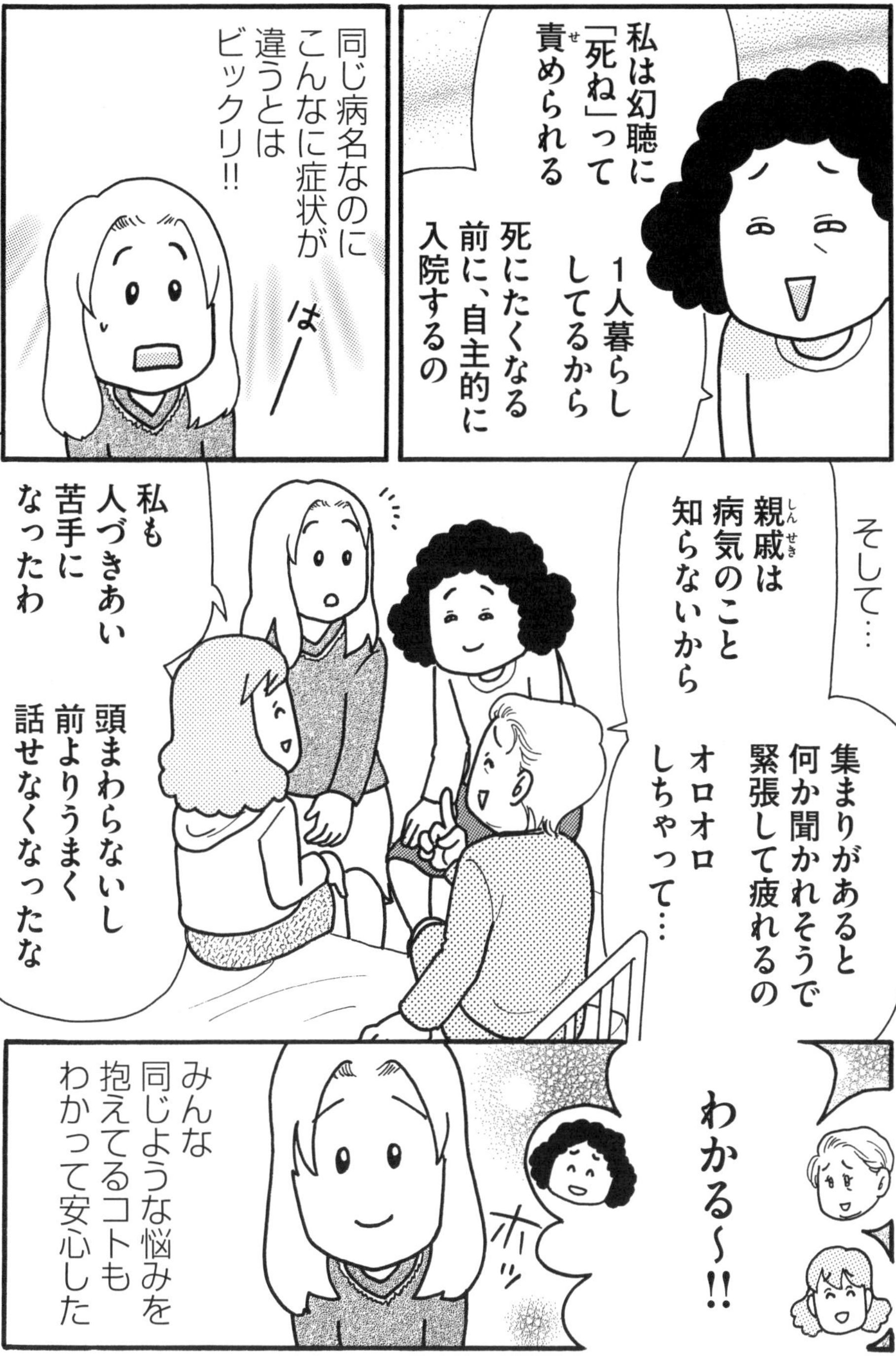

私は幻聴に「死ね」って責《せ》められる
1人暮らししてるから
死にたくなる前に、自主的に入院するの
同じ病名なのにこんなに症状が違うとはビックリ!!
は
そして…
親《しん》戚《せき》は病気のこと知らないから
集まりがあると何か聞かれそうで緊張して疲れるの
オロオロしちゃって…
私も人づきあい苦手になったわ
頭まわらないし前よりうまく話せなくなったな
わかる〜!!
ホッ
みんな同じような悩みを抱えてるコトもわかって安心した

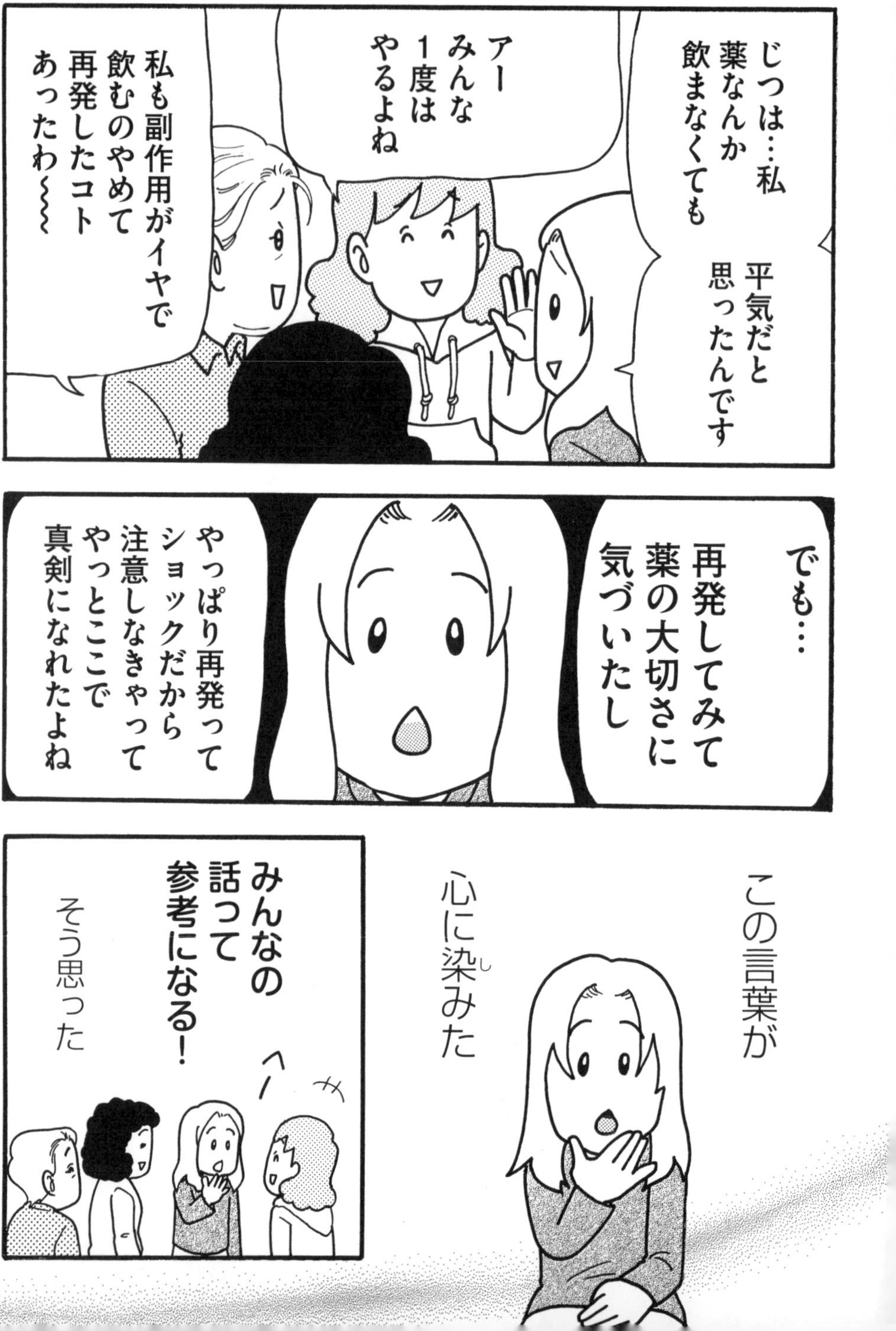
じつは…私 薬なんか 飲まなくても
平気だと 思ったんです
アー みんな 1度は やるよね
私も副作用がイヤで 飲むのやめて 再発したコト あったわ〜〜〜
でも… 再発してみて 薬の大切さに 気づいたし
やっぱり再発って ショックだから 注意しなきゃって やっとここで 真剣になれたよね
この言葉が
心に染《し》みた
みんなの 話って 参考になる！
そう思った

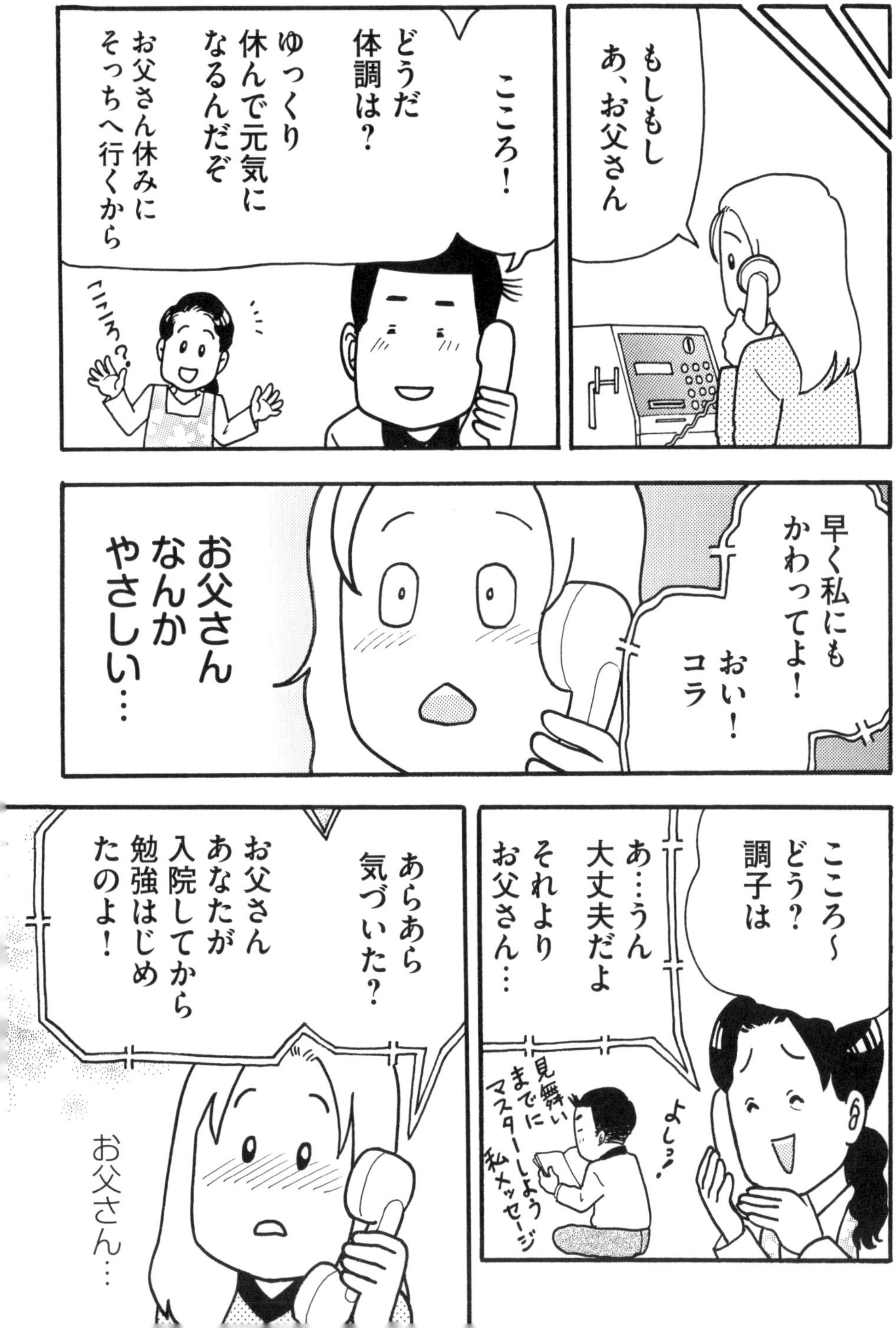
もしもし
あ、お父さん
こころ!
どうだ
体調は?
ゆっくり
休んで元気に
なるんだぞ
お父さん休みに
そっちへ行くから
こころ?
早く私にも
かわってよ!
おい!
コラ
お父さん
なんか
やさしい…
こころ~
どう?
調子は
あ…うん
大丈夫だよ
それより
お父さん…
よしっ!
見舞いまでにマスターしよう
私メッセージ
あらあら
気づいた?
お父さん
あなたが
入院してから
勉強はじめ
たのよ!
お父さん…

私(I《アイ》)メッセージで伝えよう

「私(I)メッセージ」というのは、自分の気持ちをそのまま相手に伝えるコミュニケーション術なのだそうです。
じつは、私は「あなた(YOU)メッセージ」で失敗を続けてきた1人です。

「なんで(あなたは)薬を飲まないの？ 体調崩すよ！」

母が薬を飲まないときに、言ったセリフで大ゲンカ！
本当は心配して言ったセリフだったのに、心配する気持ちではなく相手を否定する言葉になっていたのです。

私メッセージを知って、言い方を変えてみました。

「お母さん、(私は)薬飲んでほしいな。体調崩さないか心配だから…」

「心配してくれて、ありがとう」と返ってきました。
「アイ」メッセージには「愛」があると気づいたエピソードです。

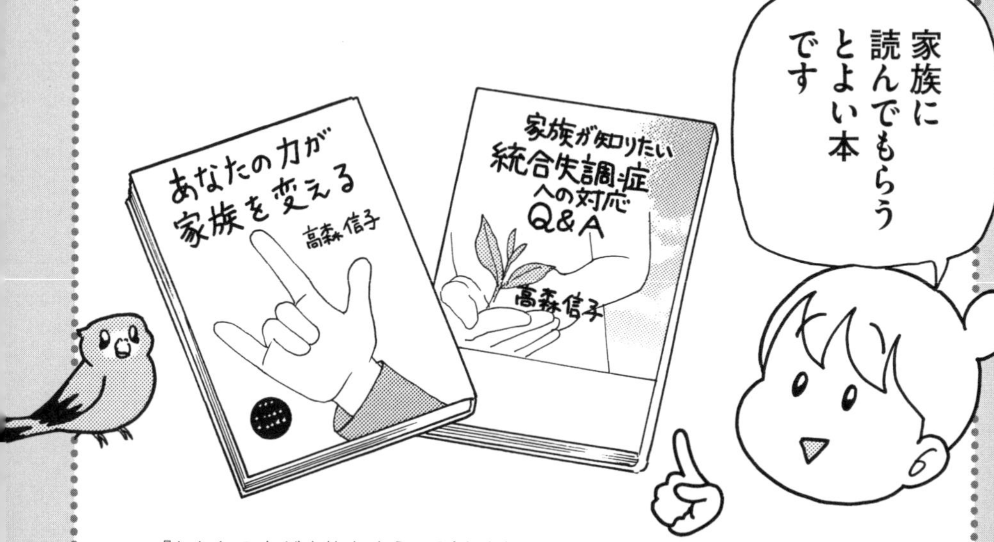

『あなたの力が家族を変える』(高森信子著　NPO法人コンボ)
『家族が知りたい統合失調症への対応Q&A』(高森信子著　日本評論社)

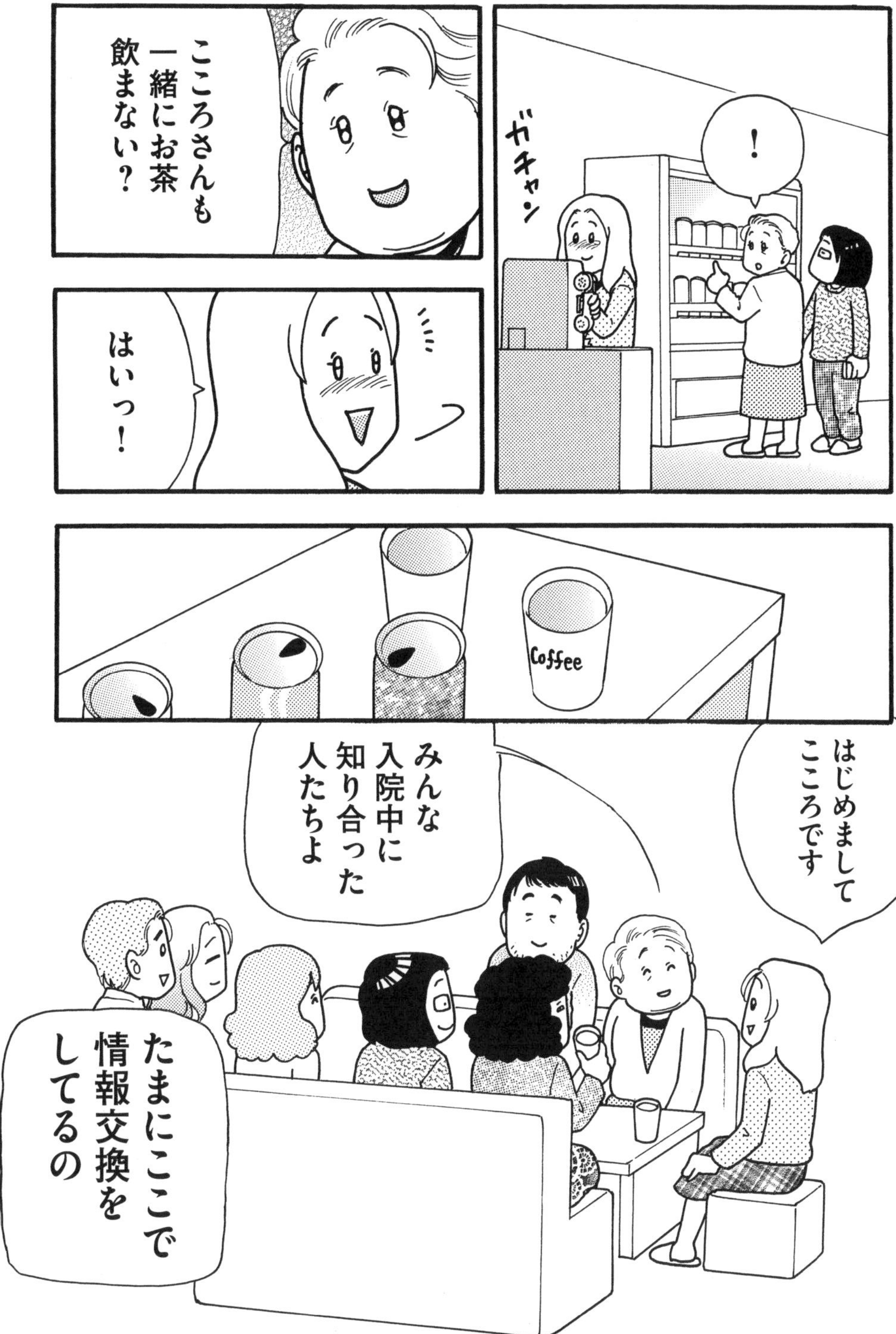
ガチャン
!
こころさんも一緒にお茶飲まない?
はいっ!
Coffee
はじめましてこころです
みんな入院中に知り合った人たちよ
たまにここで情報交換をしてるの

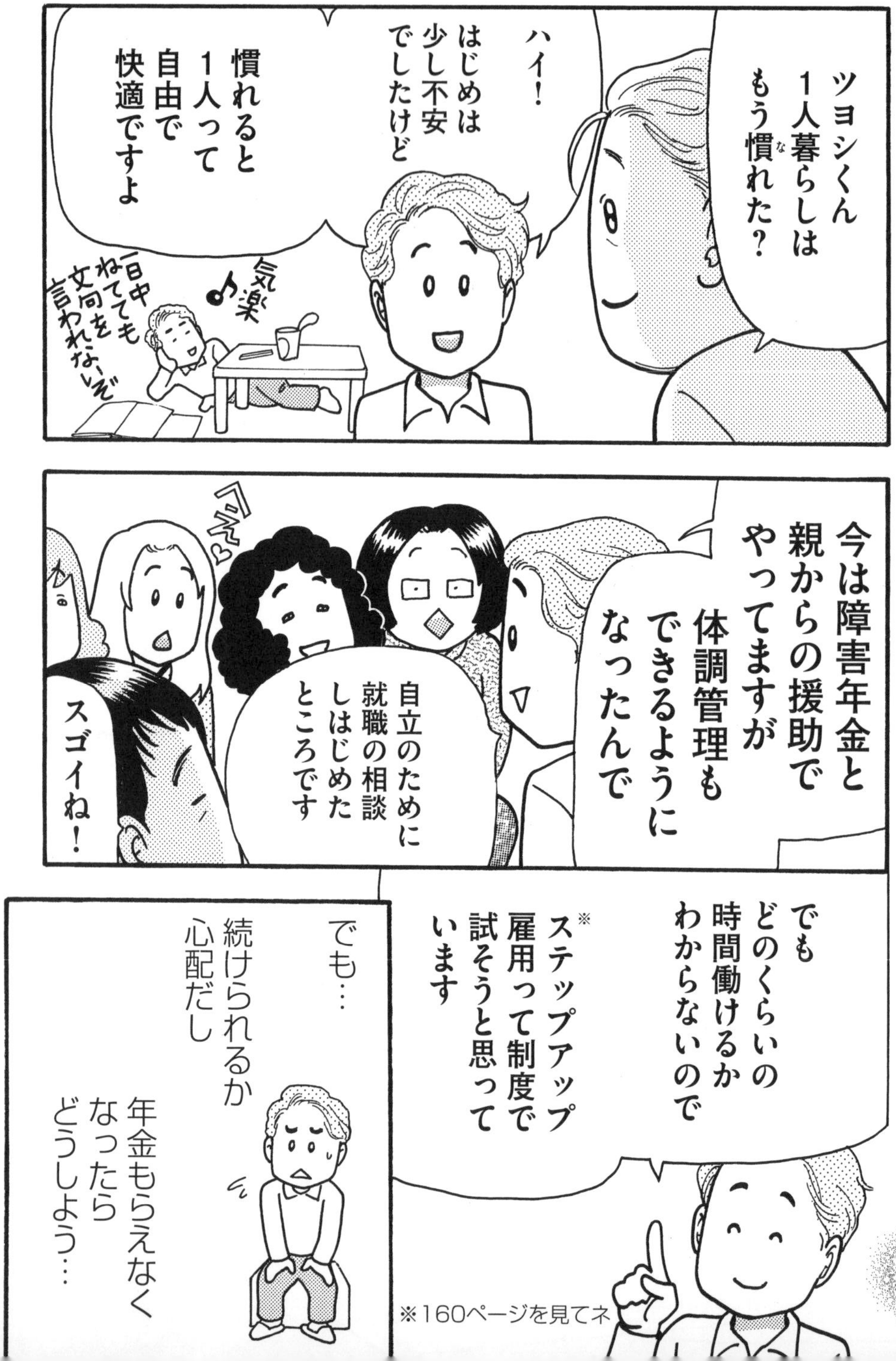

ツヨシくん 1人暮らしは もう慣《な》れた？
ハイ！ はじめは 少し不安 でしたけど
慣れると 1人って 自由で 快適ですよ
気楽♪
一日中 ねてても 文句を 言われないぞ
今は障害年金と 親からの援助で やってますが 体調管理も できるように なったんで
自立のために 就職の相談 しはじめた ところです
へえ♡
スゴイね！
でも どのくらいの 時間働けるか わからないので
※ステップアップ 雇用って制度で 試そうと思って います
※160ページを見てネ
でも…
続けられるか 心配だし
年金もらえなく なったら どうしよう…

年金受給のポイント

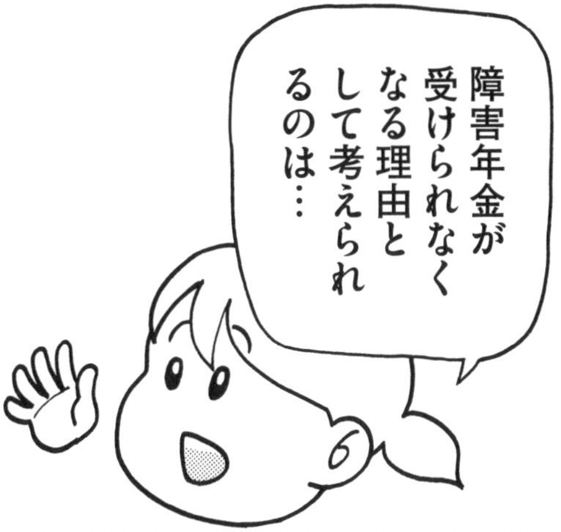
障害年金が受けられなくなる理由として考えられるのは…

①所得が増えたため
年金が減る
またはなくなる

②働けるというコトは
病気が治った
障害がなくなった
とみなされて
年金が減る
またはなくなる

障害年金の判定基準

ⓐ常時介護が必要 →1級

ⓑ日常生活に著《いちじる》しい制限がある→2級

ⓒ労働が制限される程度 →3級

ⓓ日常生活能力がある→受給されない

※ⓐⓑは、国民年金・厚生年金・共済年金いずれの人も受給される
※ⓒについては国民年金の人は受給されない

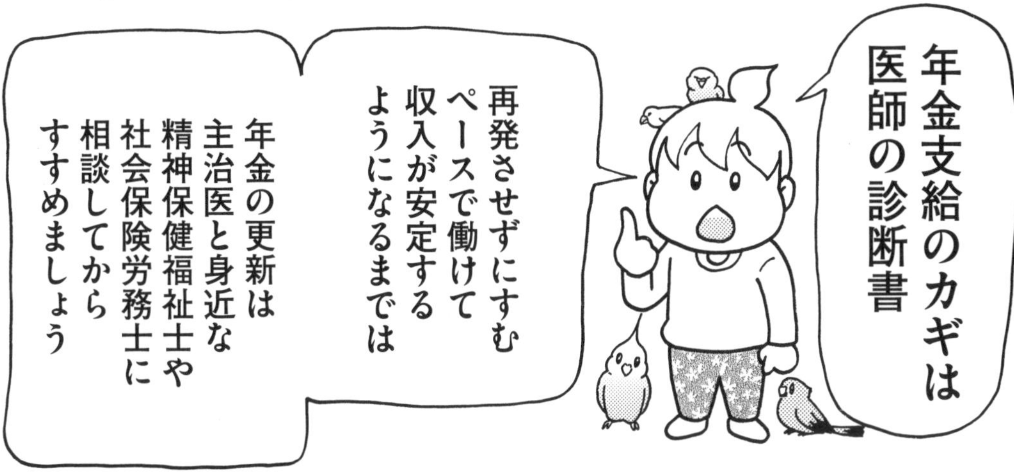
年金支給のカギは医師の診断書
再発させずにすむペースで働けて収入が安定するようになるまでは
年金の更新は主治医と身近な精神保健福祉士や社会保険労務士に相談してからすすめましょう

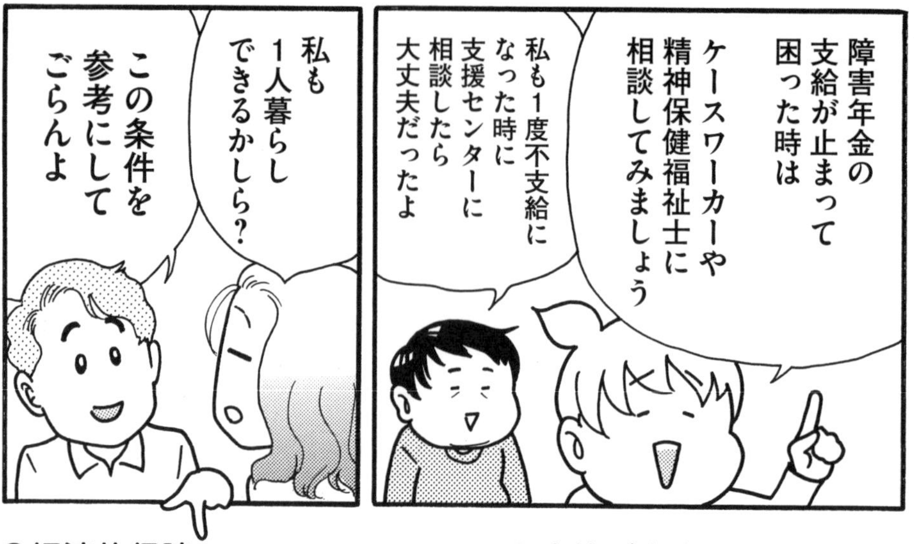
障害年金の支給が止まって困った時はケースワーカーや精神保健福祉士に相談してみましょう
私も1度不支給になった時に支援センターに相談したら大丈夫だったよ
私も1人暮らしできるかしら?
この条件を参考にしてごらんよ

- 経済的保障
  （障害年金・生活保護・貯金など）
- 困った時の相談相手がいる
- 家事ができる
- お金の管理ができる
- 自分の限界値を知り行動をセーブできる
- 症状が安定している
- 通院と服薬ができる
- 日中通う場所がある
  （デイケア・作業所・職場など）
- 気晴らしができる

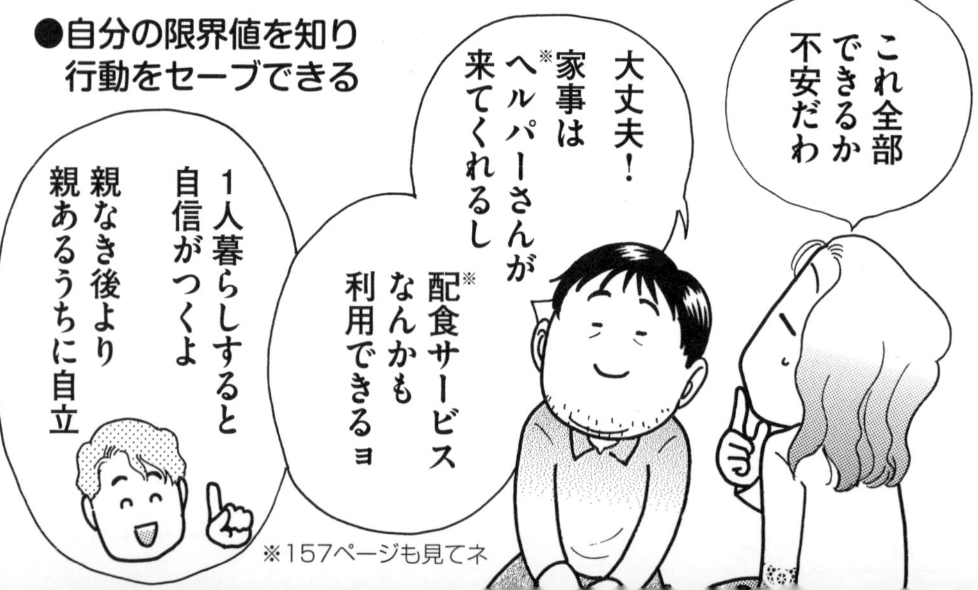
これ全部できるか不安だわ
大丈夫！家事は※ヘルパーさんが来てくれるし
※配食サービスなんかも利用できるョ
1人暮らしすると自信がつくよ 親なき後より親あるうちに自立

※157ページも見てネ

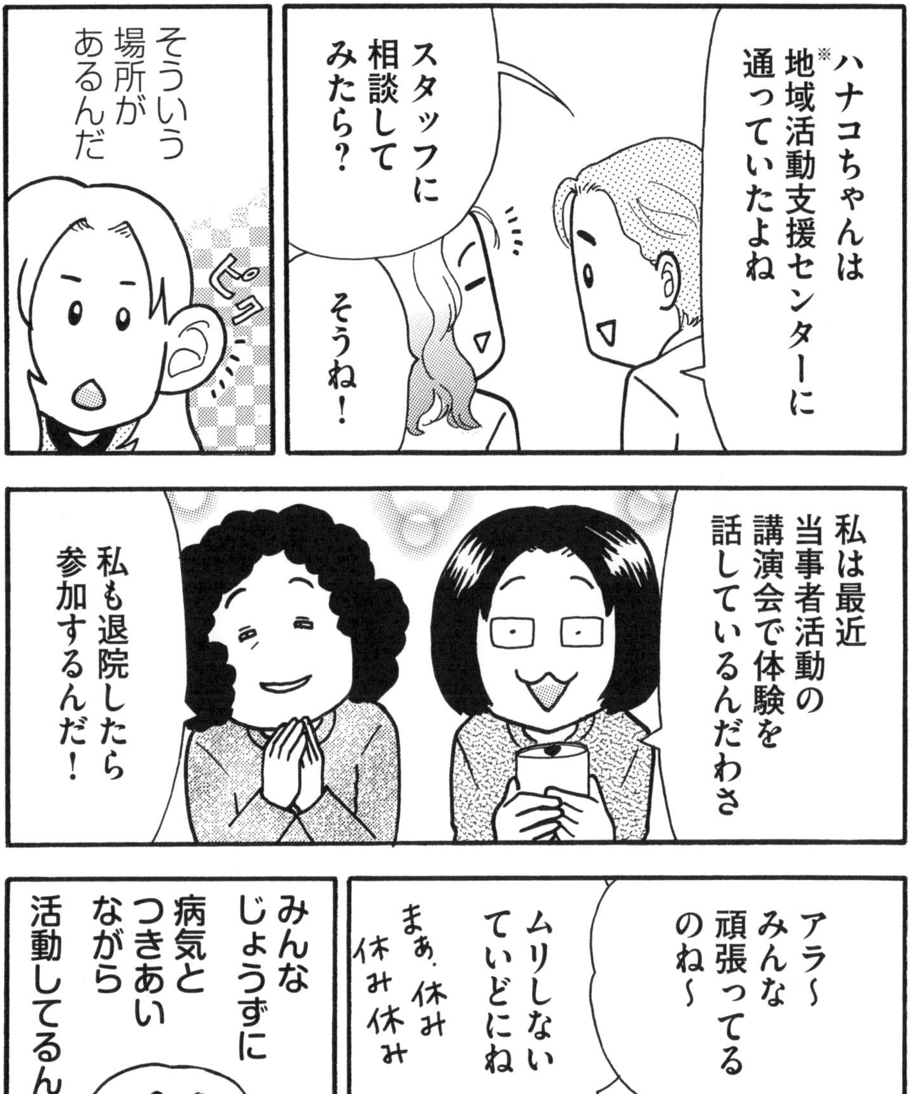
ハナコちゃんは※地域活動支援センターに通っていたよね
スタッフに相談してみたら？
そうね！
ピク
そういう場所があるんだ
私は最近当事者活動の講演会で体験を話しているんだわさ
私も退院したら参加するんだ！
アラ～みんな頑張ってるのね～
ムリしないていどにね
まあ、休み休み休み
みんなじょうずに病気とつきあいながら活動してるんだ

※158ページ～も見てネ

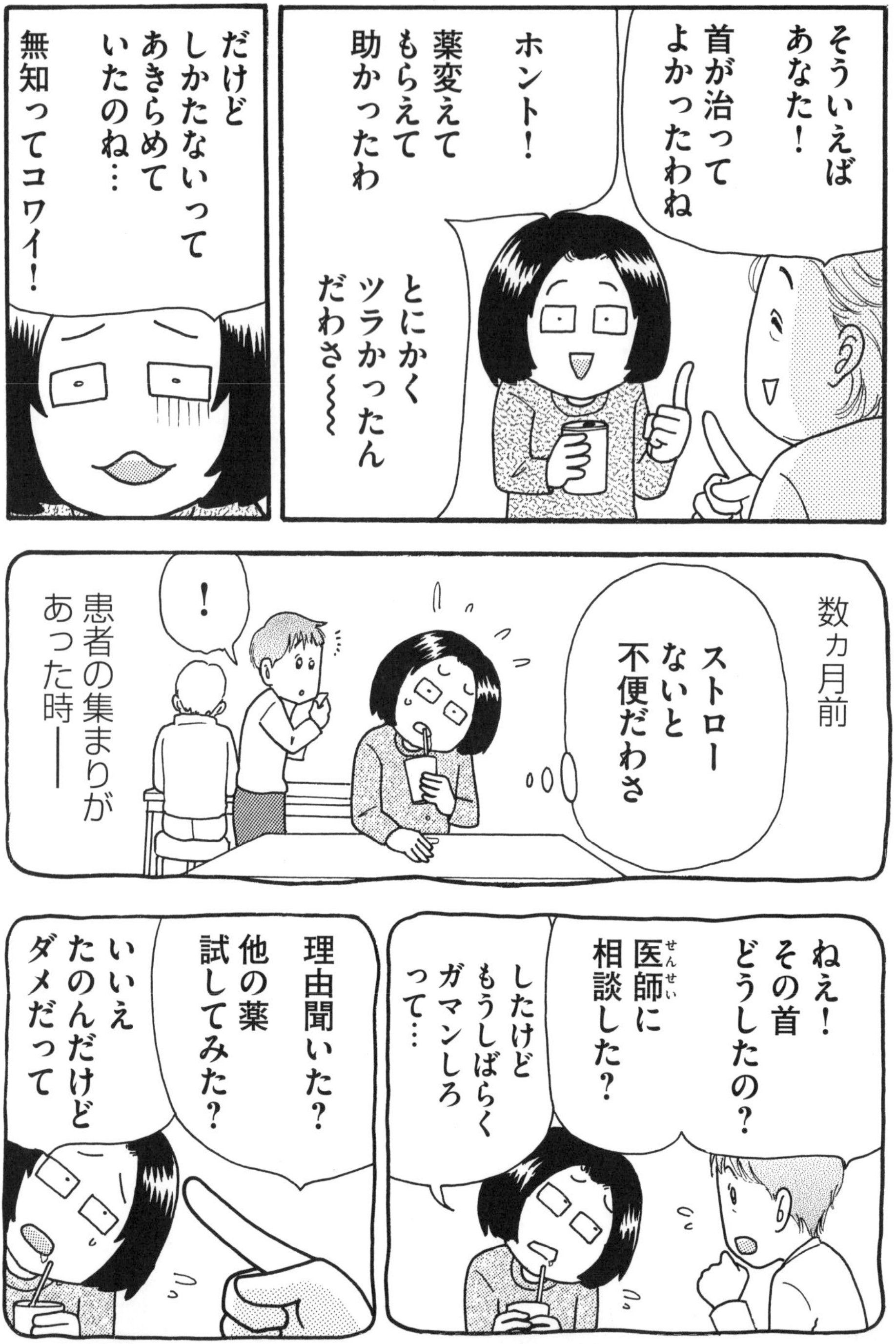
そういえば あなた！ 首が治って よかったわね
ホント！ 薬変えて もらえて 助かったわ
とにかく ツラかったん だわさ〜〜
だけど しかたないって あきらめて いたのね… 無知ってコワイ！
数カ月前
ストロー ないと 不便だわさ
！
患者の集まりが あった時——
ねえ！ その首 どうしたの？
医師《せんせい》に 相談した？
したけど もうしばらく ガマンしろ って…
理由聞いた？
他の薬 試してみた？
いいえ たのんだけど ダメだって

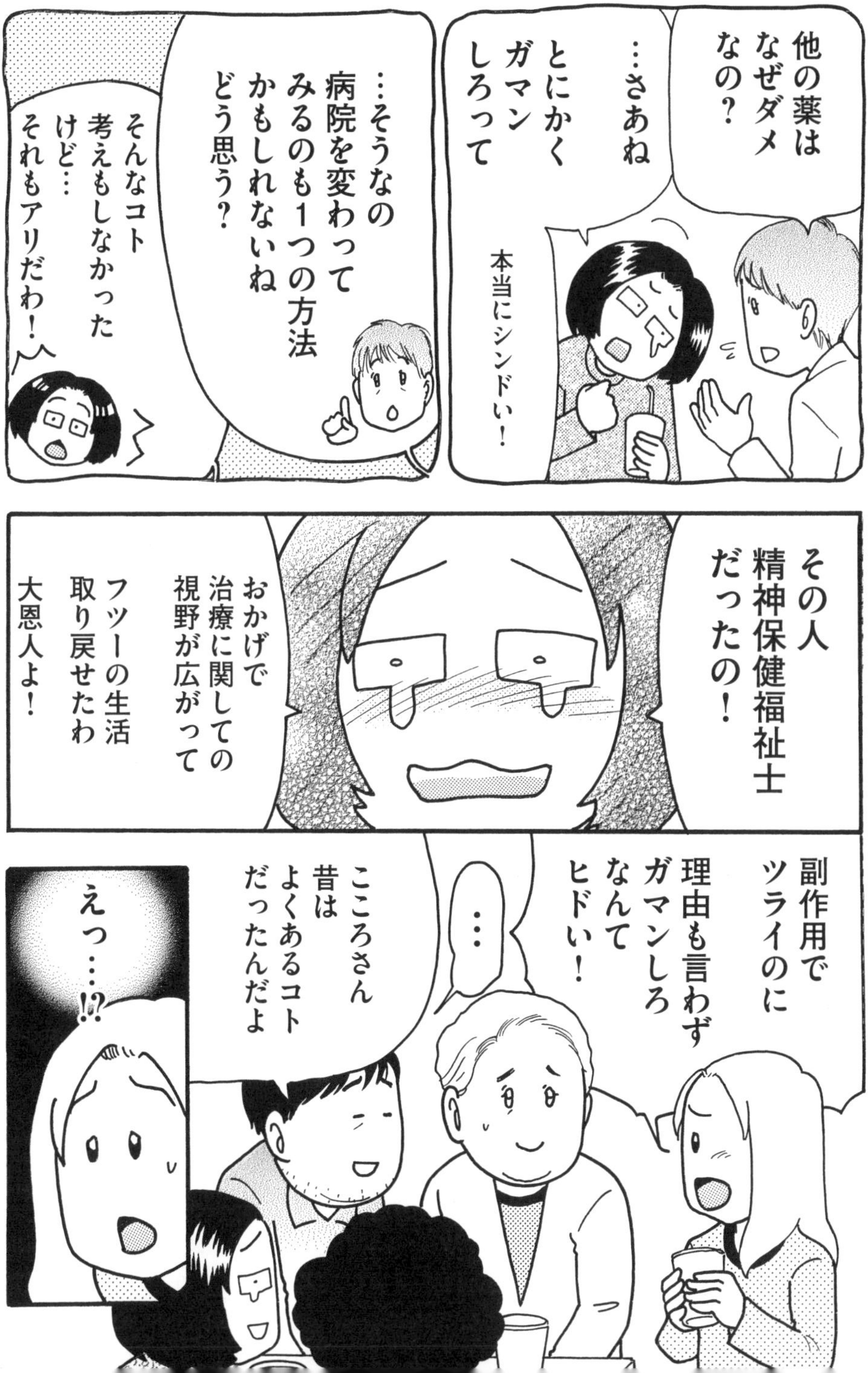
他の薬はなぜダメなの？
…さあね とにかくガマンしろって
本当にシンドい！
…そうなの 病院を変わってみるのも1つの方法かもしれないね どう思う？
そんなコト考えもしなかったけど… それもアリだわ！
その人精神保健福祉士だったの！
おかげで治療に関しての視野が広がって フツーの生活取り戻せたわ 大恩人よ！
副作用でツライのに 理由も言わずガマンしろなんてヒドい！
…
こころさん 昔はよくあるコトだったんだよ
えっ…!?

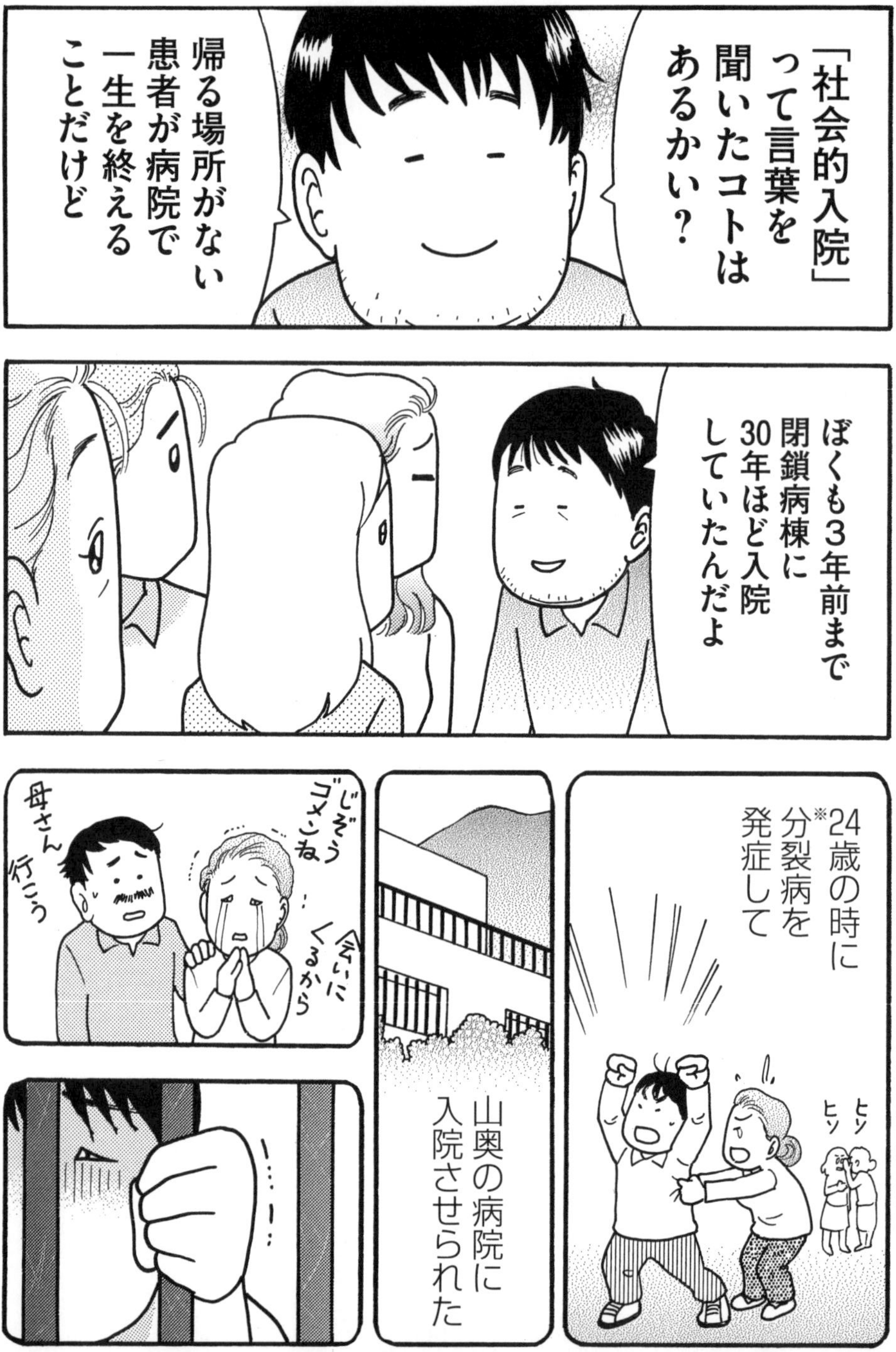
「社会的入院」って言葉を聞いたコトはあるかい？
帰る場所がない患者が病院で一生を終えることだけど
ぼくも3年前まで閉鎖病棟に30年ほど入院していたんだよ
※24歳の時に分裂病を発症して
ヒソヒソ
山奥の病院に入院させられた
母さん行こう
じぞうゴメンね
会いにくるから
……!

※2002年まで統合失調症は「精神分裂病」とよばれていました

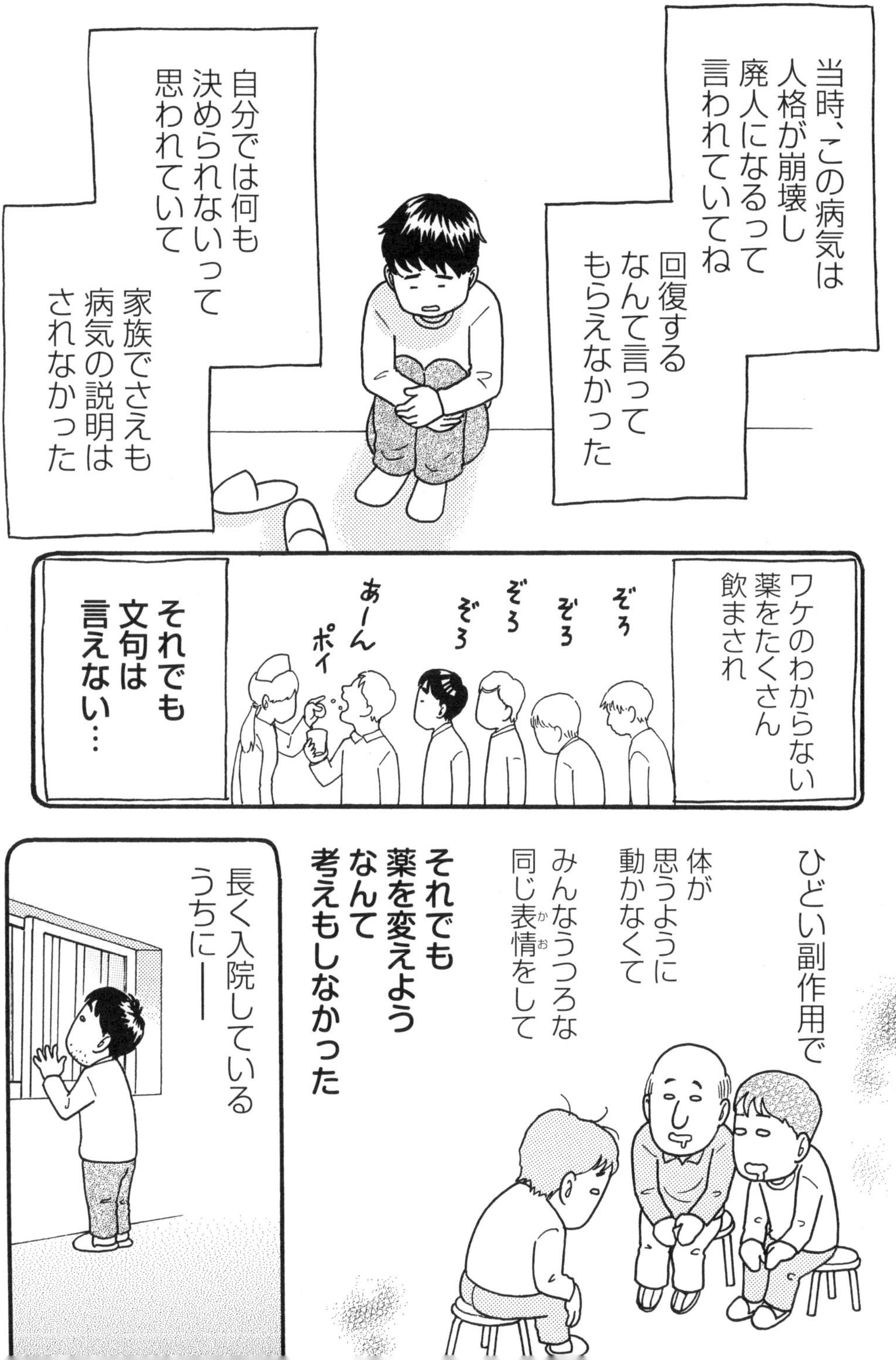
当時、この病気は人格が崩壊し廃人になるって言われていてね
回復するなんて言ってもらえなかった
自分では何も決められないって思われていて
家族でさえも病気の説明はされなかった
ワケのわからない薬をたくさん飲まされ
ぞろ
ぞろ
ぞろ
あーん
ポイ
それでも文句は言えない…
ひどい副作用で
体が思うように動かなくて
みんなうつろな同じ表情《かお》をして
それでも薬を変えようなんて考えもしなかった
長く入院しているうちに——

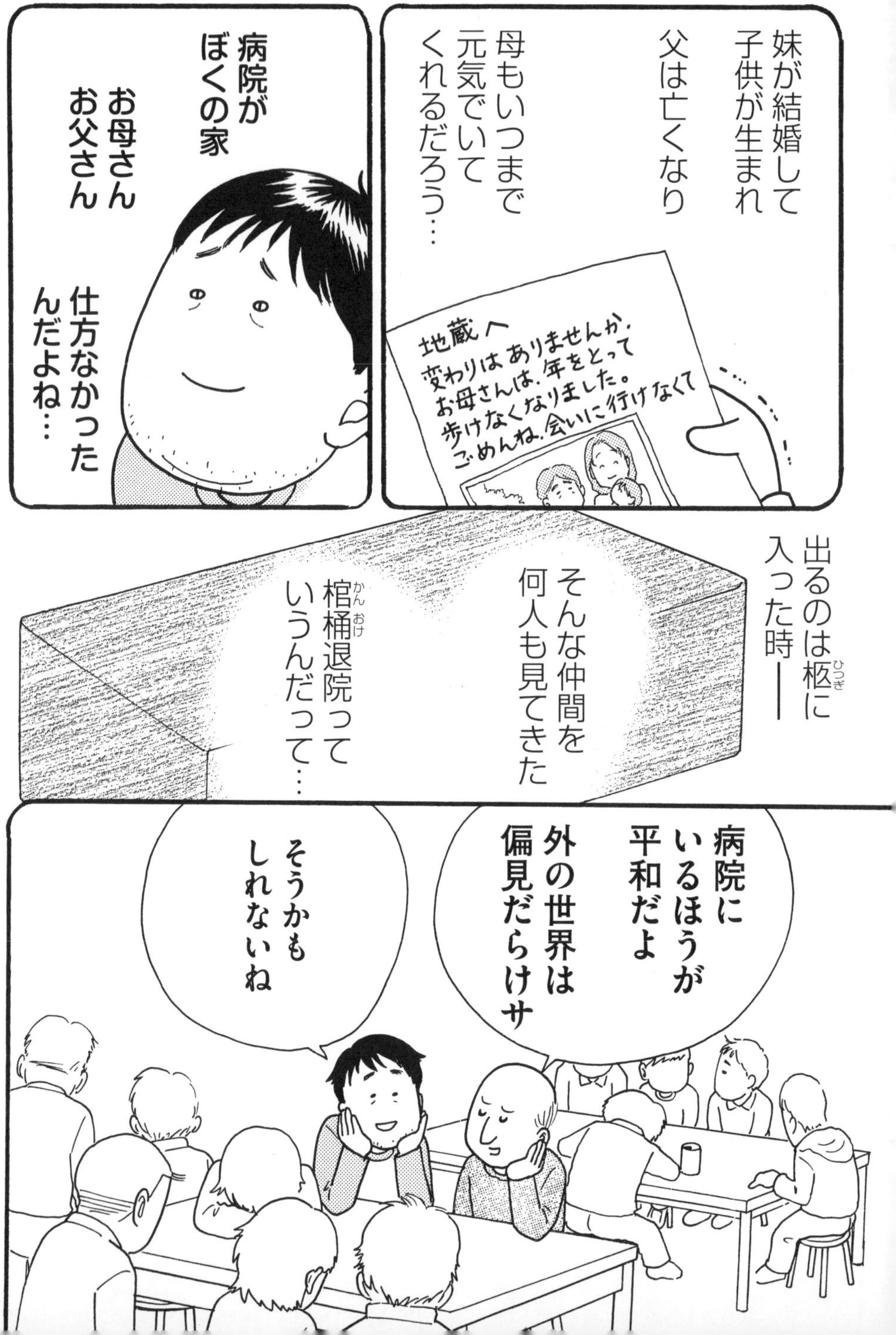

妹が結婚して
子供が生まれ
父は亡くなり
母もいつまで
元気でいて
くれるだろう…
地蔵へ
変わりはありませんか。
お母さんは、年をとって
歩けなくなりました。
ごめんね。会いに行けなくて
…
病院が
ぼくの家
お母さん
お父さん
仕方なかった
んだよね…
出るのは柩《ひつぎ》に
入った時——
そんな仲間を
何人も見てきた
棺《かん》桶《おけ》退院って
いうんだって…
病院に
いるほうが
平和だよ
外の世界は
偏見だらけサ
そうかも
しれないね

第3章 その⑰ 新たな1歩

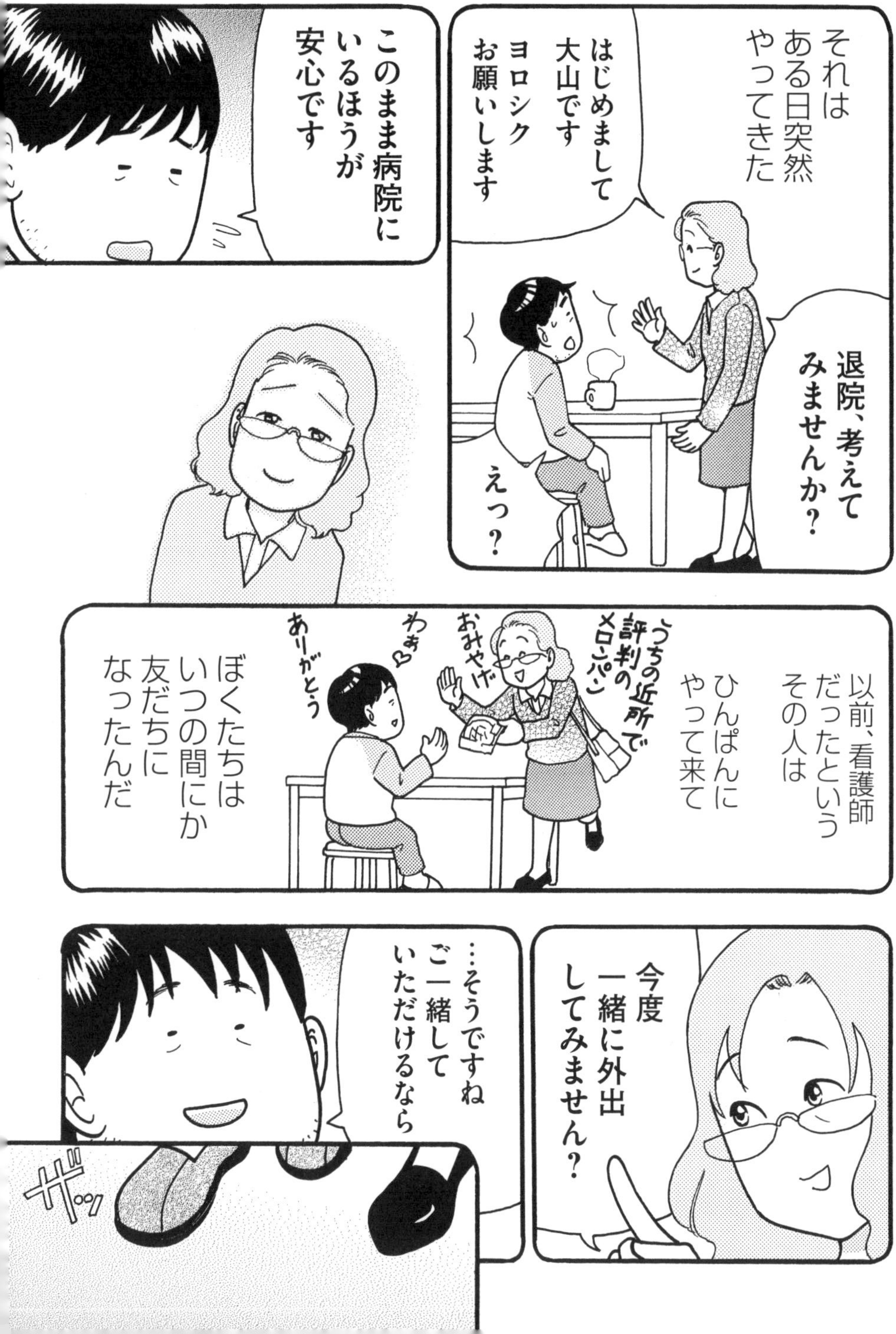

それは
ある日突然
やってきた
はじめまして
大山です
ヨロシク
お願いします
退院、考えて
みませんか？
えっ？
このまま病院に
いるほうが
安心です
以前、看護師
だったという
その人は
ひんぱんに
やって来て
うちの近所で
評判の
メロンパン
おみやげ
わぁ♡
ありがとう
ぼくたちは
いつの間にか
友だちに
なったんだ
今度
一緒に外出
してみません？
…そうですね
ご一緒して
いただけるなら
ザッ

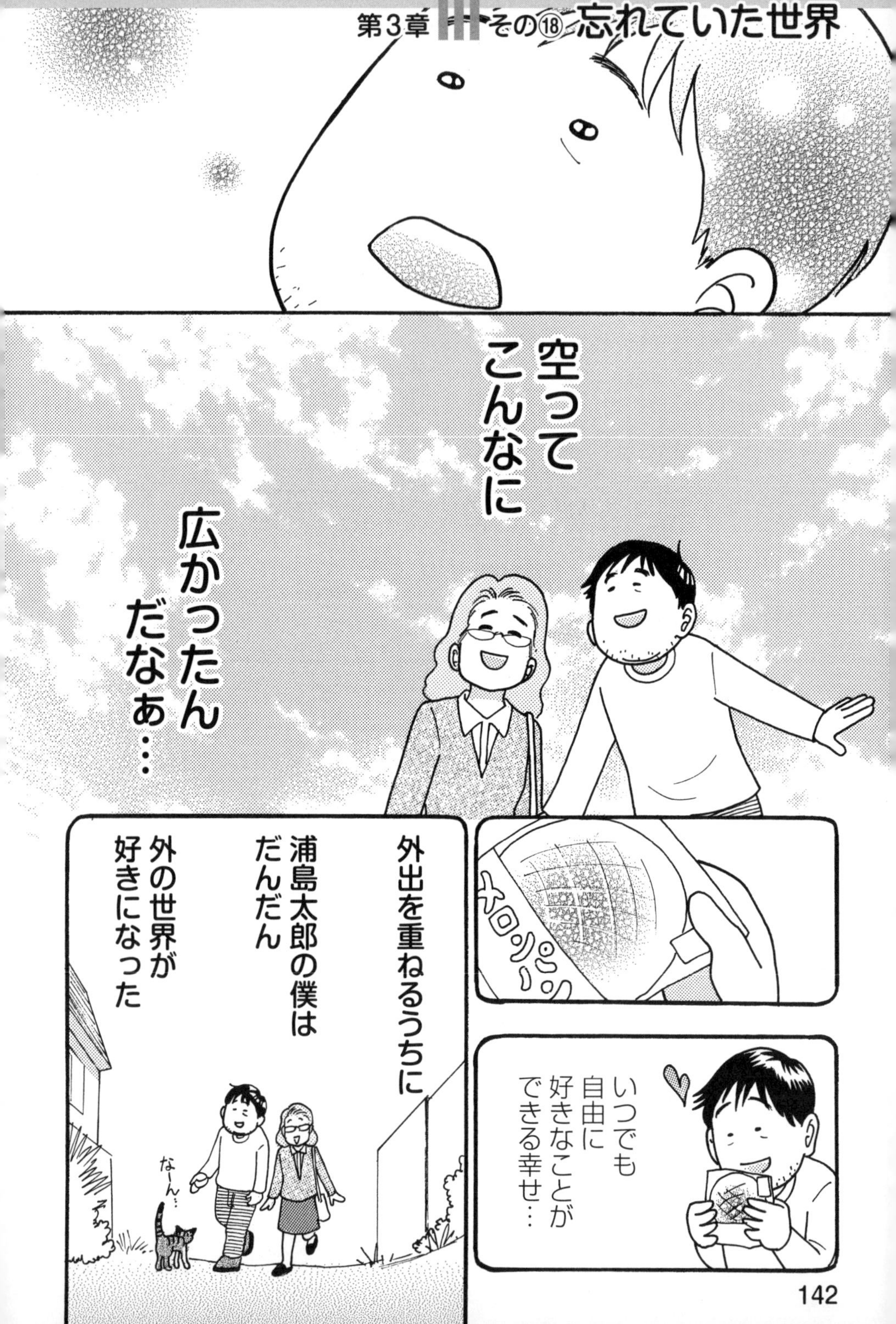
空ってこんなに
広かったんだなぁ…
いつでも自由に好きなことができる幸せ…
外出を重ねるうちに
浦島太郎の僕はだんだん
外の世界が好きになった
なーん…

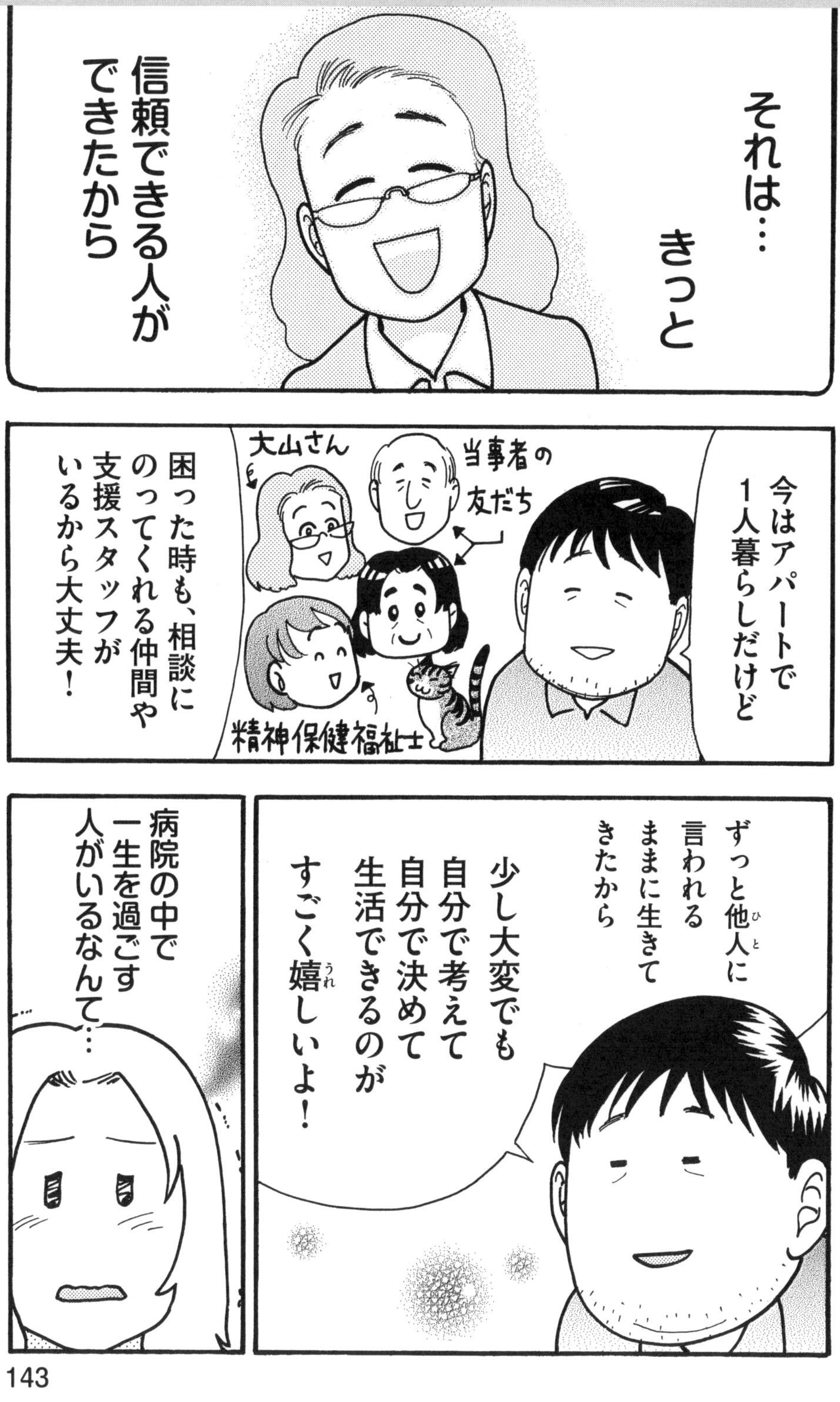
それは…
きっと
信頼できる人ができたから
今はアパートで1人暮らしだけど
大山さん
当事者の友だち
精神保健福祉士
困った時も、相談にのってくれる仲間や支援スタッフがいるから大丈夫！
ずっと他人《ひと》に言われるままに生きてきたから
少し大変でも自分で考えて自分で決めて生活できるのがすごく嬉《うれ》しいよ！
病院の中で一生を過ごす人がいるなんて…

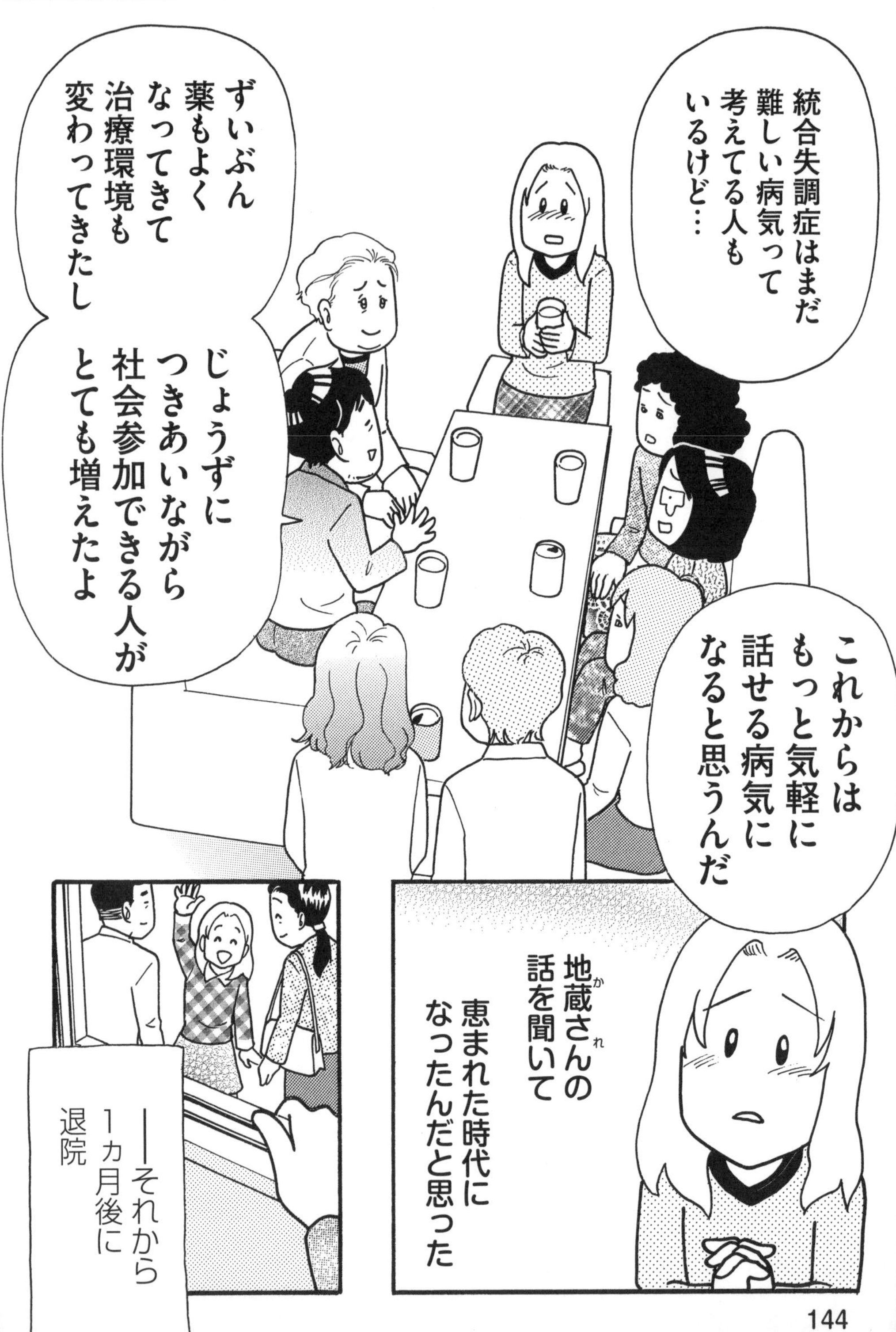

統合失調症はまだ難しい病気って考えてる人もいるけど…
ずいぶん薬もよくなってきて治療環境も変わってきたし
じょうずにつきあいながら社会参加できる人がとても増えたよ
これからはもっと気軽に話せる病気になると思うんだ
地蔵さん《かれ》の話を聞いて
恵まれた時代になったんだと思った
――それから1カ月後に退院

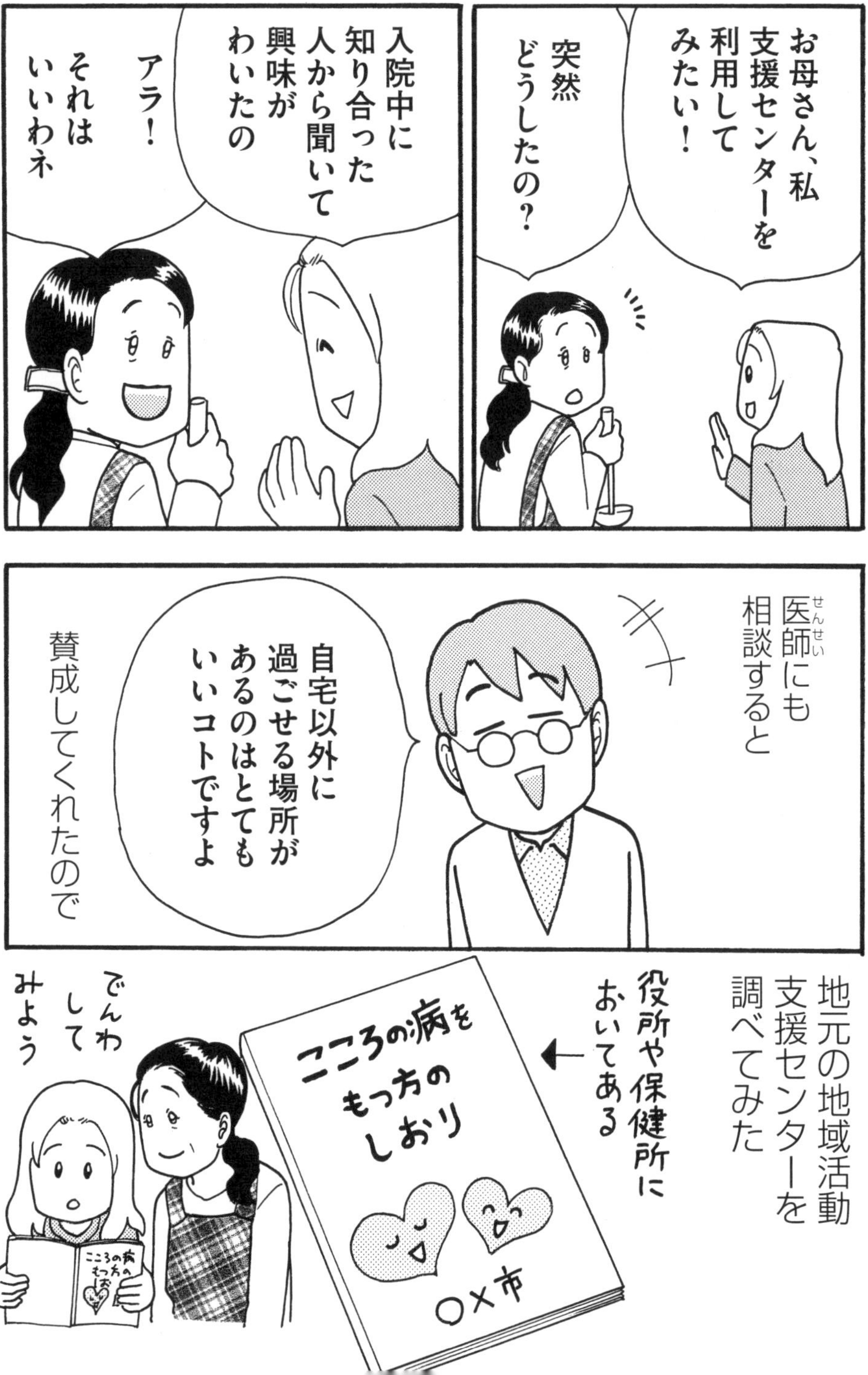
お母さん、私 支援センターを 利用して みたい！
突然 どうしたの？
入院中に 知り合った 人から聞いて 興味が わいたの
アラ！ それは いいわネ
医師《せんせい》にも 相談すると
自宅以外に 過ごせる場所が あるのはとても いいコトですよ
賛成してくれたので
地元の地域活動 支援センターを 調べてみた
役所や保健所に おいてある
こころの病を もつ方の しおり
○×市
でんわ して みよう

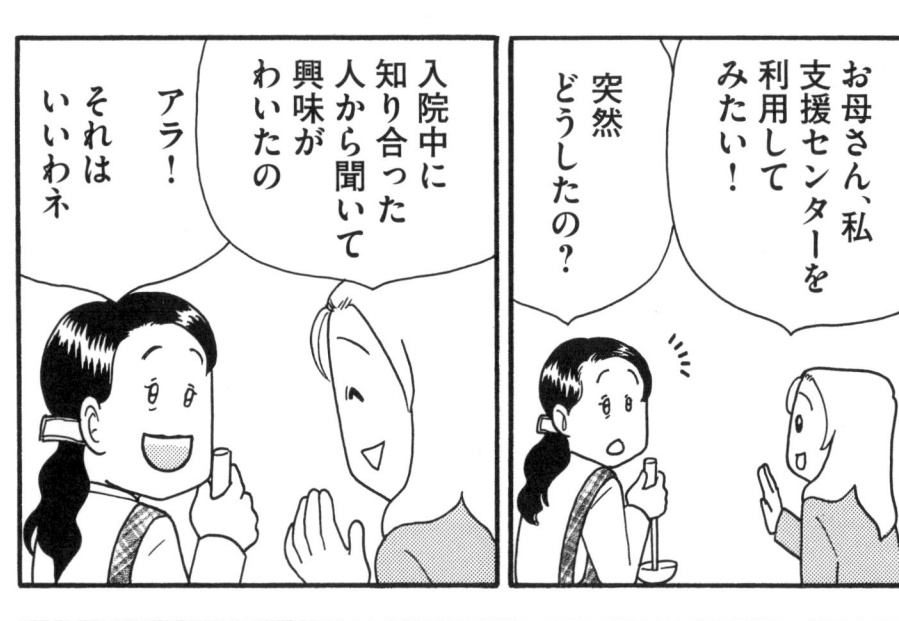

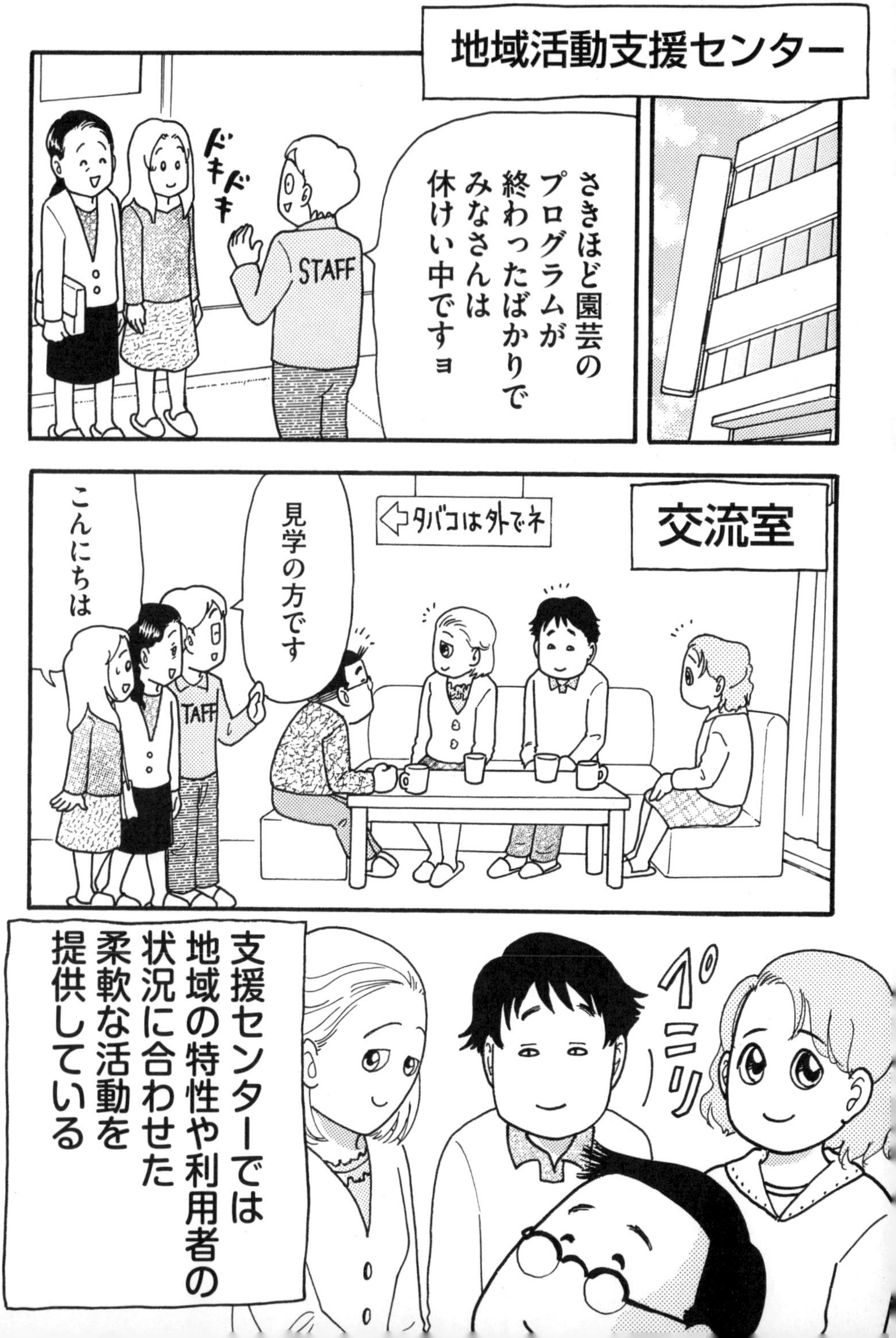
地域活動支援センター
さきほど園芸のプログラムが終わったばかりでみなさんは休けい中ですョ
ドキドキ
交流室
タバコは外でネ
見学の方です
こんにちは
支援センターでは地域の特性や利用者の状況に合わせた柔軟な活動を提供している
ペコリ

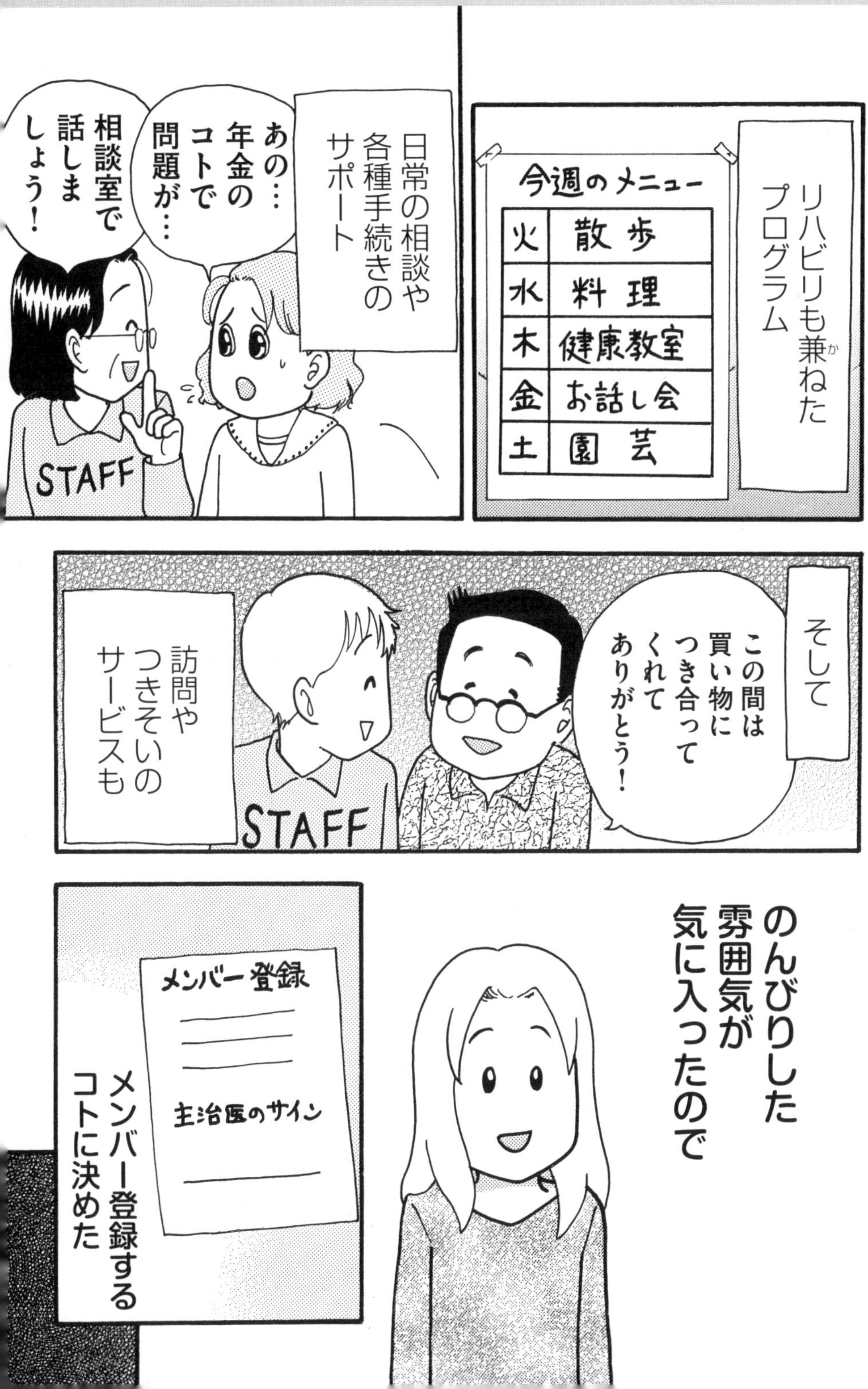
リハビリも兼《か》ねたプログラム
今週のメニュー
火 散歩
水 料理
木 健康教室
金 お話し会
土 園芸
日常の相談や各種手続きのサポート
あの…年金のコトで問題が…
相談室で話しましょう!
STAFF
そして
この間は買い物につき合ってくれてありがとう!
訪問やつきそいのサービスも
STAFF
のんびりした雰囲気が気に入ったので
メンバー登録
主治医のサイン
メンバー登録するコトに決めた

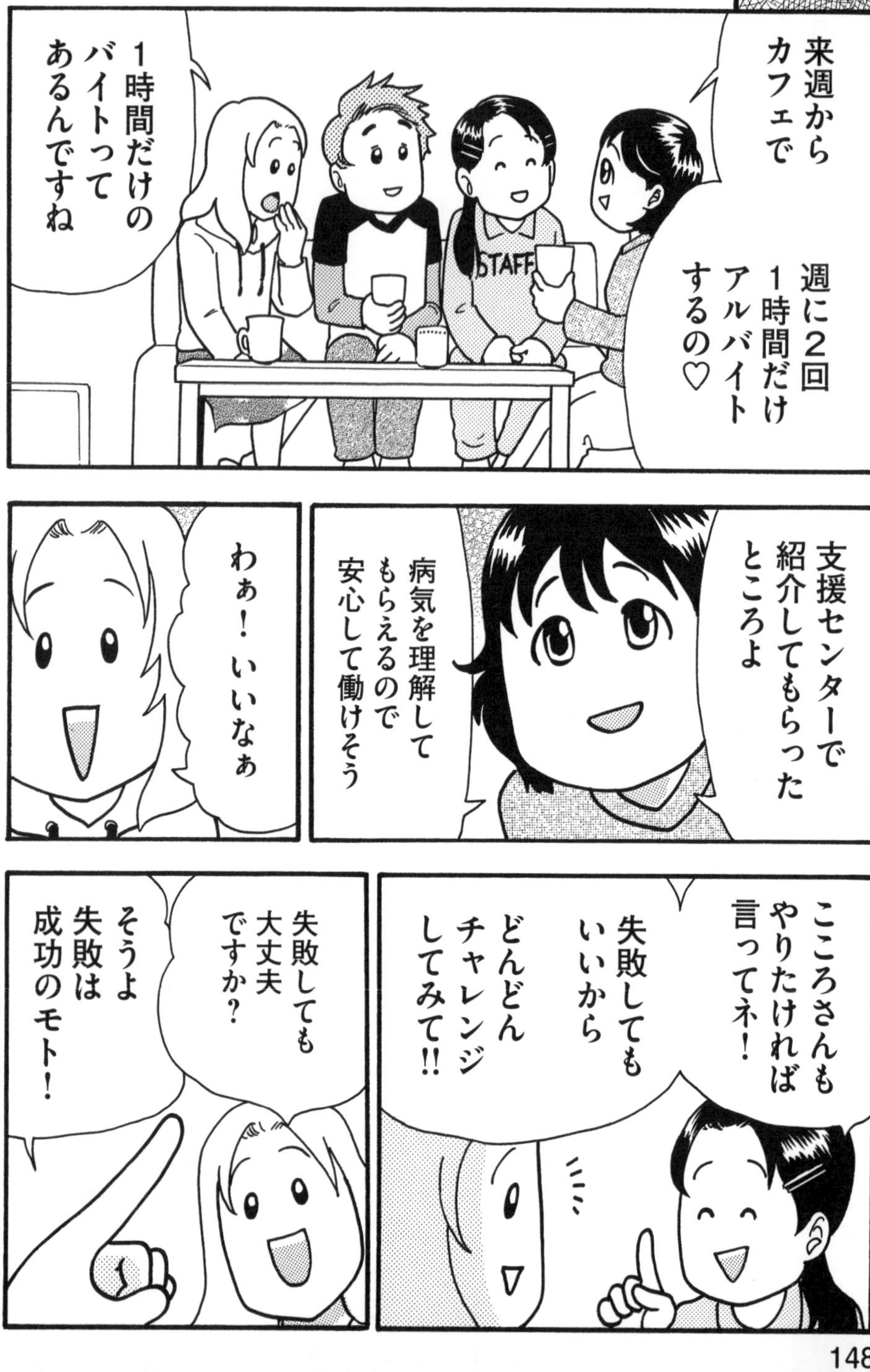
来週からカフェで
週に2回1時間だけアルバイトするの♡
1時間だけのバイトってあるんですね
支援センターで紹介してもらったところよ
病気を理解してもらえるので安心して働けそう
わぁ！ いいなぁ
こころさんもやりたければ言ってネ！
失敗してもいいからどんどんチャレンジしてみて!!
…
失敗しても大丈夫ですか？
そうよ失敗は成功のモト！

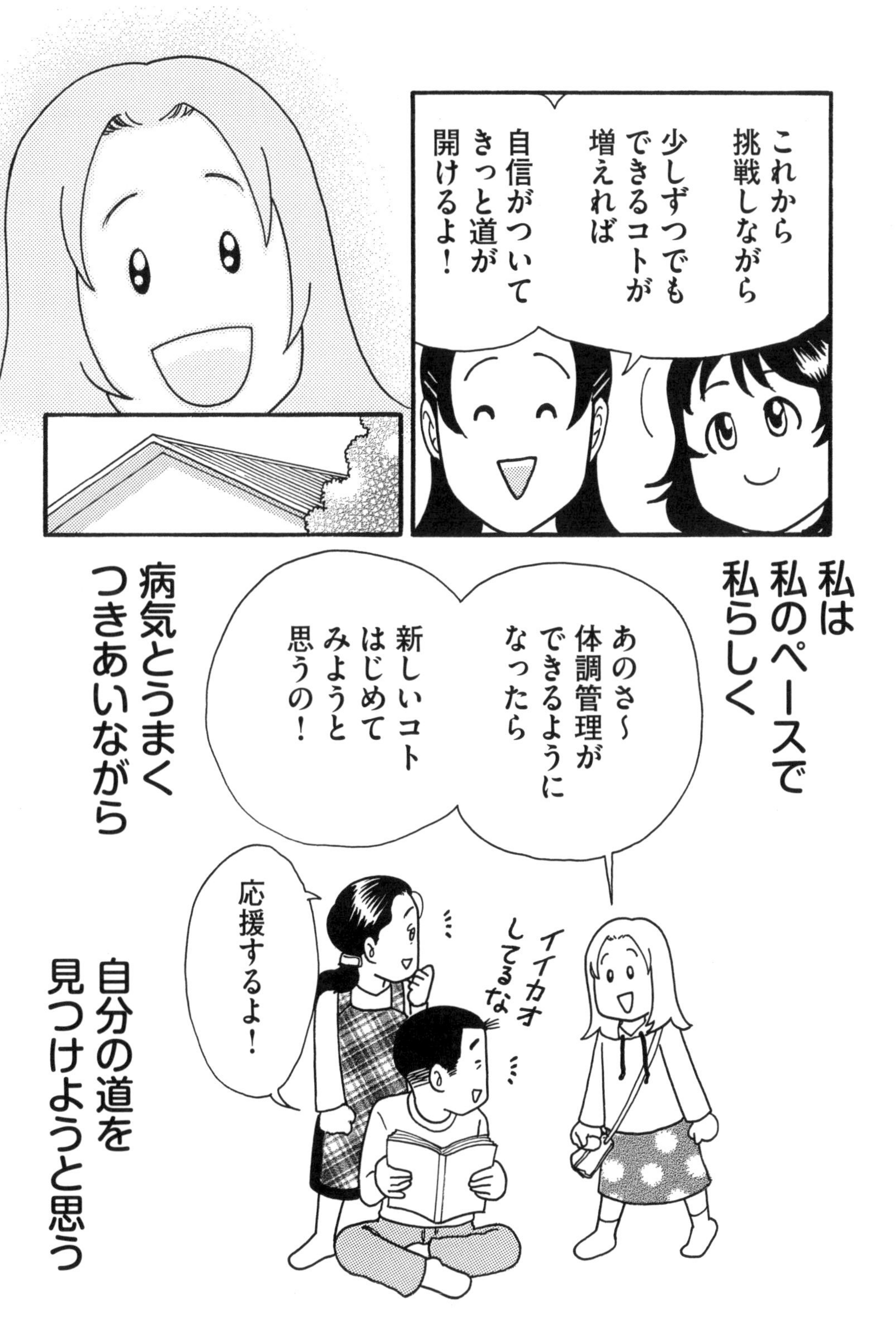
これから挑戦しながら少しずつでもできるコトが増えれば自信がついてきっと道が開けるよ！
私は私のペースで私らしく
あのさ〜体調管理ができるようになったら新しいコトはじめてみようと思うの！
病気とうまくつきあいながら
イイカオしてるな
応援するよ！
自分の道を見つけようと思う

社会資源を活用しよう

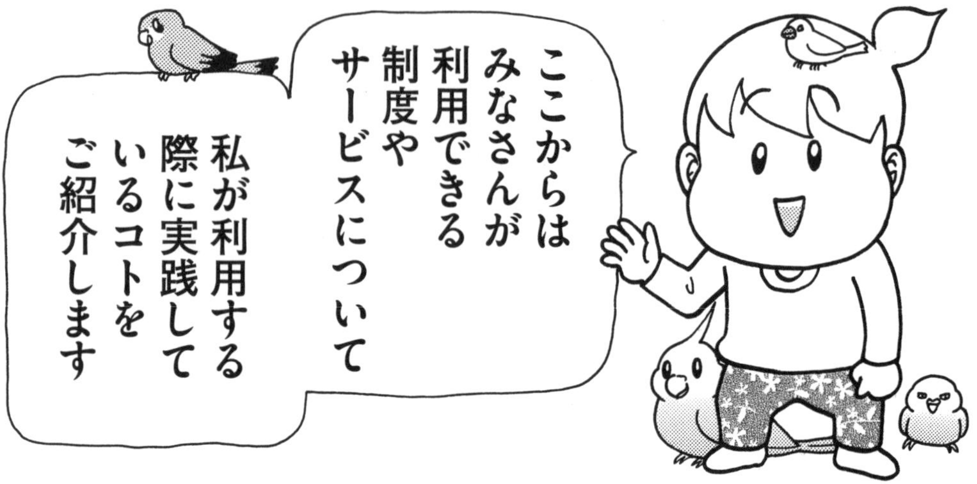
ここからはみなさんが利用できる制度やサービスについて私が利用する際に実践しているコトをご紹介します

その1

実際に困る前から相談をはじめる

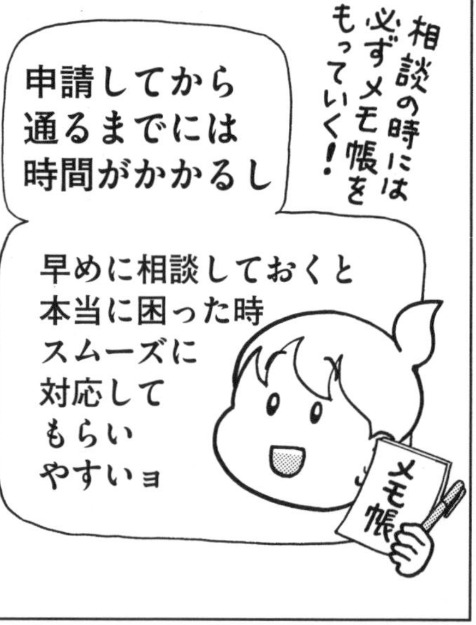
相談の時には必ずメモ帳をもっていく!
申請してから通るまでには時間がかかるし
早めに相談しておくと本当に困った時スムーズに対応してもらいやすいョ
メモ帳

その2

制度を利用する前に精神保健福祉士(PSW)など知識のある人に相談にのってもらう

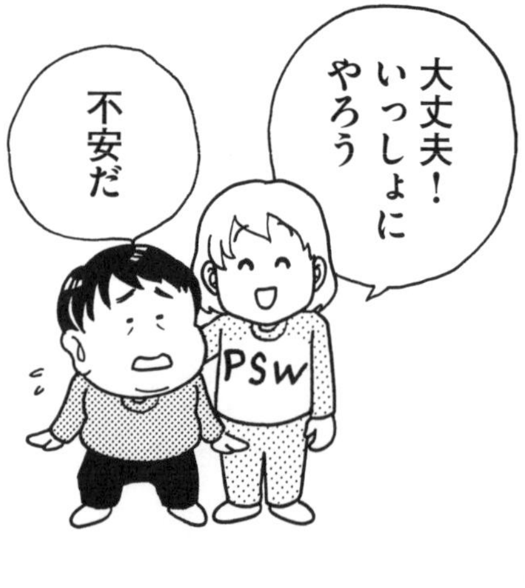
大丈夫!いっしょにやろう
不安だ
PSW

その3

診断書を書いてもらう
時には、日常生活で
困っているコトなどを
メモにして医師に
渡しておくといいヨ

**診断書は内容と
現状が合っているか
提出前に確認して
違っているようであれば
医師や
精神保健福祉士など
に相談してみる**

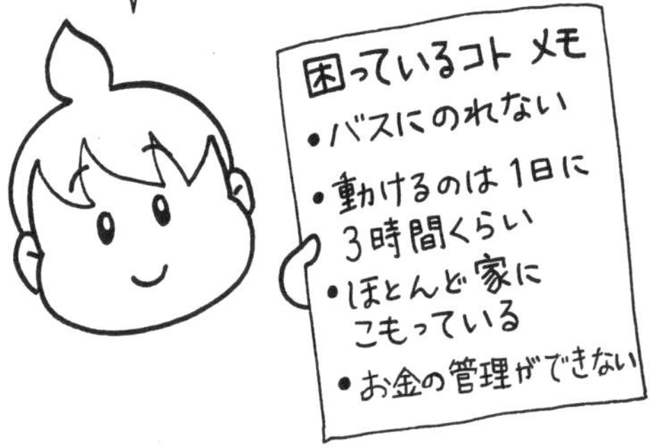
困っているコト メモ
・バスにのれない
・動けるのは 1日に
3時間くらい
・ほとんど家に
こもっている
・お金の管理ができない

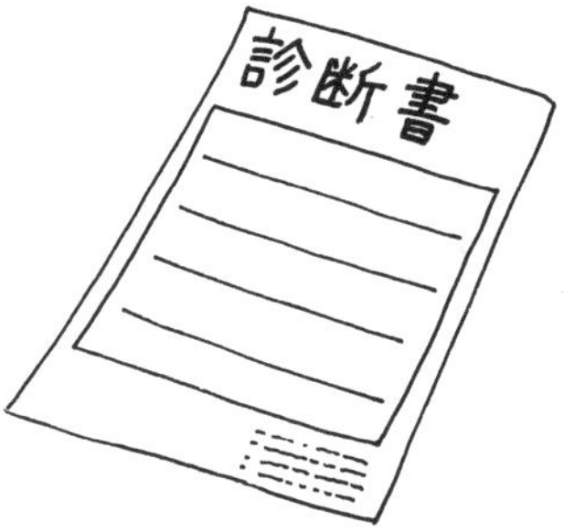
診断書

その4

提出する書類はすべてコピーをとっておく

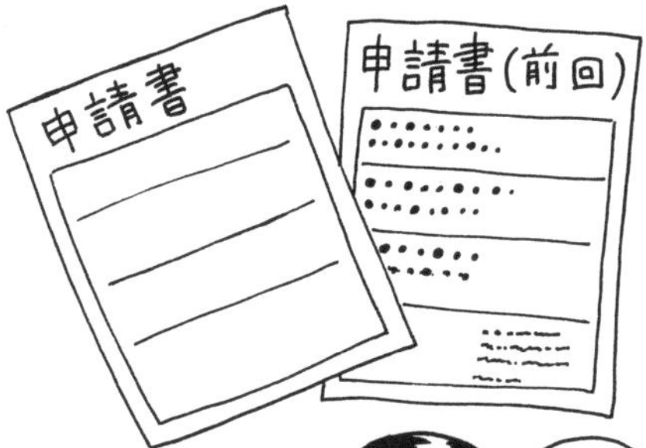
申請書
申請書(前回)

申請が通らなかった時
精神保健福祉士や
社会保険労務士などに
相談する時の資料になる

更新時の
書き方見本
になる

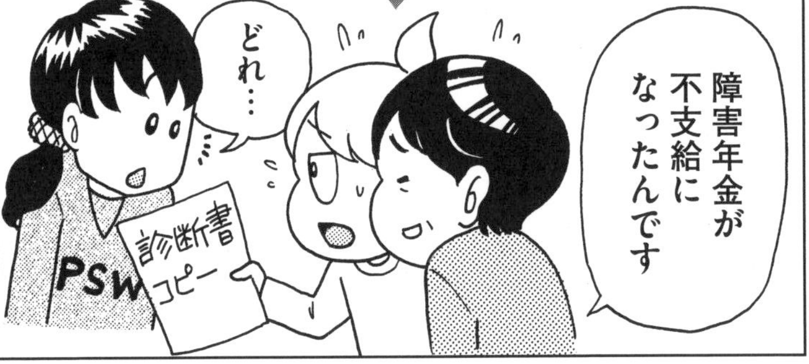
障害年金が
不支給に
なったんです
どれ…
診断書
コピー
PSW

その5

手続きの経過をレポートしてファイルする

その4 のコピーもはっておく

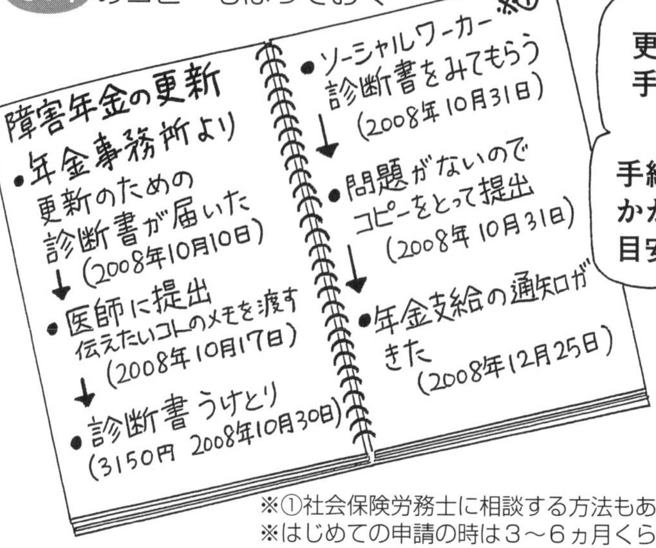
※①
障害年金の更新
●年金事務所より
更新のための
診断書が届いた
(2008年10月10日)
↓
●医師に提出
伝えたいコトのメモを渡す
(2008年10月17日)
↓
●診断書うけとり
(3150円 2008年10月30日)
●ソーシャルワーカー
診断書をみてもらう
(2008年10月31日)
↓
●問題がないので
コピーをとって提出
(2008年10月31日)
↓
●年金支給の通知が
きた
(2008年12月25日)

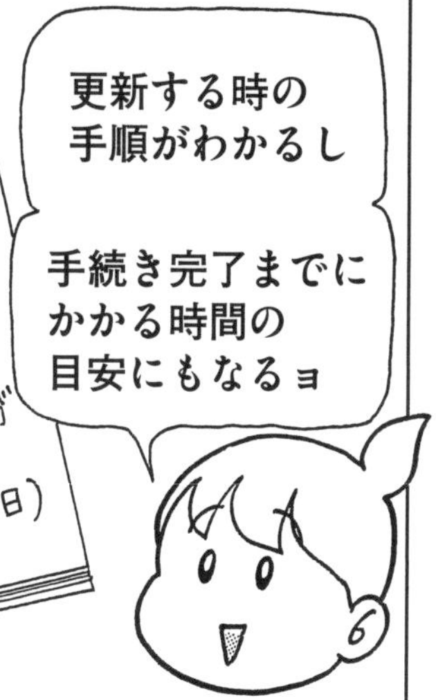
更新する時の
手順がわかるし
手続き完了までに
かかる時間の
目安にもなるョ

※①社会保険労務士に相談する方法もあります(有料)。
※はじめての申請の時は3〜6ヵ月くらい時間がかかります
※社会保険事務所は年金事務所に名称が変更しました。

その6

利用している制度の更新チェック表を作成する

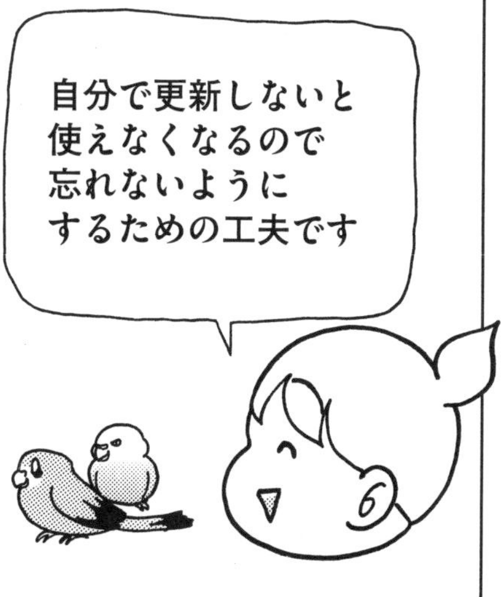
自分で更新しないと
使えなくなるので
忘れないように
するための工夫です

例)

●自立支援医療(1年ごとに更新)

今回申請日	次回申請予定
2008.5.28	2009 5月
2009.5.27	2010.5月
2010.5.14	2011 5月

相談窓口

医療機関

- 医師・看護スタッフ
- 医療相談スタッフ
- 精神保健福祉士など

公的機関

- 保健所
- 精神保健福祉センター
- 市区町村役場の障害福祉課
- 地域活動支援センター

その他

- 家族会
- 当事者の会
- 社会保険労務士

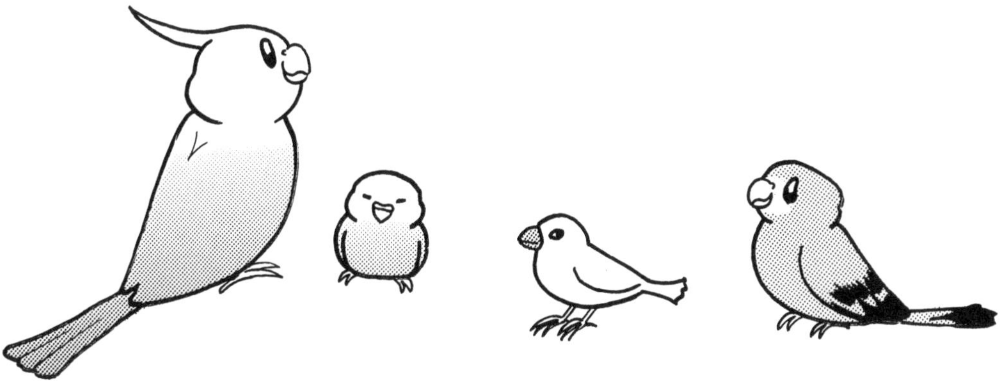

経済的なサポート

障害年金

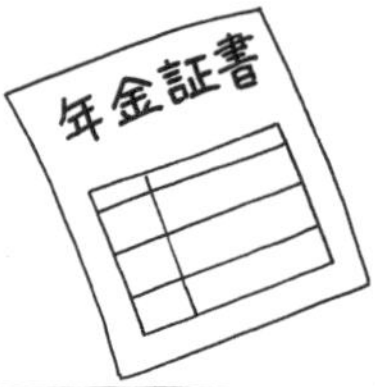
年金証書

病気やケガをして、障害が残ったときに
支給される年金
初診から1年6ヵ月経っても症状の改善
がみられず、障害程度が一定の重さの場合
に申請できる

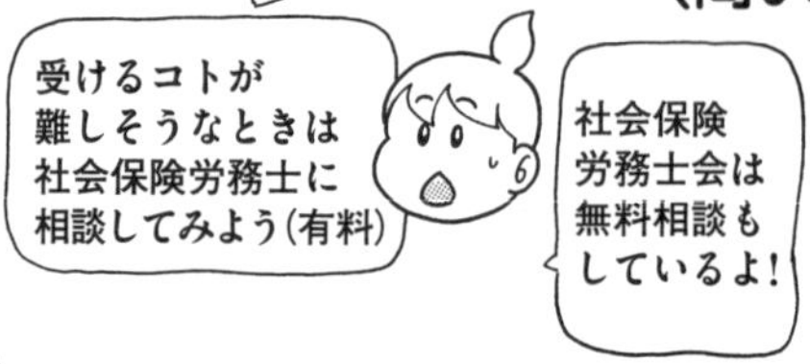
受けるコトが
難しそうなときは
社会保険労務士に
相談してみよう（有料）
社会保険
労務士会は
無料相談も
しているよ！

（問い合わせ先）

国民年金→市区町村役場
厚生年金→年金事務所 または
　　　　　街角の年金相談センター
共済年金→共済組合

傷病手当金

病気やケガで連続して3日以上欠勤し
給料が支払われないときに
支給される

（問い合わせ先）

健康保険加入者→全国健康保険協会
　　　　　　　　（協会けんぽ）各支部 または
　　　　　　　　健康保険組合
共済組合加入者→共済組合

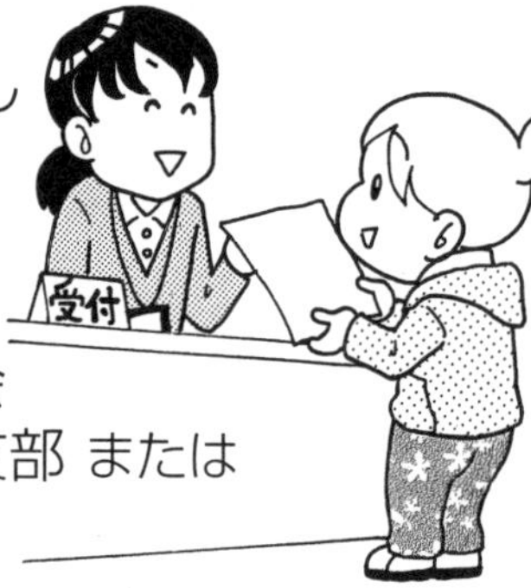
受付

生活保護

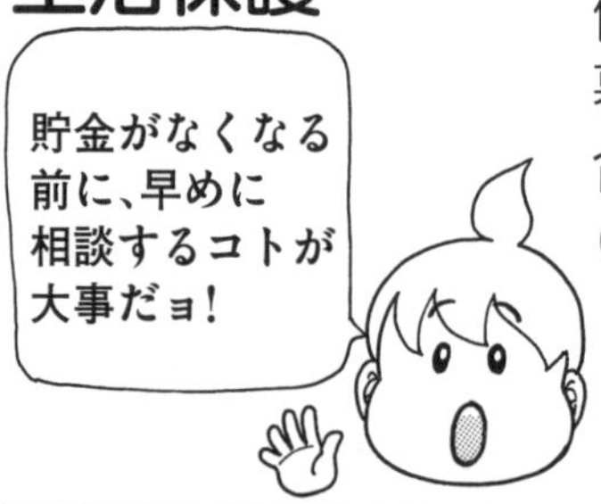
貯金がなくなる
前に、早めに
相談するコトが
大事だョ！

病気やケガで働けない
働いても収入が少ない、など
暮らしに困ったときに、条件に
合っていれば受けられる制度

（問い合わせ先）

市町村役場

※障害年金を受けている場合、調整されることが
あるので上記に確認して下さい。

自立支援医療(精神通院医療)

申請すると病院での
利用者自己負担が
原則10%になります

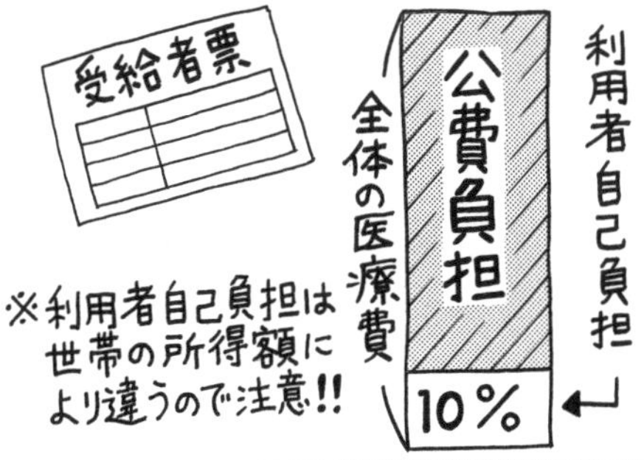
受給者票
全体の医療費
公費負担
10%
利用者自己負担
※利用者自己負担は
世帯の所得額に
より違うので注意!!

(問い合わせ先)

市区町村役場

高額療養費(入院・通院時)

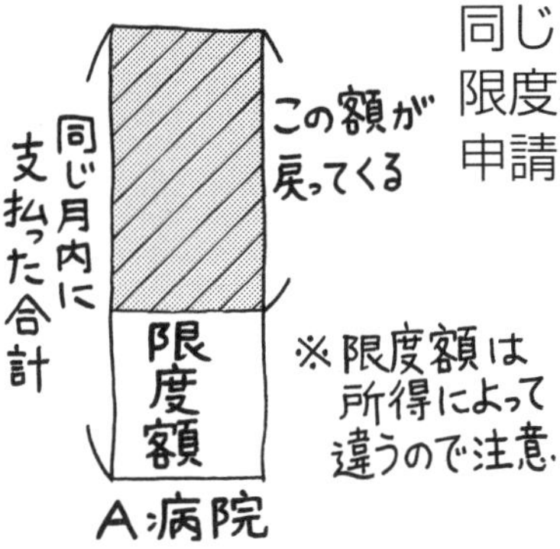
同じ月内に
支払った合計
この額が
戻ってくる
限度額
A:病院
※限度額は
所得によって
違うので注意.

同じ月に同じ病院に支払った医療費が
限度額を超えた場合は
申請すると後で戻ってくる制度

(問い合わせ先)

国民健康保険→市区町村役場
健康保険→全国健康保険協会
(協会けんぽ)各支部
または健康保険組合

限度額適用認定証

これを提示すると最初から限度額のみを支払えばよい
ただし、非課税世帯の低所得者が対象なので、健康保険の人は対象外

標準負担額減額認定証

入院した時の食事代が減額されます
住民税非課税世帯の人が申請できます

(問い合わせ先)

市区町村役場

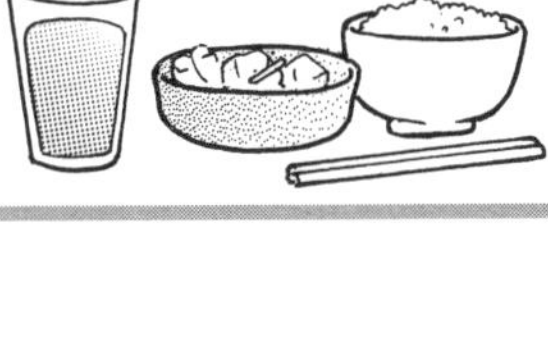

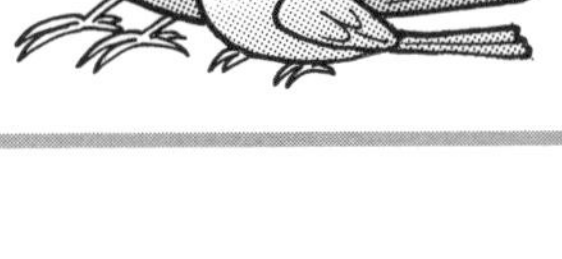

生活全般のサポート

精神障害者保健福祉手帳

通院を始めて、6ヵ月経ってから申請できます

（問い合わせ先）
市区町村役場

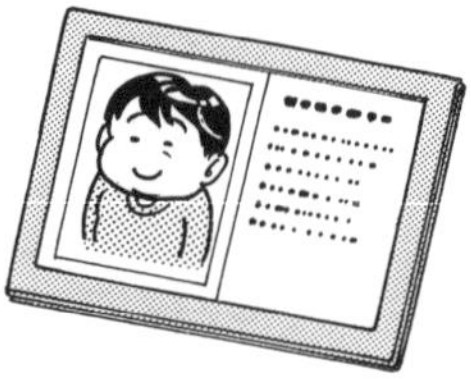

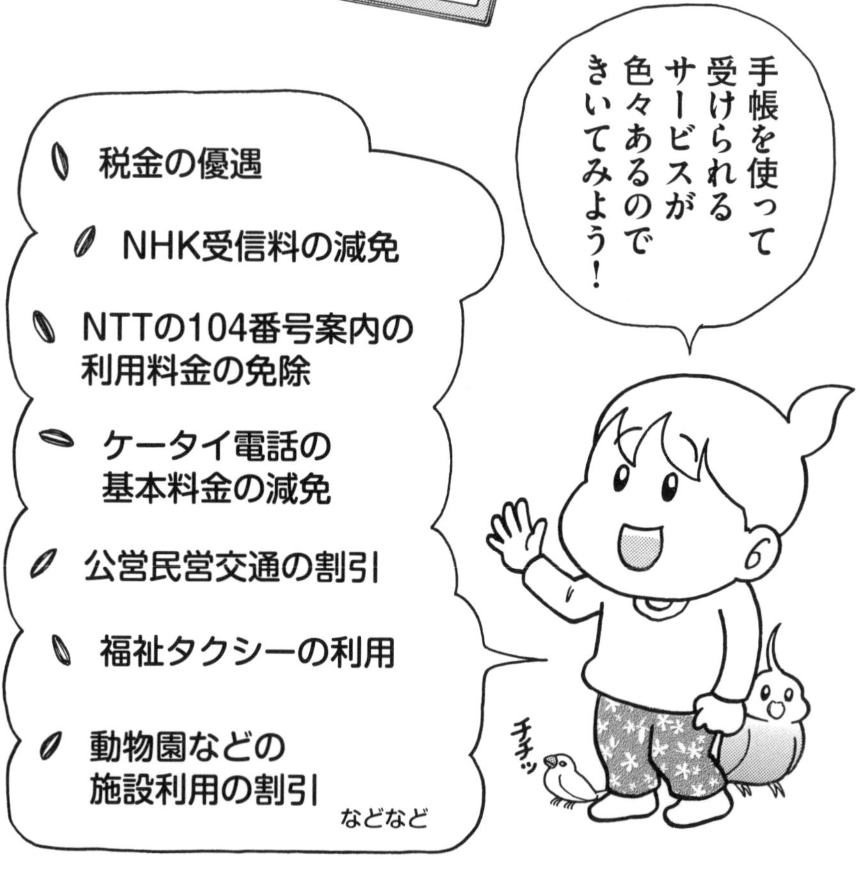

手帳を使って受けられるサービスが色々あるのできいてみよう！
税金の優遇
NHK受信料の減免
NTTの104番号案内の利用料金の免除
ケータイ電話の基本料金の減免
公営民営交通の割引
福祉タクシーの利用
動物園などの施設利用の割引
などなど
チチッ

家事援助（ホームヘルプサービス）

日常生活（炊事、洗濯、掃除、買い物など）の介助や生活に関する相談、服薬に関しても声をかけてくれる

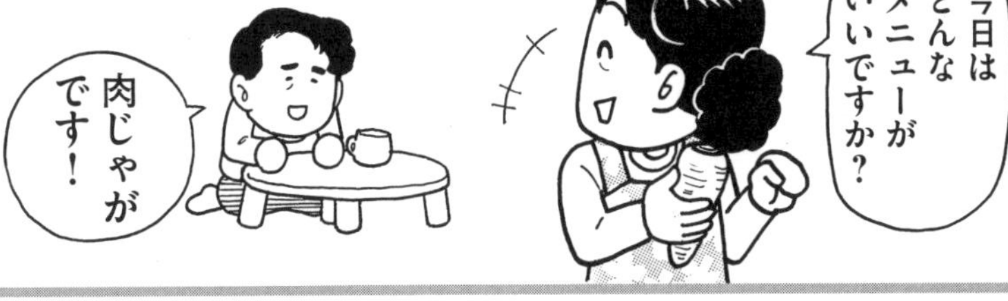
今日はどんなメニューがいいですか？
肉じゃがです！

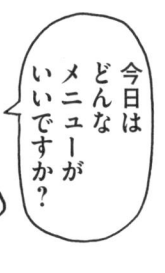

障害者配食サービス

調理が困難な人の食生活の質の確保のためにお弁当を届けてくれるサービス。一部自己負担あり

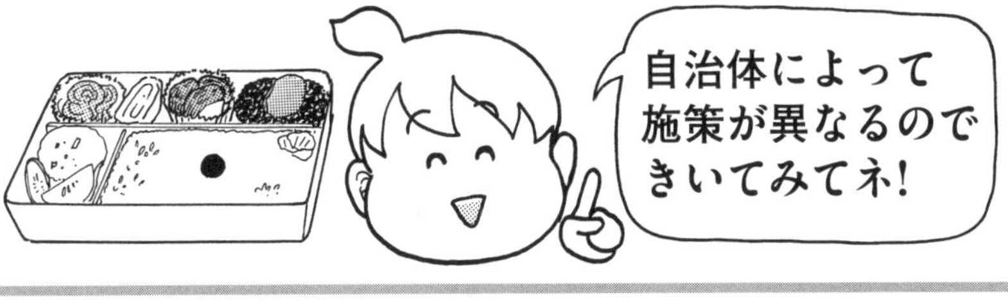
自治体によって施策が異なるのできいてみてネ！

精神障害者短期入所事業（ショートステイ）

介護者の疾病《しっぺい》やその他の理由により、一時的に住居においての介護ができなくなったとき精神障害者生活訓練施設などに短期入所できる

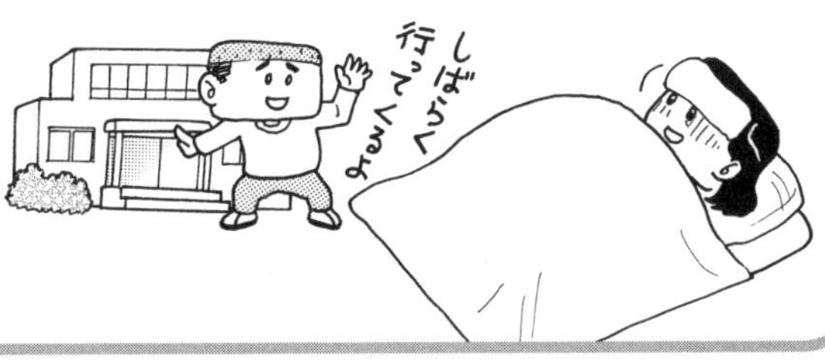
しばらく行ってくるよ

（問い合わせ先）
市区町村役場

社会参加のためのサポート①

自宅以外に過ごせる場所

デイケア、作業所、地域活動支援センターなど

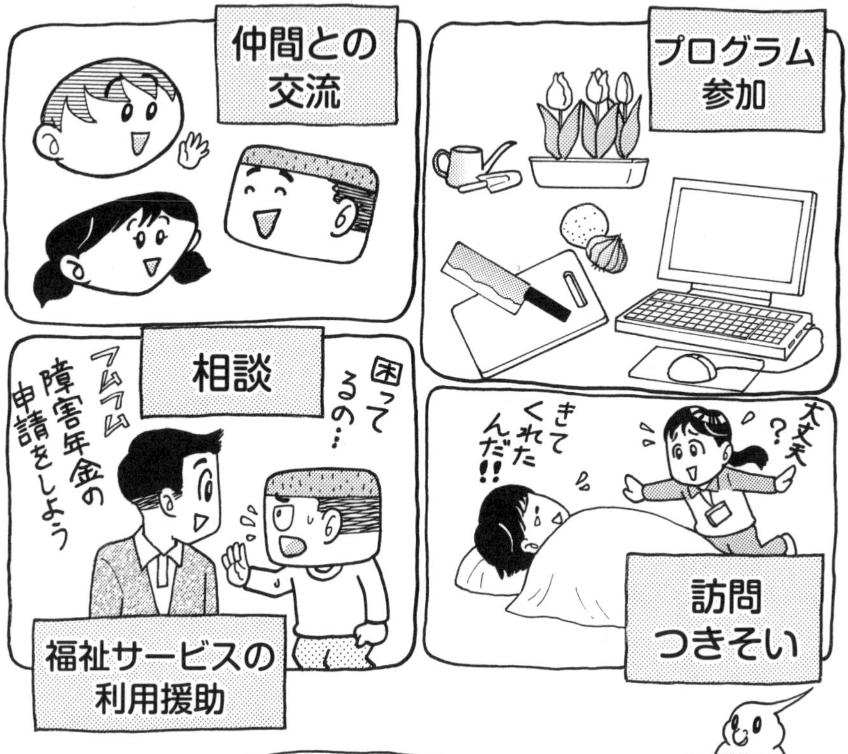
仲間との交流
プログラム参加
相談
困ってるの…
フムフム
障害年金の申請をしよう
福祉サービスの利用援助
大丈夫?
きてくれたんだ!!
訪問つきそい

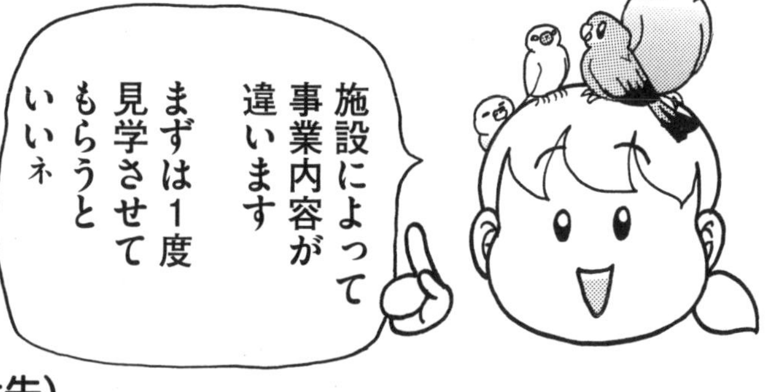
施設によって事業内容が違います
まずは1度見学させてもらうといいネ

(問い合わせ先)
市区町村役場

1人で暮らす練習のために

グループホーム（共同生活援助）など

世話人の援助（食事の提供、服薬指導金銭出納）を受けながら、共同生活を行います
障害程度の重い場合は、ケアホーム（共同生活介護）の利用となります

（問い合わせ先）
市区町村役場、指定相談支援事業所

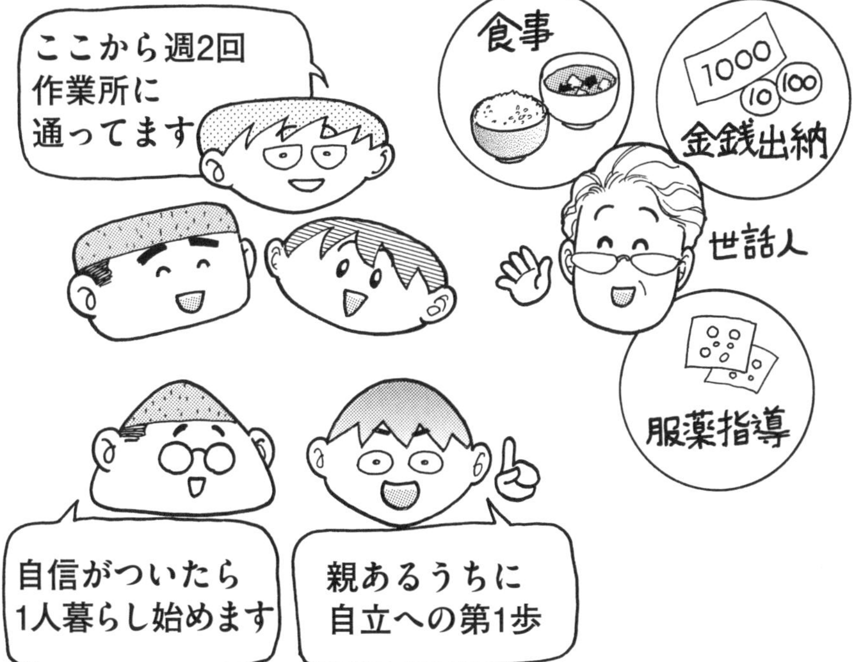
ここから週2回
作業所に
通ってます
食事
1000
10
100
金銭出納
世話人
服薬指導
自信がついたら
1人暮らし始めます
親あるうちに
自立への第1歩

社会参加のためのサポート②

就職したい

① 相談支援 → ② 準備訓練支援 → ③ 就職活動 雇用前・定着支援 → ④ 離職 転職 再チャレンジ支援

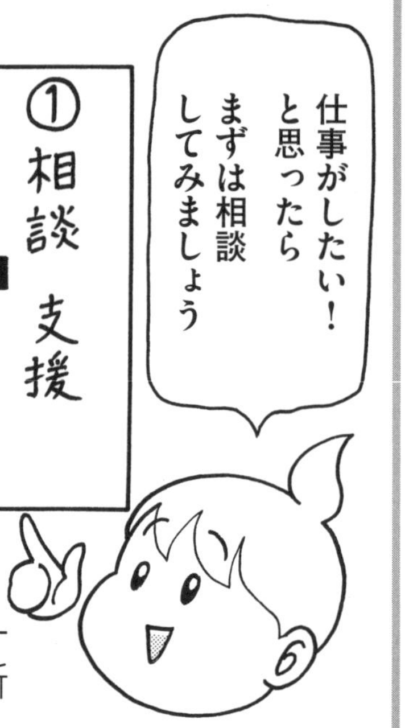

仕事がしたい！と思ったらまずは相談してみましょう

（相談窓口・支援機関）

障害者就業・生活支援センター
ハローワーク、相談支援事業所
市町村役場（障害福祉課）など

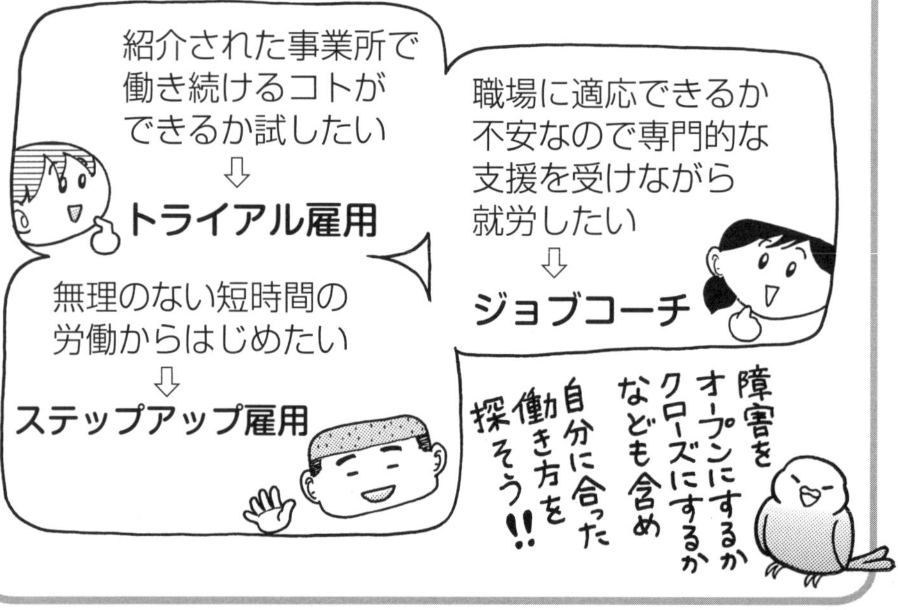

紹介された事業所で働き続けるコトができるか試したい
⇩
トライアル雇用
無理のない短時間の労働からはじめたい
⇩
ステップアップ雇用
職場に適応できるか不安なので専門的な支援を受けながら就労したい
⇩
ジョブコーチ
障害をオープンにするかクローズにするかなども含め自分に合った働き方を探そう!!

終章

中村家《わがや》流 統合失調症生活《トーシツライフ》

工夫あれこれ

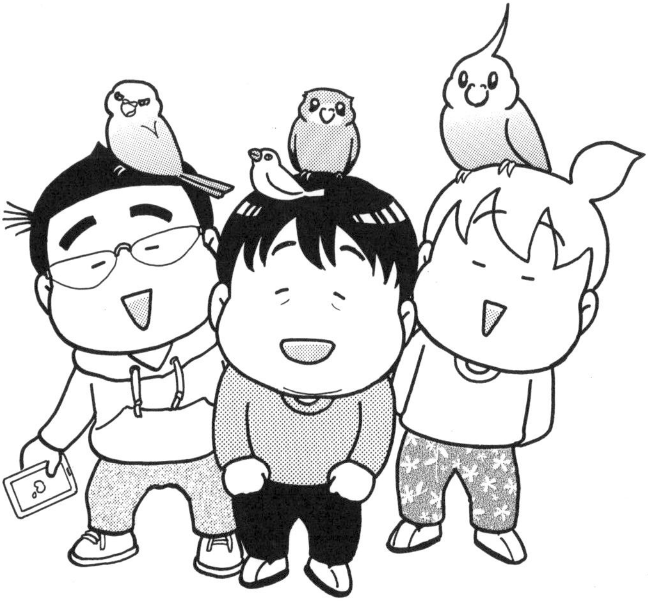

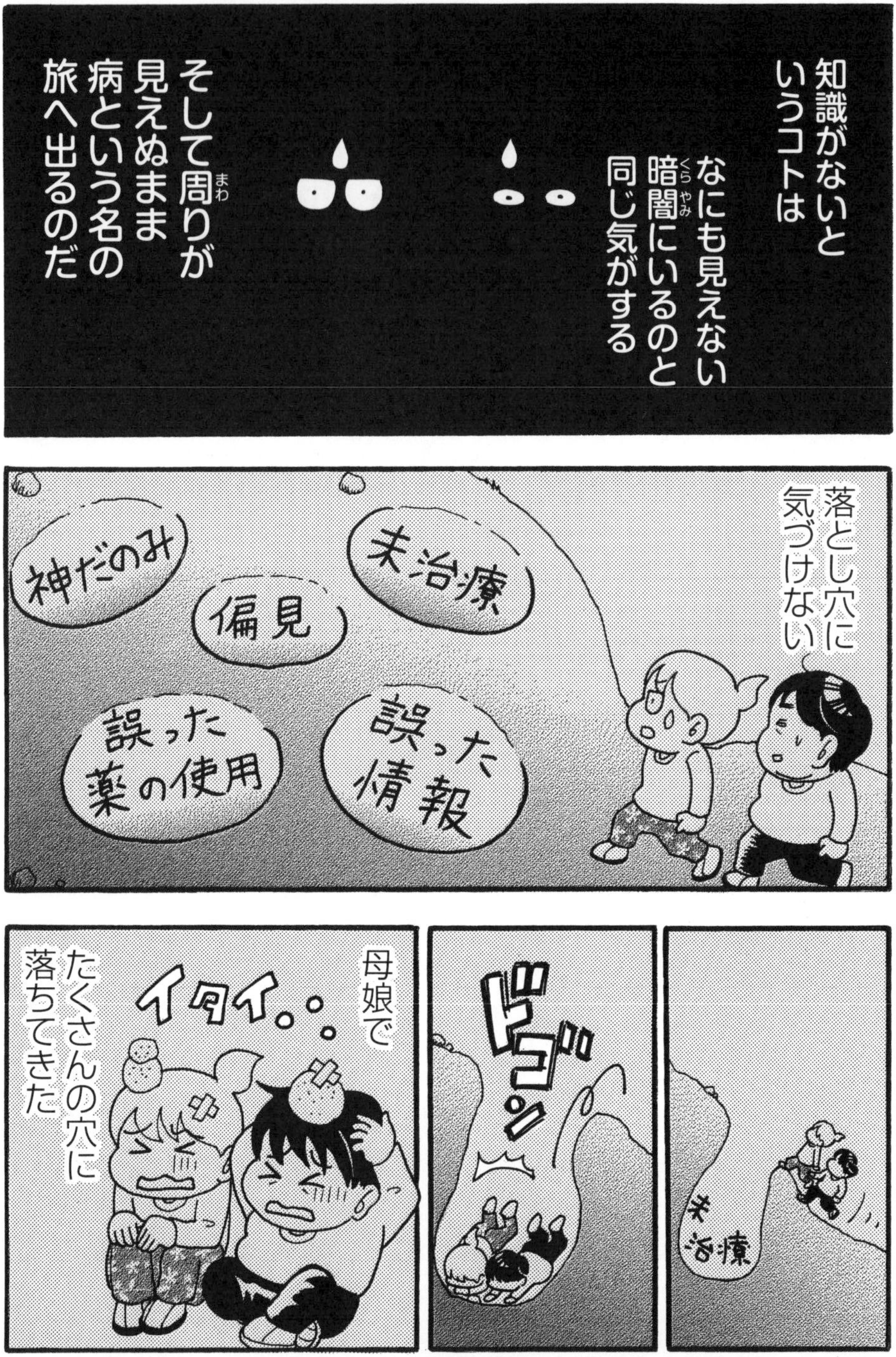
知識がないというコトは
なにも見えない暗闇《くらやみ》にいるのと同じ気がする
そして周《まわ》りが見えぬまま病という名の旅へ出るのだ
落とし穴に気づけない
未治療
偏見
神だのみ
誤った情報
誤った薬の使用
未治療
ドゴン
母娘でたくさんの穴に落ちてきた
イタイ。。。

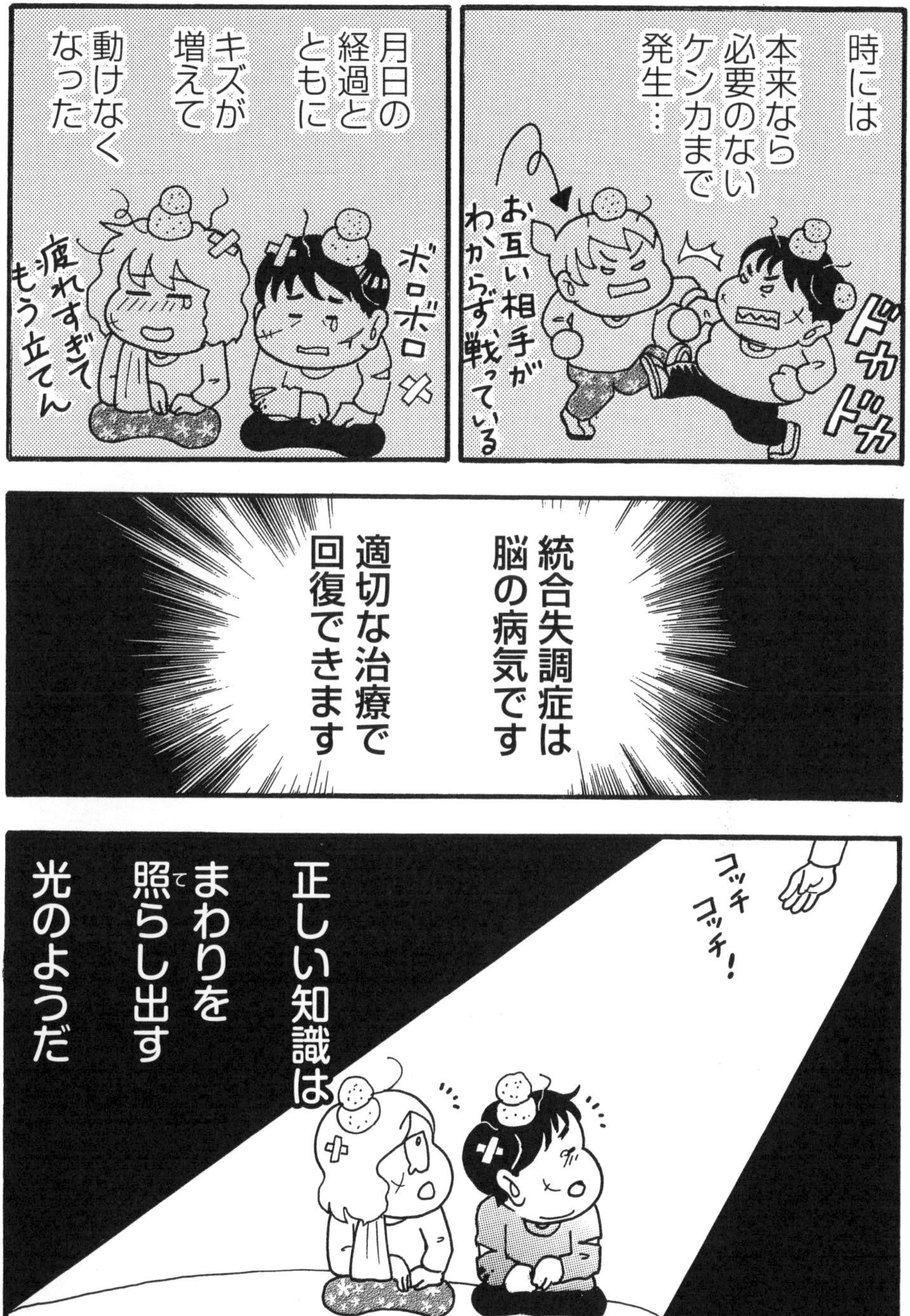
時には
本来なら
必要のない
ケンカまで
発生…
お互い相手がわからず戦っている
ドカドカ
月日の
経過と
ともに
キズが
増えて
動けなく
なった
ボロボロ
疲れすぎてもう立てん
統合失調症は
脳の病気です
適切な治療で
回復できます
コッチ
コッチ!
正しい知識は
まわりを
照《て》らし出す
光のようだ

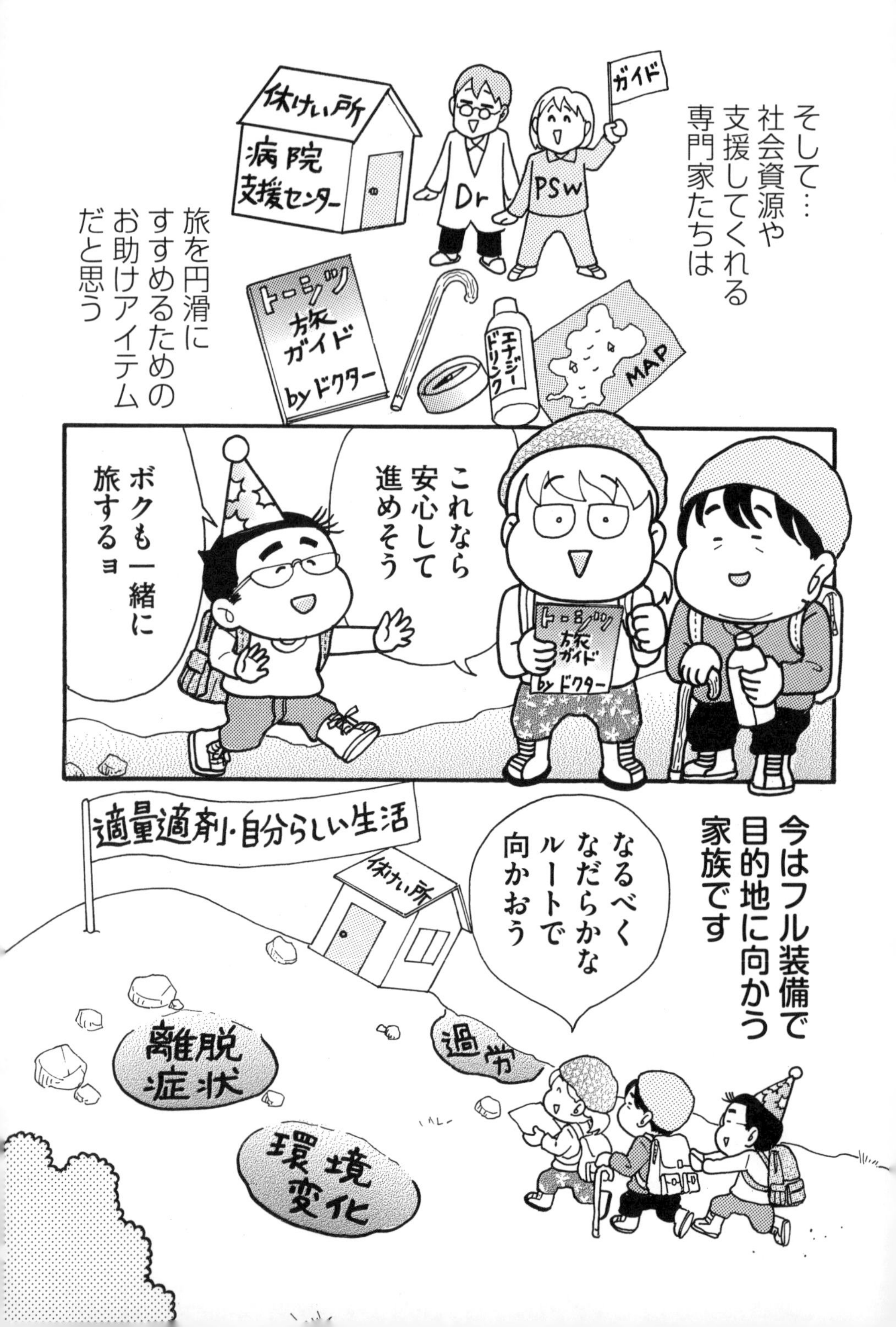
そして…
社会資源や
支援してくれる
専門家たちは
ガイド
Dr
PSW
休けい所
病院
支援センター
旅を円滑に
すすめるための
お助けアイテム
だと思う
MAP
エナジードリンク
トーシツ旅ガイド byドクター
これなら安心して進めそう
ボクも一緒に旅するョ
今はフル装備で
目的地に向かう
家族です
なるべくなだらかなルートで向かおう
適量適剤・自分らしい生活
休けい所
過労
離脱症状
環境変化

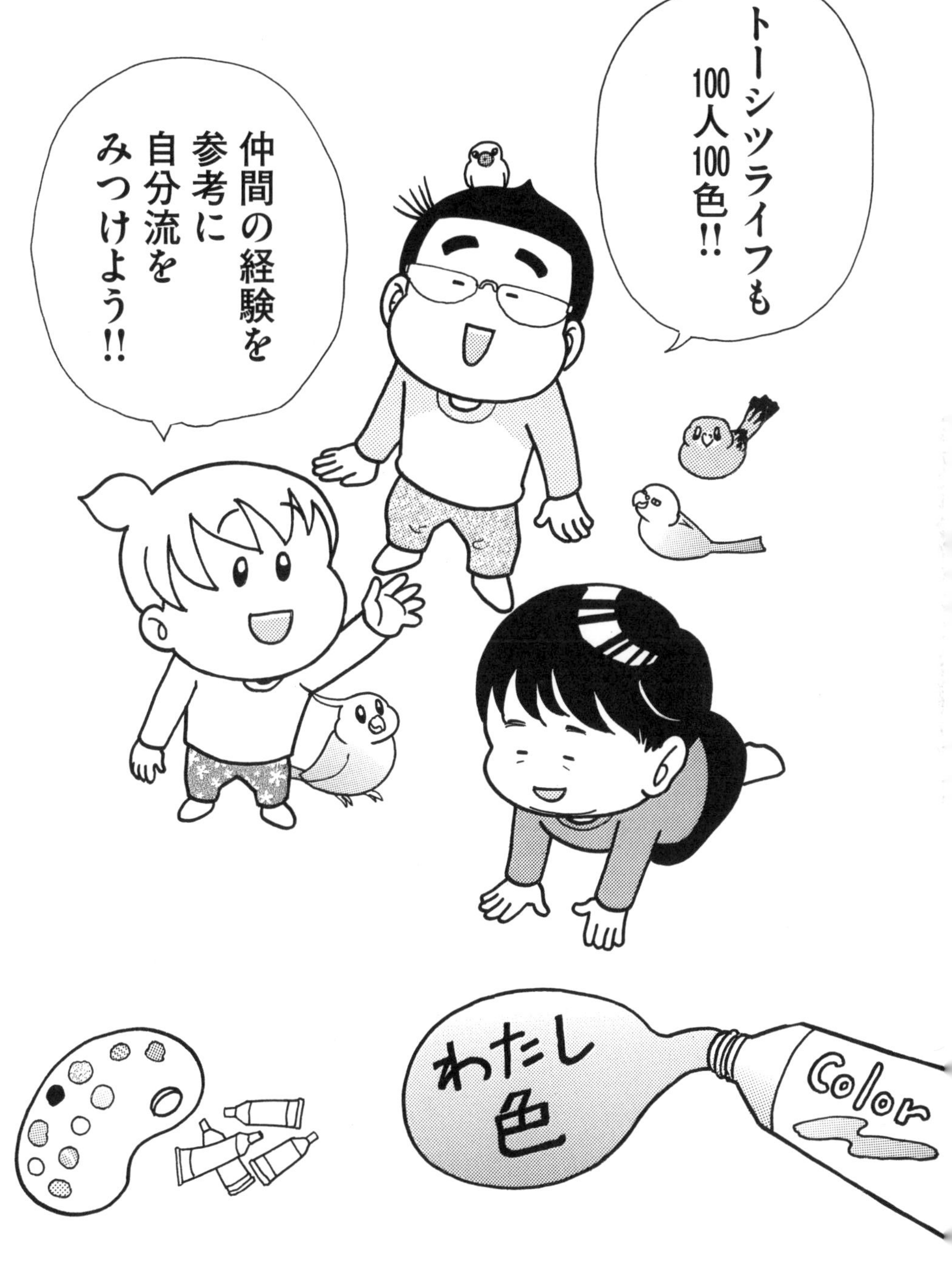
トーシツライフも
100人100色!!
仲間の経験を
参考に
自分流を
みつけよう!!
わたし
色
Color

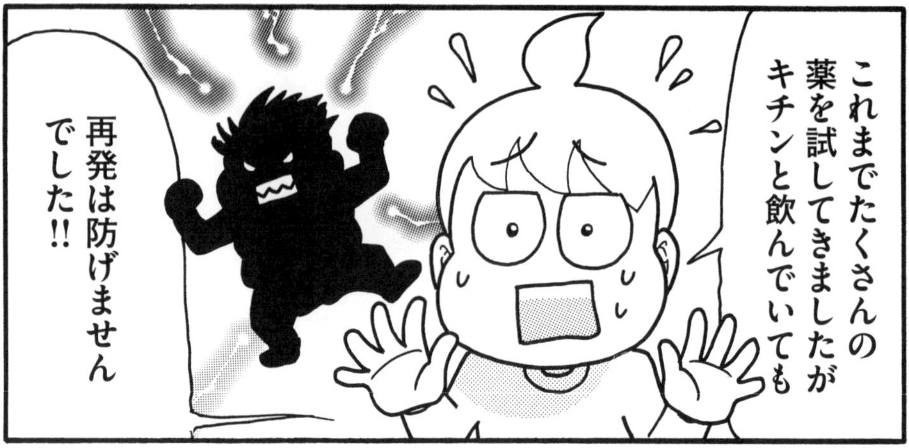
これまでたくさんの
薬を試してきましたが
キチンと飲んでいても
再発は防げません
でした!!

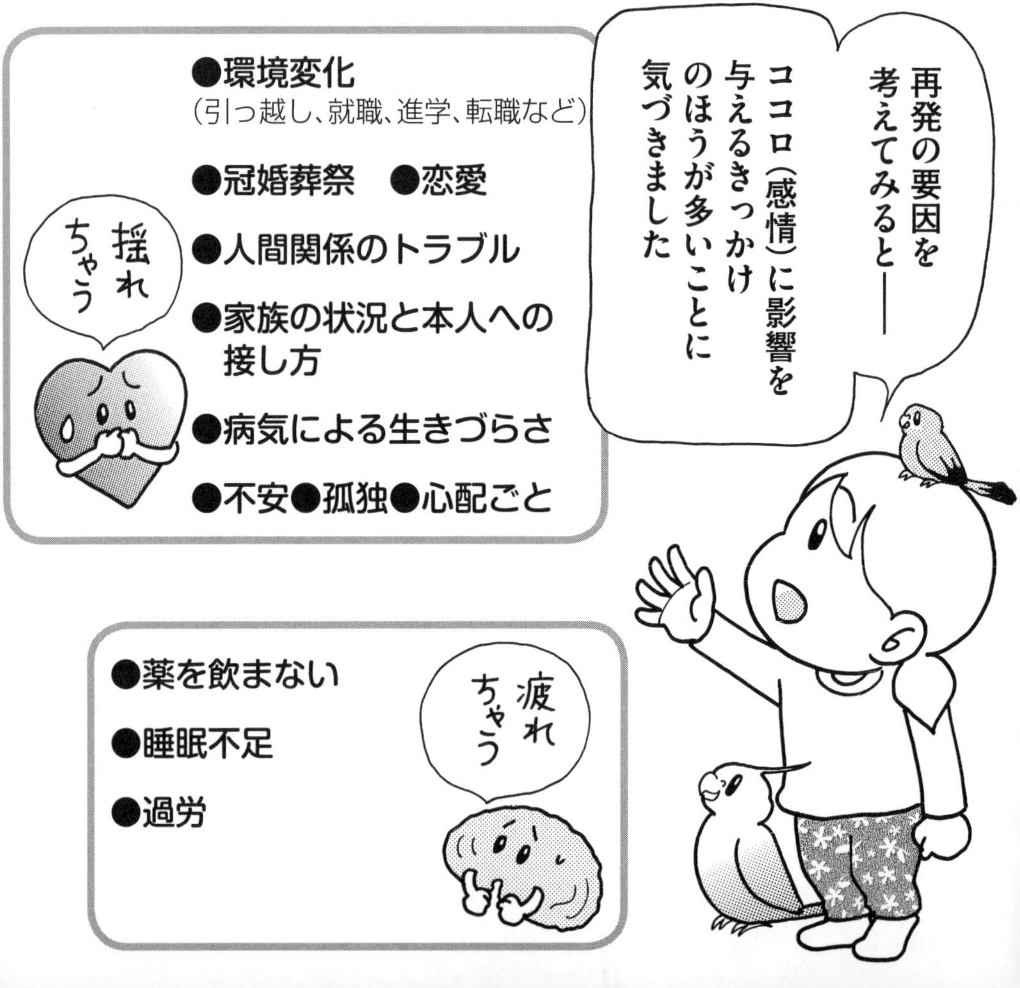
再発の要因を
考えてみると——
ココロ（感情）に影響を
与えるきっかけ
のほうが多いことに
気づきました
●環境変化
（引っ越し、就職、進学、転職など）
●冠婚葬祭　●恋愛
●人間関係のトラブル
●家族の状況と本人への
接し方
●病気による生きづらさ
●不安●孤独●心配ごと
揺れちゃう
●薬を飲まない
●睡眠不足
●過労
疲れちゃう

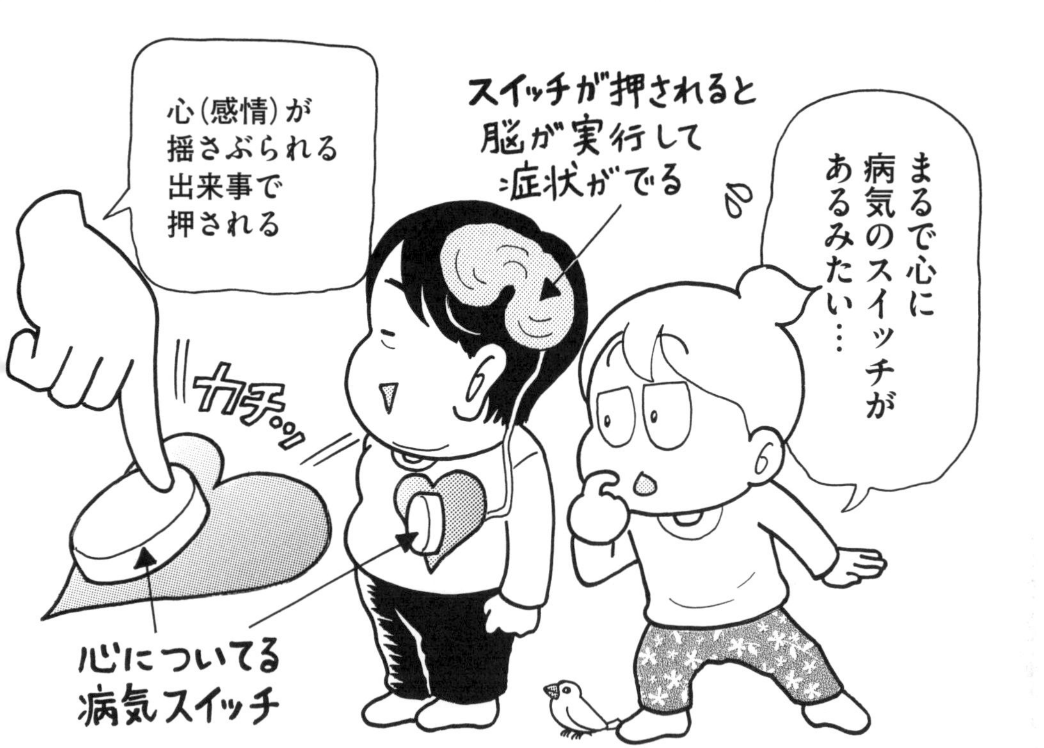
まるで心に病気のスイッチがあるみたい…
スイッチが押されると脳が実行して症状がでる
心(感情)が揺さぶられる出来事で押される
カチッ
心についてる病気スイッチ

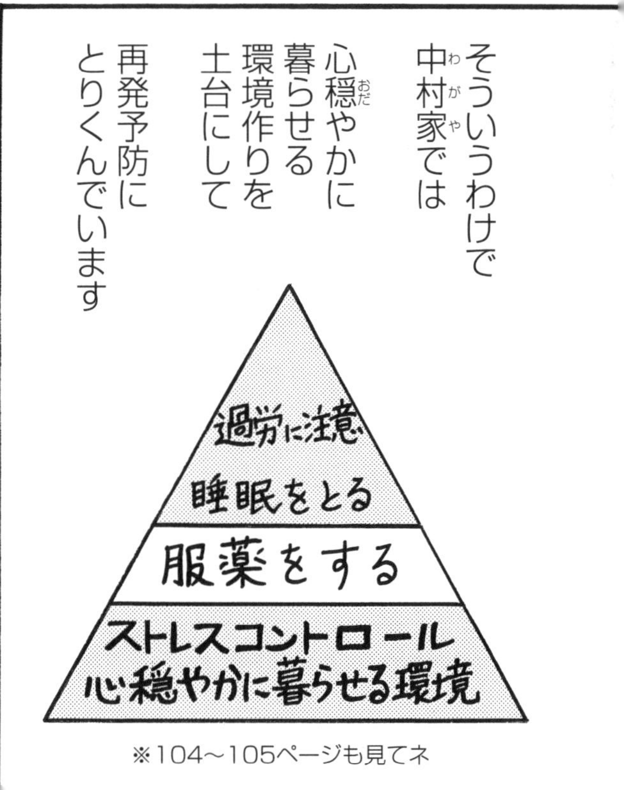
そういうわけで中村家《わがや》では心穏《おだ》やかに暮らせる環境作りを土台にして再発予防にとりくんでいます
過労に注意
睡眠をとる
服薬をする
ストレスコントロール
心穏やかに暮らせる環境
※104～105ページも見てネ

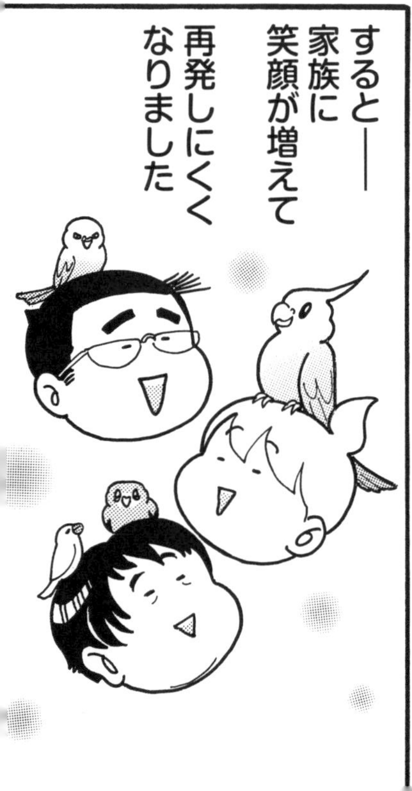
すると——家族に笑顔が増えて再発しにくくなりました

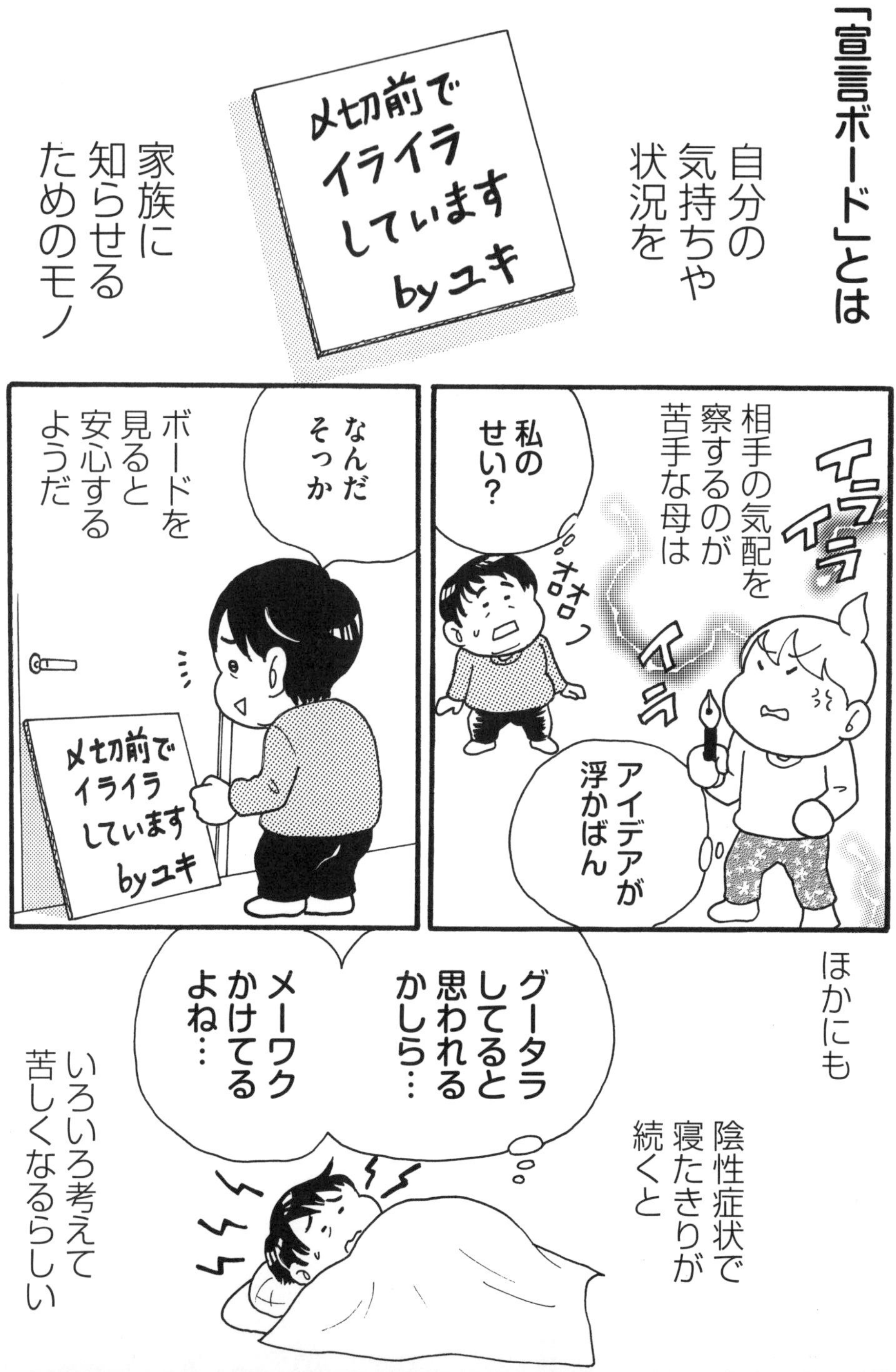
「宣言ボード」とは
自分の気持ちや状況を
〆切前でイライラしています byユキ
家族に知らせるためのモノ
相手の気配を察するのが苦手な母は
イライラ
イラ
私のせい?
オロオロ
アイデアが浮かばん
なんだそっか
ボードを見ると安心するようだ
〆切前でイライラしています byユキ
ほかにも
陰性症状で寝たきりが続くと
グータラしてると思われるかしら…
メーワクかけてるよね…
いろいろ考えて苦しくなるらしい

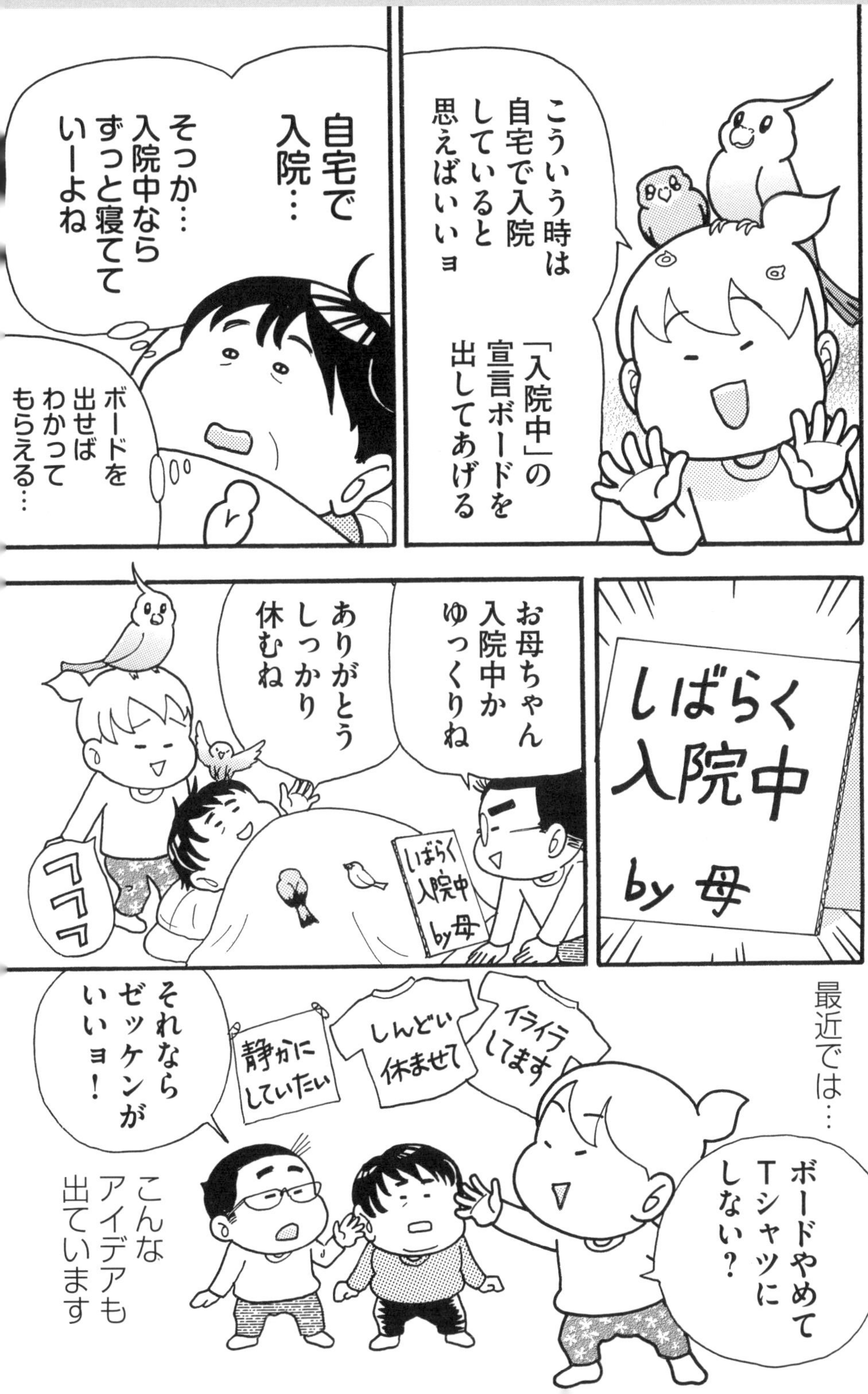
こういう時は自宅で入院していると思えばいいョ
「入院中」の宣言ボードを出してあげる
自宅で入院…
そっか…入院中ならずっと寝てていーよね
ボードを出せばわかってもらえる…
しばらく入院中 by 母
お母ちゃん入院中かゆっくりね
ありがとうしっかり休むね
最近では…
ボードやめてTシャツにしない？
イライラしてます
しんどい休ませて
静かにしていたい
それならゼッケンがいいョ！
こんなアイデアも出ています

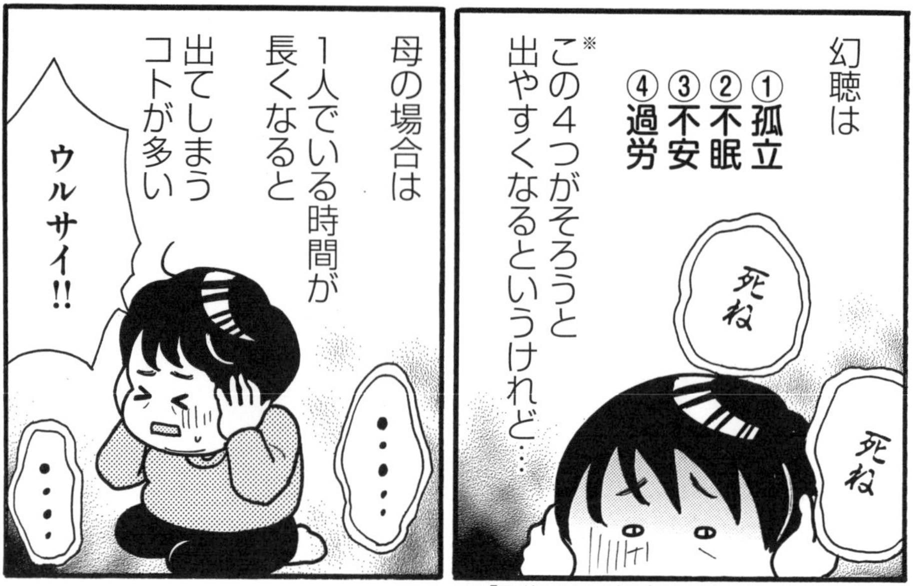
幻聴は
①孤立
②不眠
③不安
④過労
※この４つがそろうと出やすくなるというけれど…
死ね
死ね
母の場合は1人でいる時間が長くなると出てしまうコトが多い
ウルサイ!!

※『正体不明の声』（原田誠一著　アルタ出版）

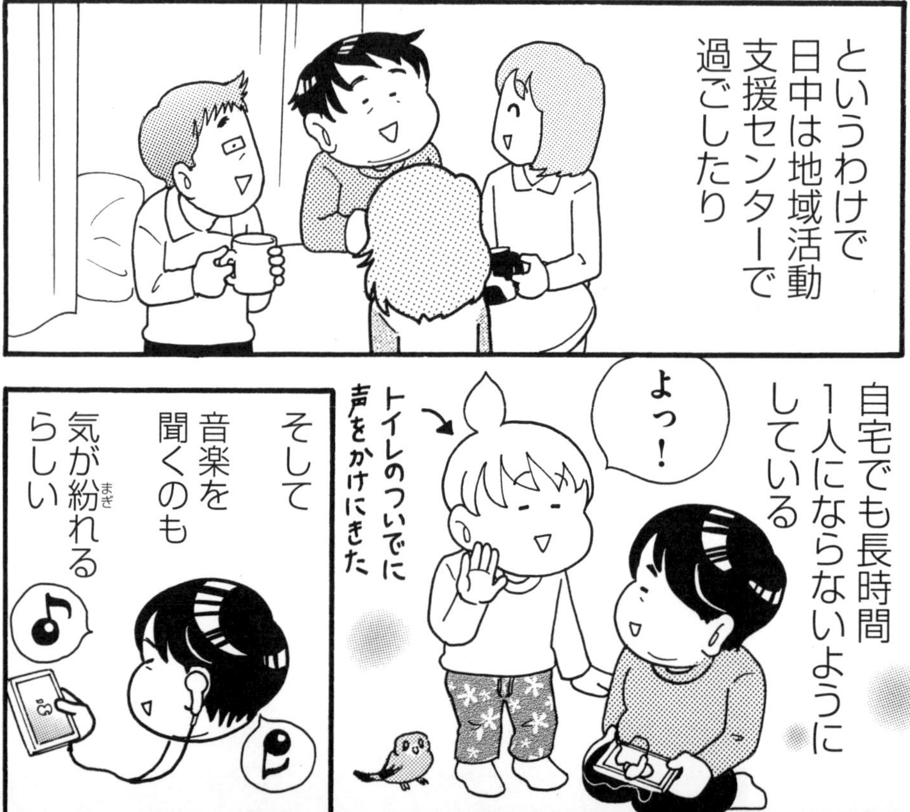
というわけで日中は地域活動支援センターで過ごしたり
自宅でも長時間1人にならないようにしている
よっ!
トイレのついでに声をかけにきた
そして音楽を聞くのも気が紛《まぎ》れるらしい

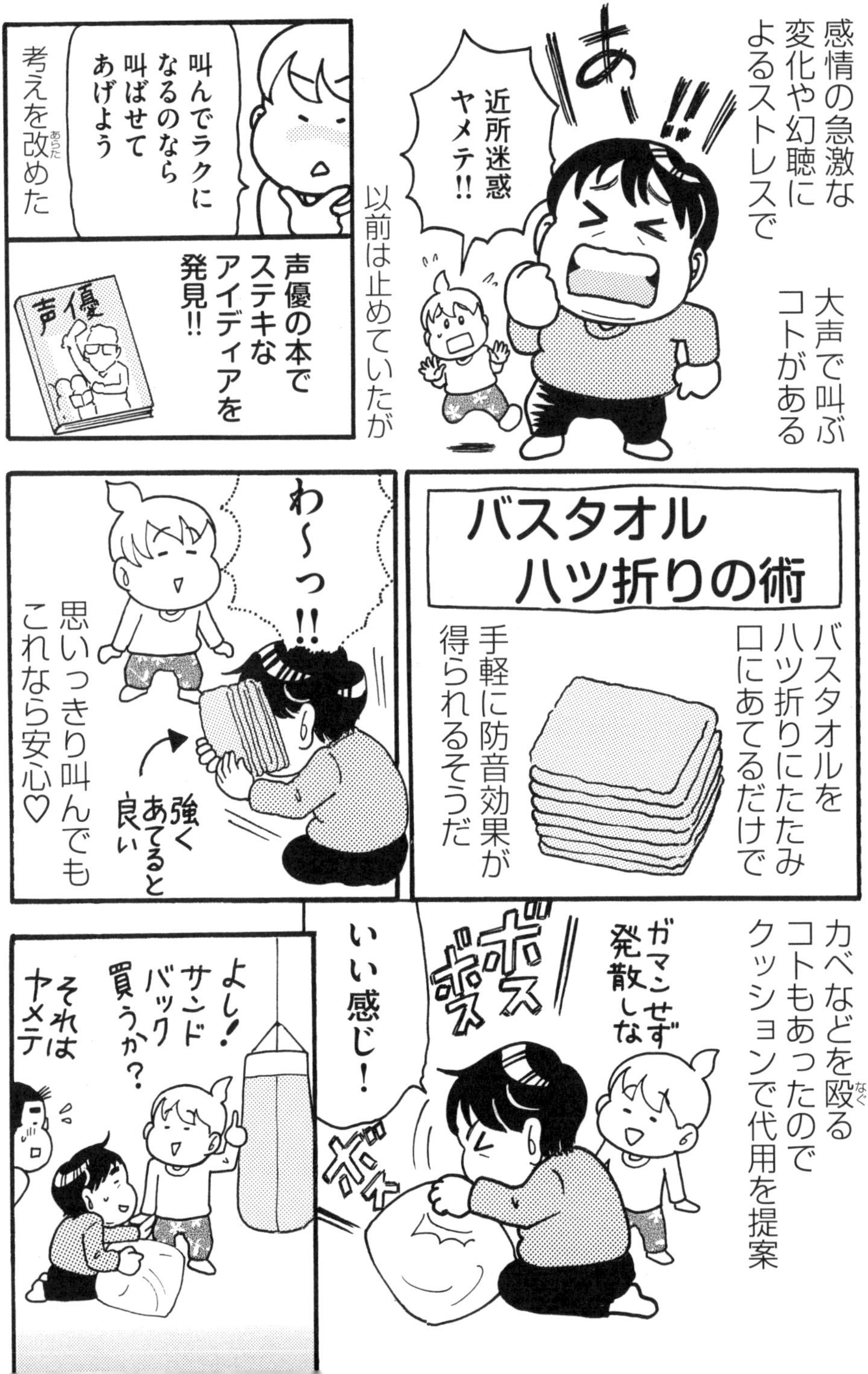
感情の急激な変化や幻聴によるストレスで
大声で叫ぶコトがある
あ～!!
近所迷惑ヤメテ!!
以前は止めていたが
叫んでラクになるのなら叫ばせてあげよう
考えを改《あらた》めた
声優の本でステキなアイディアを発見!!
声優
バスタオル八ツ折りの術
バスタオルを八ツ折りにたたみ口にあてるだけで
手軽に防音効果が得られるそうだ
わ～っ!!
強くあてると良い
思いっきり叫んでもこれなら安心♡
カベなどを殴《なぐ》るコトもあったのでクッションで代用を提案
ガマンせず発散しな
ボスボス
いい感じ!
ボス
よし! サンドバック買うか?
それはヤメテ

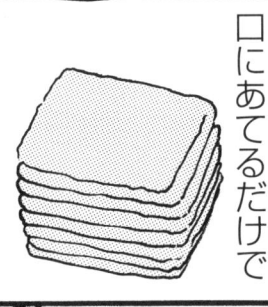

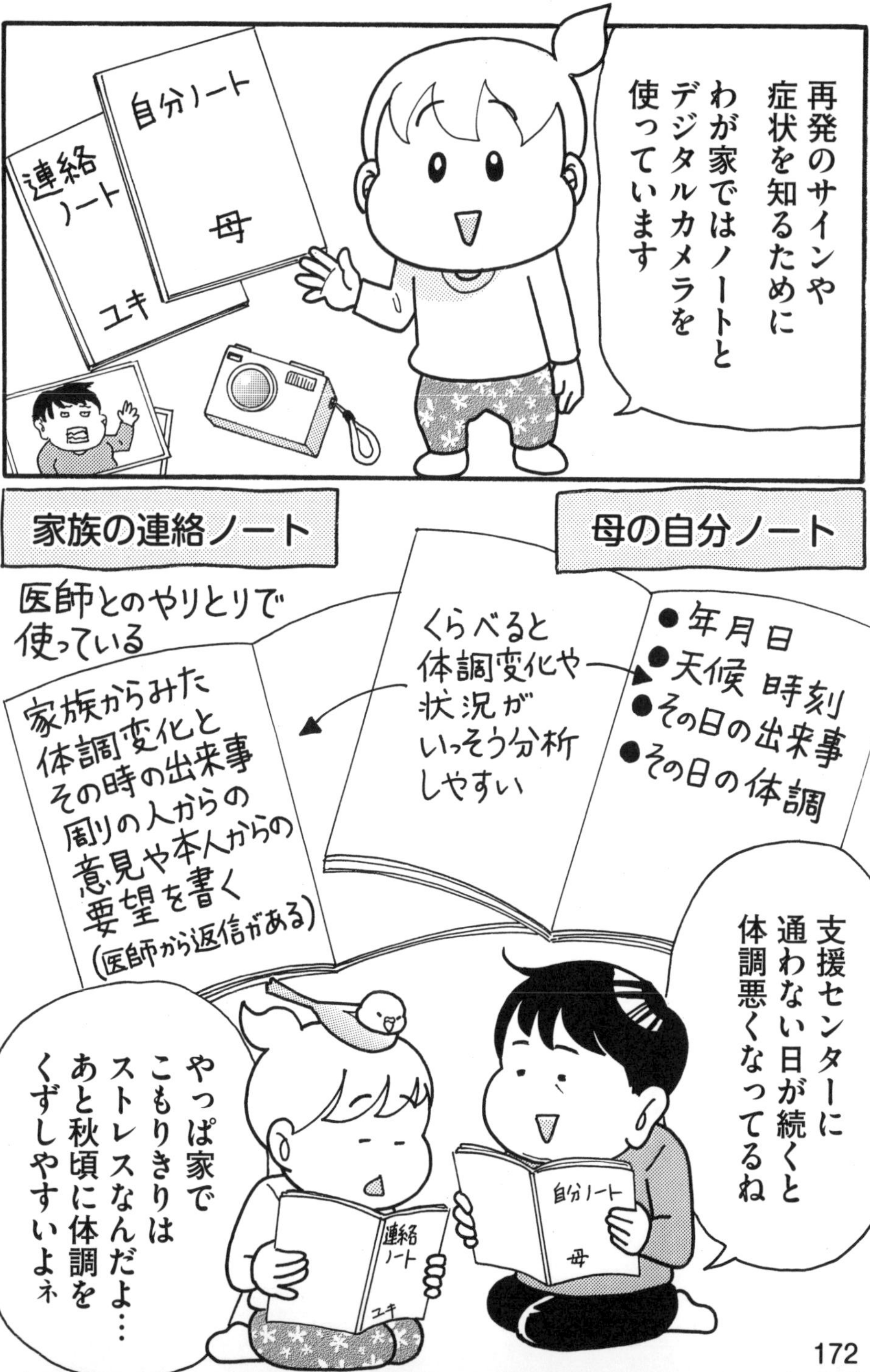
再発のサインや症状を知るためにわが家ではノートとデジタルカメラを使っています
自分ノート
母
連絡ノート
ユキ
母の自分ノート
● 年月日
● 天候 時刻
● その日の出来事
● その日の体調
くらべると体調変化や状況がいっそう分析しやすい
家族の連絡ノート
医師とのやりとりで使っている
家族からみた体調変化とその時の出来事周りの人からの意見や本人からの要望を書く
(医師から返信がある)
支援センターに通わない日が続くと体調悪くなってるね
自分ノート
母
やっぱ家でこもりきりはストレスなんだよ…
あと秋頃に体調をくずしやすいよネ
連絡ノート
ユキ

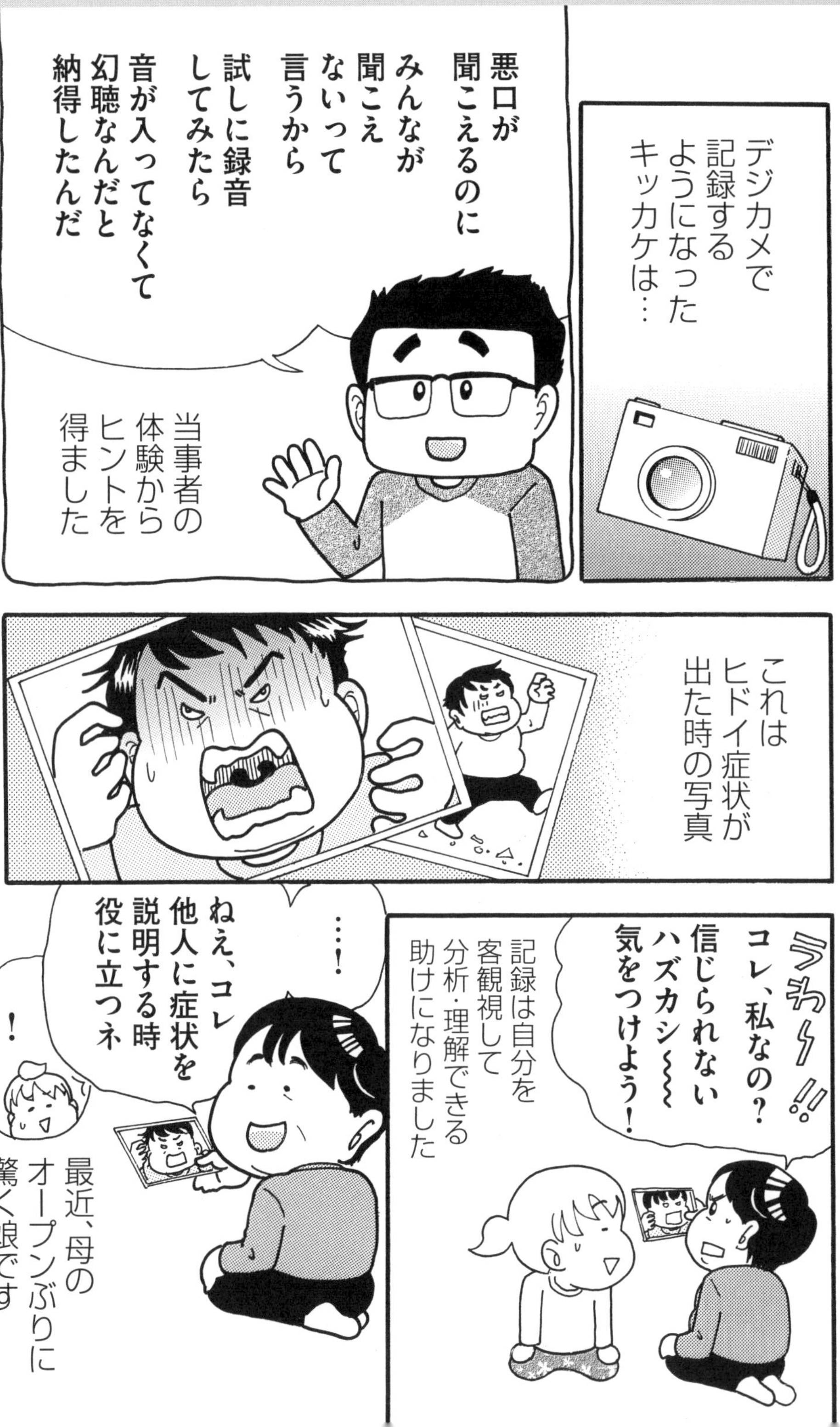
デジカメで記録するようになったキッカケは…
悪口が聞こえるのにみんなが聞こえないって言うから試しに録音してみたら音が入ってなくて幻聴なんだと納得したんだ
当事者の体験からヒントを得ました
これはヒドイ症状が出た時の写真
うわ〜!!
コレ、私なの? 信じられない ハズカシ〜〜 気をつけよう!
記録は自分を客観視して分析・理解できる助けになりました
…!
ねえ、コレ他人に症状を説明する時役に立つネ
!
最近、母のオープンぶりに驚く娘です

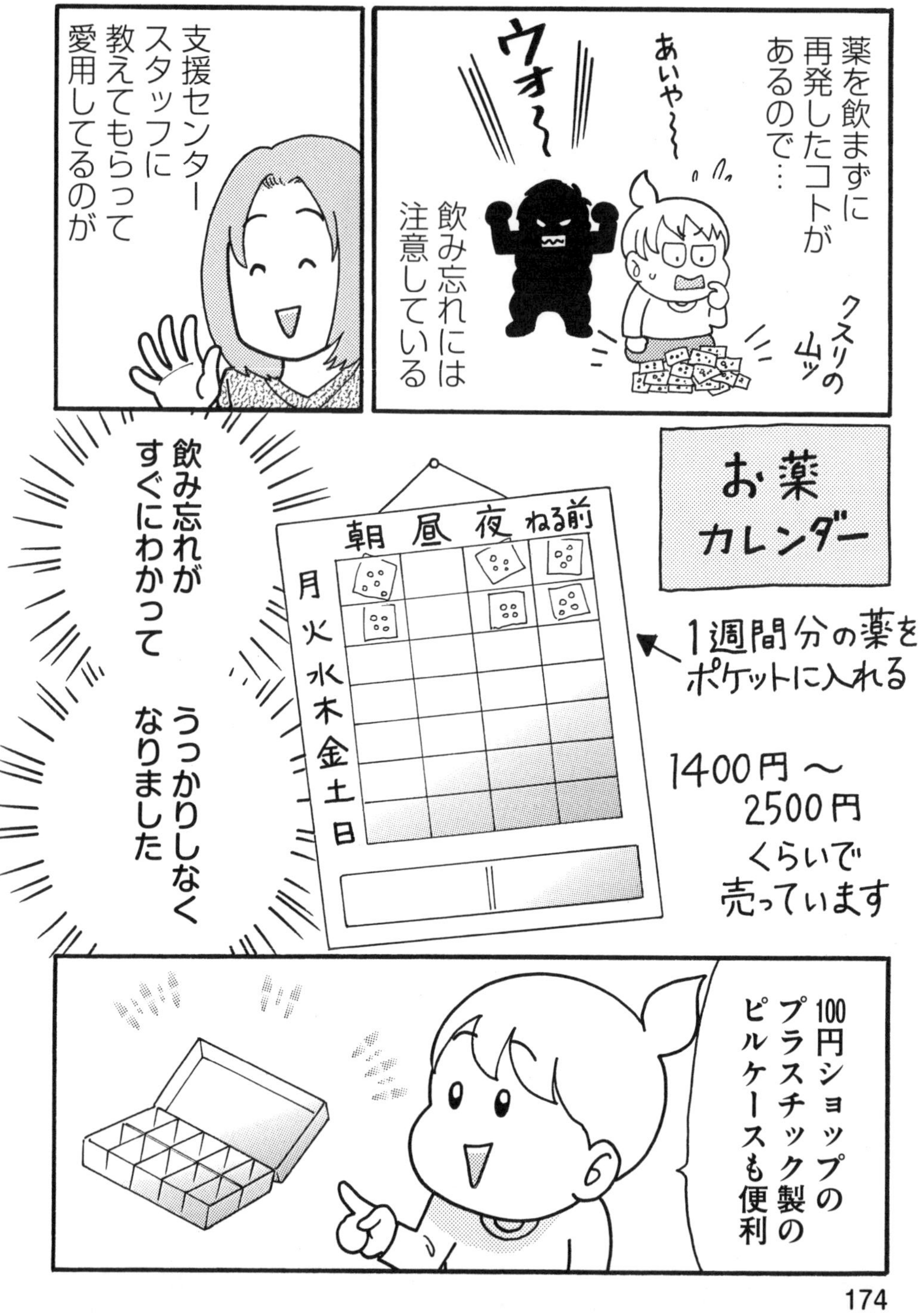

薬を飲まずに再発したコトがあるので…
あいや～～
ウォ～
クスリの山ッ
飲み忘れには注意している
支援センタースタッフに教えてもらって愛用してるのが
お薬カレンダー
朝
昼
夜
ねる前
月
火
水
木
金
土
日
1週間分の薬をポケットに入れる
1400円～2500円くらいで売っています
飲み忘れがすぐにわかって
うっかりしなくなりました
100円ショップのプラスチック製のピルケースも便利

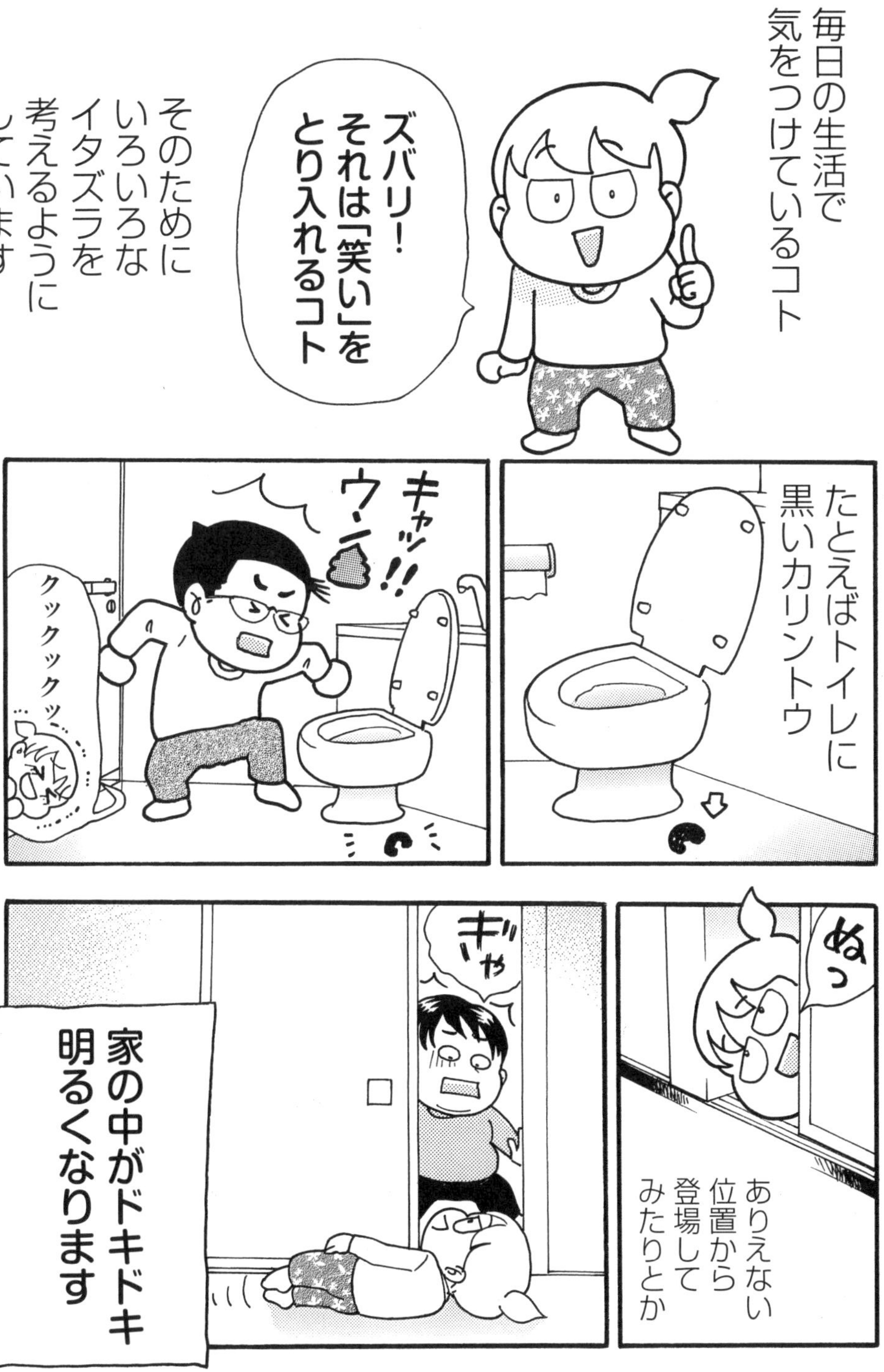
毎日の生活で気をつけているコト
ズバリ！それは「笑い」をとり入れるコト
そのためにいろいろなイタズラを考えるようにしています
たとえばトイレに黒いカリントウ
キャッ!!
ウン
クックックックッ
ぬっ
ありえない位置から登場してみたりとか
ギャ
家の中がドキドキ明るくなります

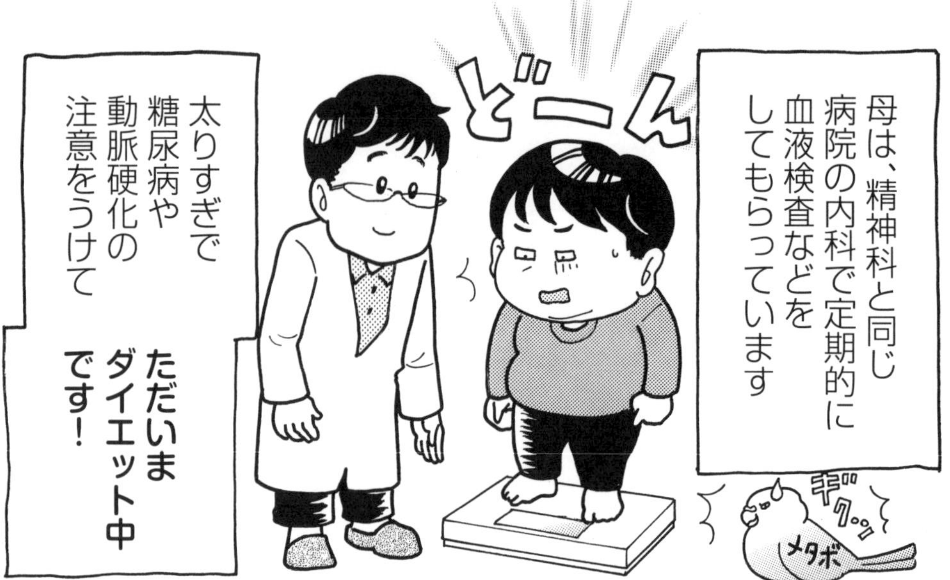
母は、精神科と同じ病院の内科で定期的に血液検査などをしてもらっています
どーん
ギクッ
メタボ
太りすぎで糖尿病や動脈硬化の注意をうけて
ただいまダイエット中です！

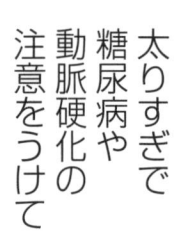

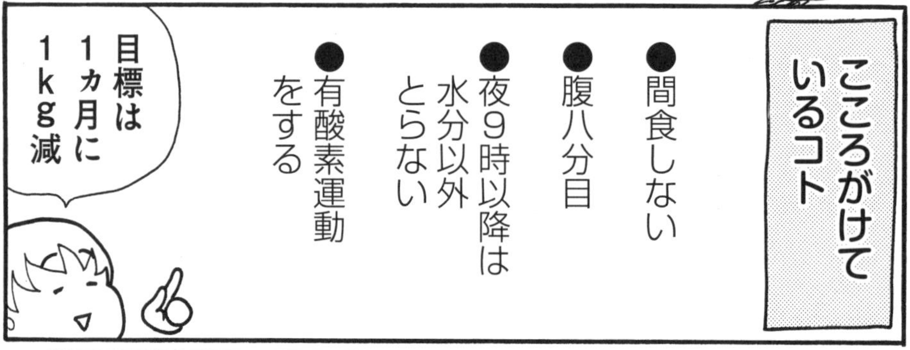
こころがけているコト
●間食しない
●腹八分目
●夜9時以降は水分以外とらない
●有酸素運動をする
目標は1ヵ月に1kg減

有酸素運動とは

酸素を使い、脂肪を燃焼させてくれる運動

●散歩・ランニング・水泳など

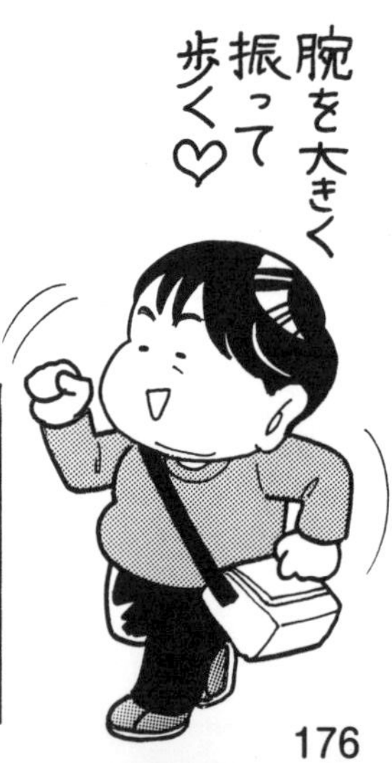
腕を大きく振って歩く♡

ポイント①
息苦しくない程度で行う

ポイント②
週に一度でもいいから続けるコト

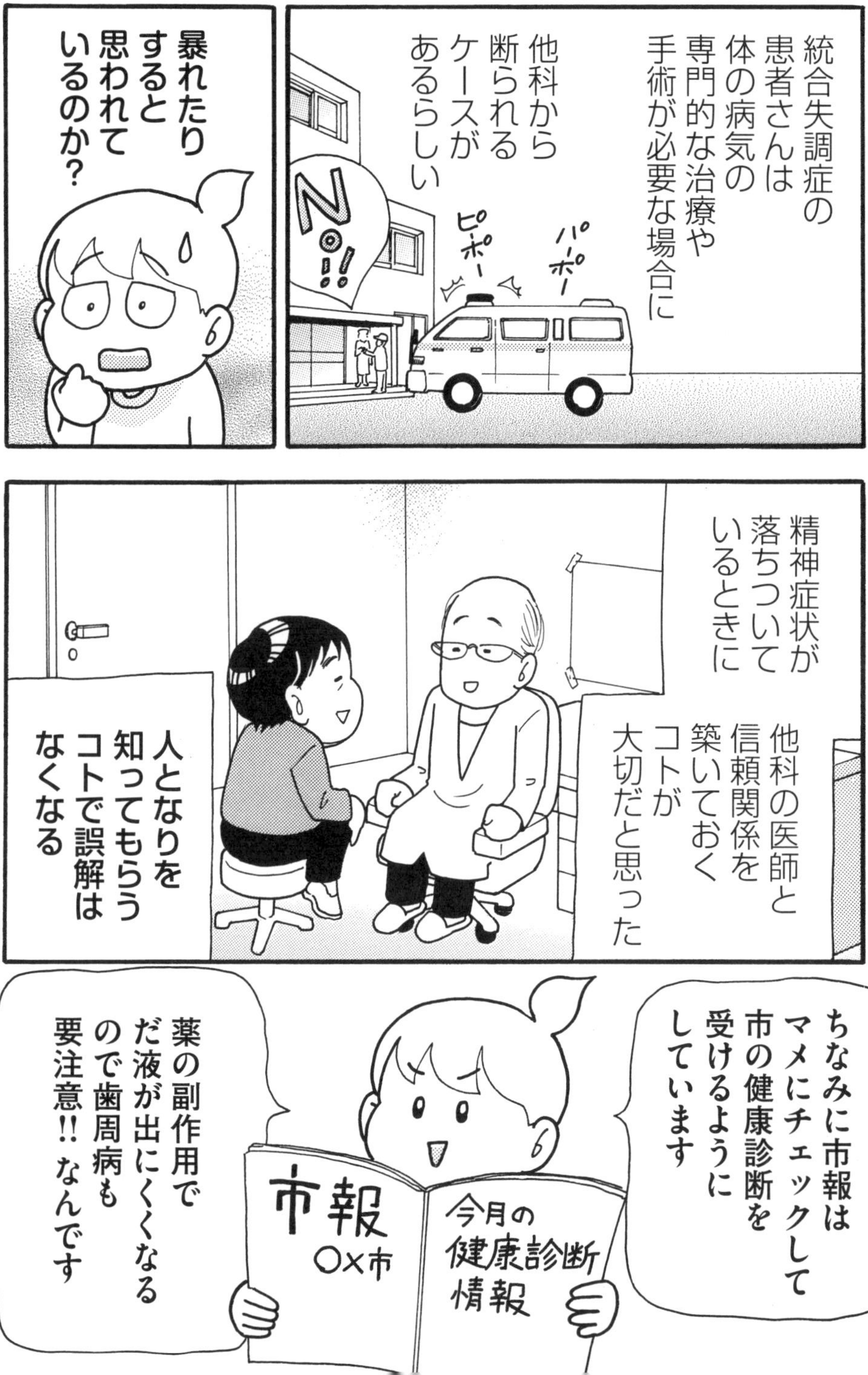
統合失調症の
患者さんは
体の病気の
専門的な治療や
手術が必要な場合に
他科から
断られる
ケースが
あるらしい
パーポー
ピーポー
NO!!
暴れたり
すると
思われて
いるのか？
精神症状が
落ちついて
いるときに
他科の医師と
信頼関係を
築いておく
コトが
大切だと思った
人となりを
知ってもらう
コトで誤解は
なくなる
ちなみに市報は
マメにチェックして
市の健康診断を
受けるように
しています
薬の副作用で
だ液が出にくくなる
ので歯周病も
要注意!! なんです
市報
○×市
今月の
健康診断
情報

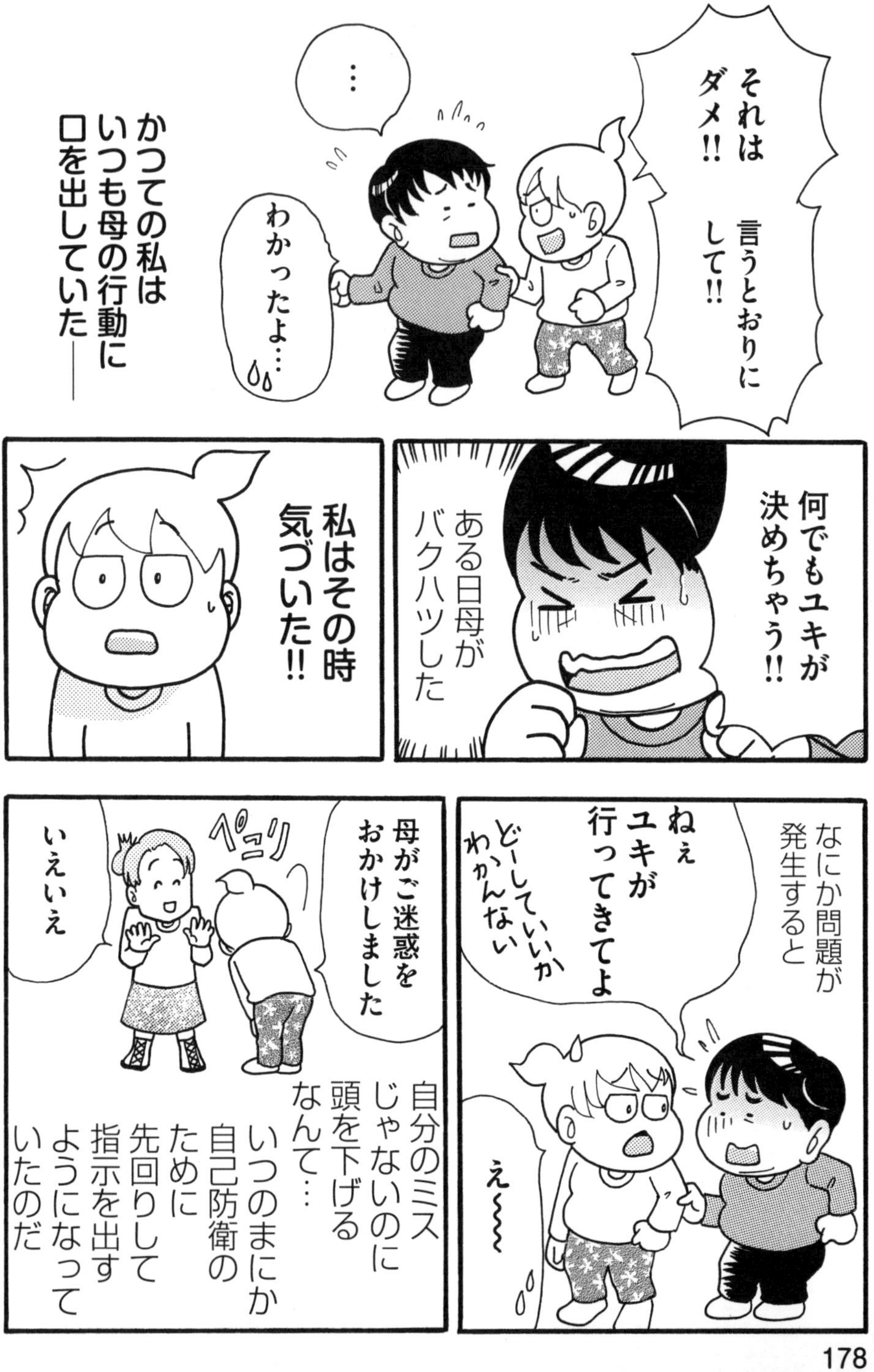

それはダメ!!
言うとおりにして!!
……
わかったよ…
かつての私はいつも母の行動に口を出していた——
何でもユキが決めちゃう!!
ある日母がバクハツした
私はその時気づいた!!
なにか問題が発生すると
ねぇユキが行ってきてよ
どーしていいかわかんない
え〜〜〜
母がご迷惑をおかけしました
ペコリ
いえいえ
自分のミスじゃないのに頭を下げるなんて…
いつのまにか自己防衛のために先回りして指示を出すようになっていたのだ

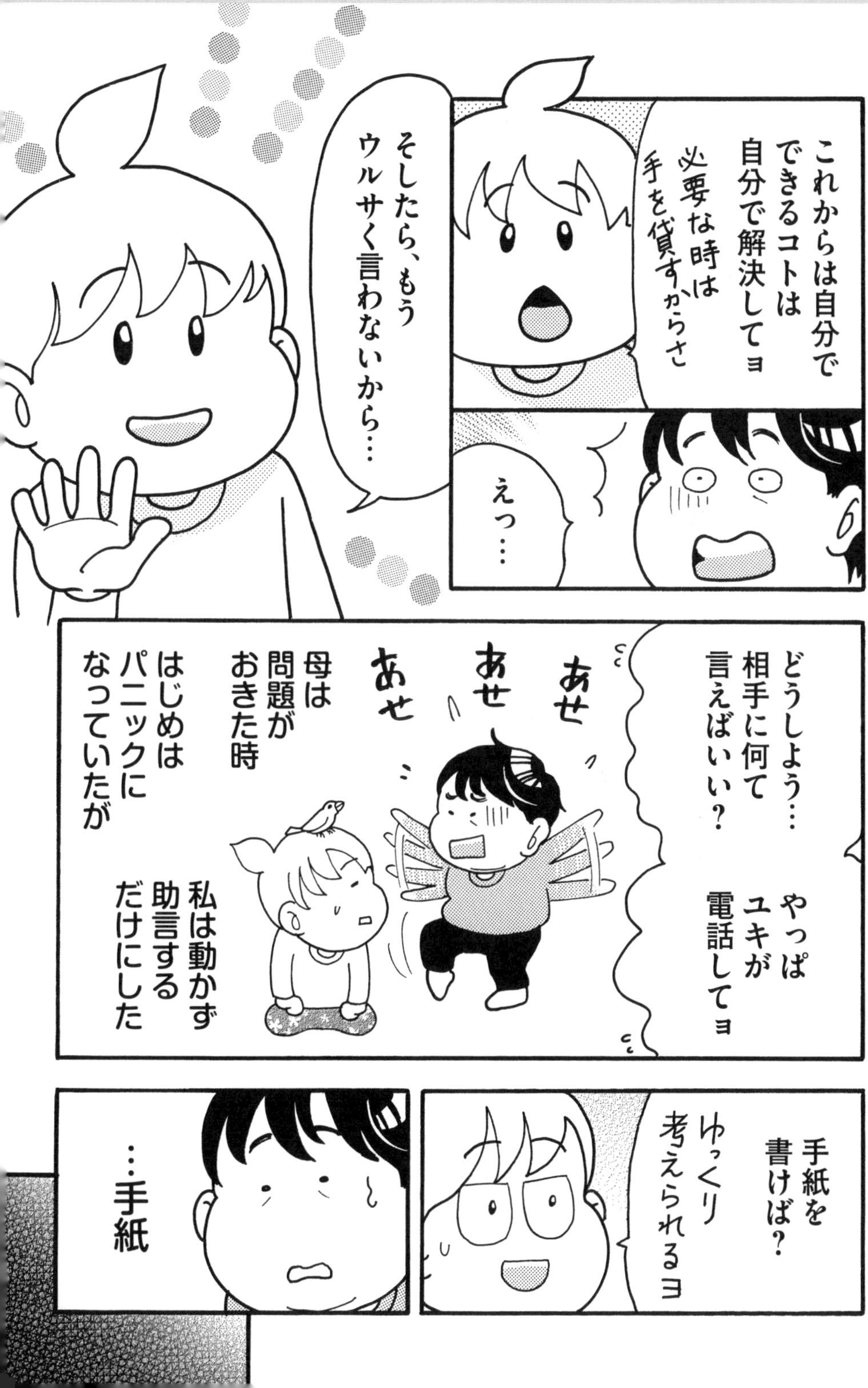
これからは自分でできるコトは自分で解決してョ
必要な時は手を貸すからさ
そしたら、もうウルサく言わないから…
えっ…
どうしよう…相手に何て言えばいい？
やっぱユキが電話してョ
あせ
あせ
あせ
母は問題がおきた時はじめはパニックになっていたが
私は動かず助言するだけにした
手紙を書けば？
ゆっくり考えられるヨ
…手紙

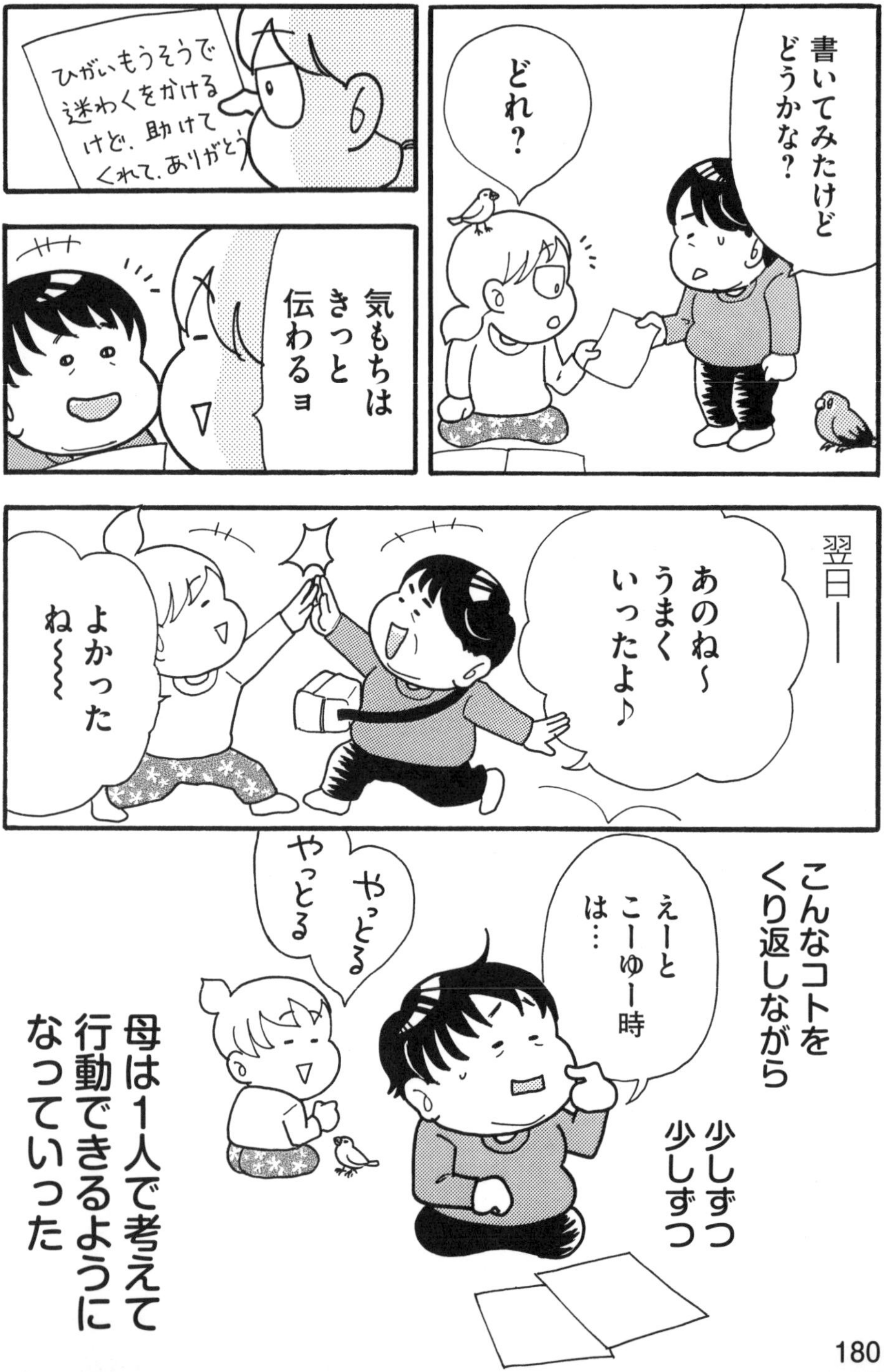
書いてみたけど どうかな？
どれ？
ひがいもうそうで 迷わくをかける けど、助けて くれて、ありがとう
気もちは きっと 伝わるヨ
翌日――
あのね～ うまく いったよ♪
よかった ね～～
こんなコトを くり返しながら少しずつ 少しずつ
えーと こーゆー時 は…
やっとる
やっとる
母は1人で考えて 行動できるように なっていった

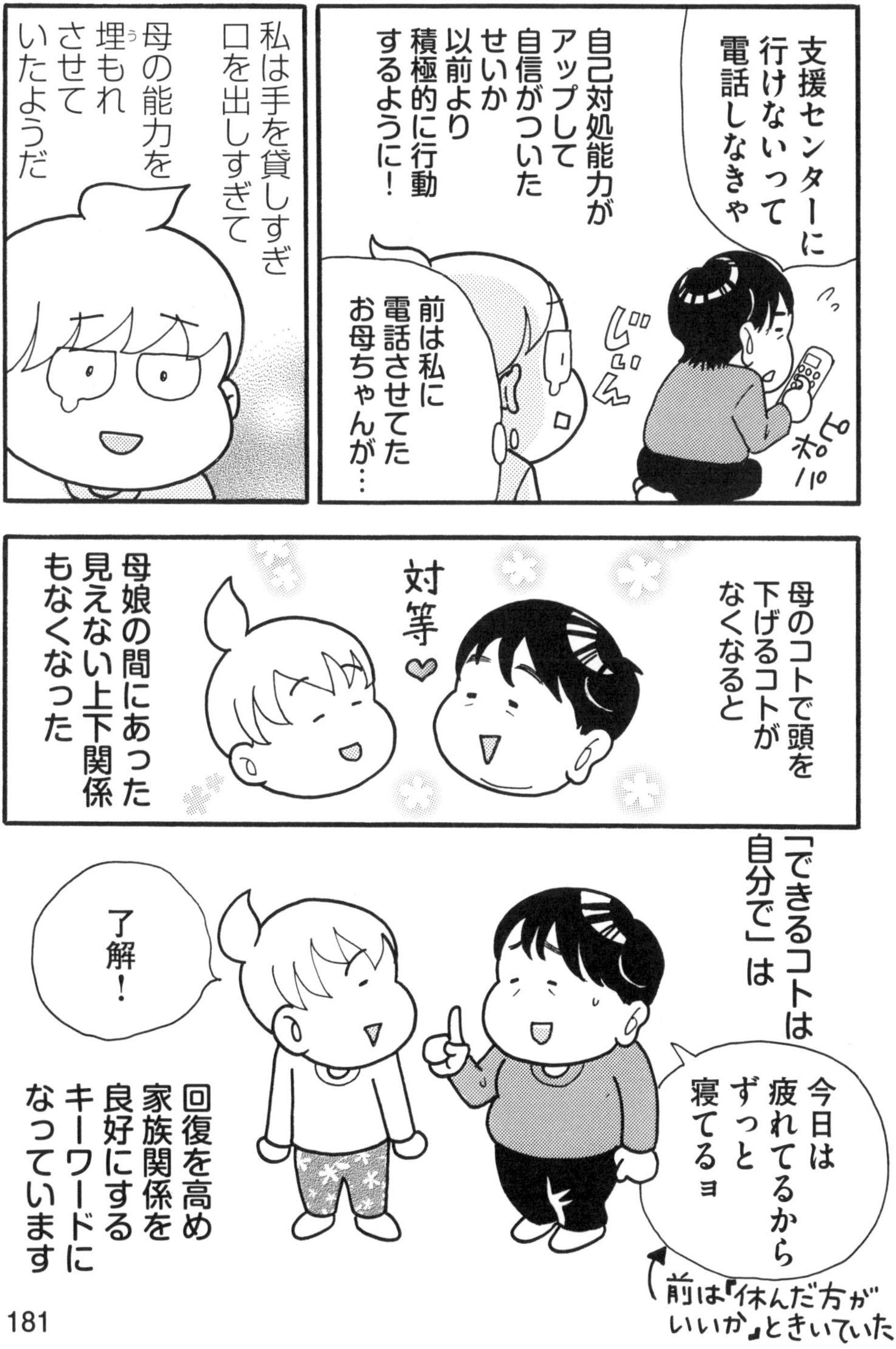
支援センターに行けないって電話しなきゃ
ピポパ
じぃん
自己対処能力がアップして自信がついたせいか以前より積極的に行動するように！
前は私に電話させてたお母ちゃんが…
私は手を貸しすぎ口を出しすぎて母の能力を埋《う》もれさせていたようだ
母のコトで頭を下げるコトがなくなると
対等♡
母娘の間にあった見えない上下関係もなくなった
「できるコトは自分で」は
今日は疲れてるからずっと寝てるヨ
前は『休んだ方がいいか』ときいていた
了解！
回復を高め家族関係を良好にするキーワードになっています

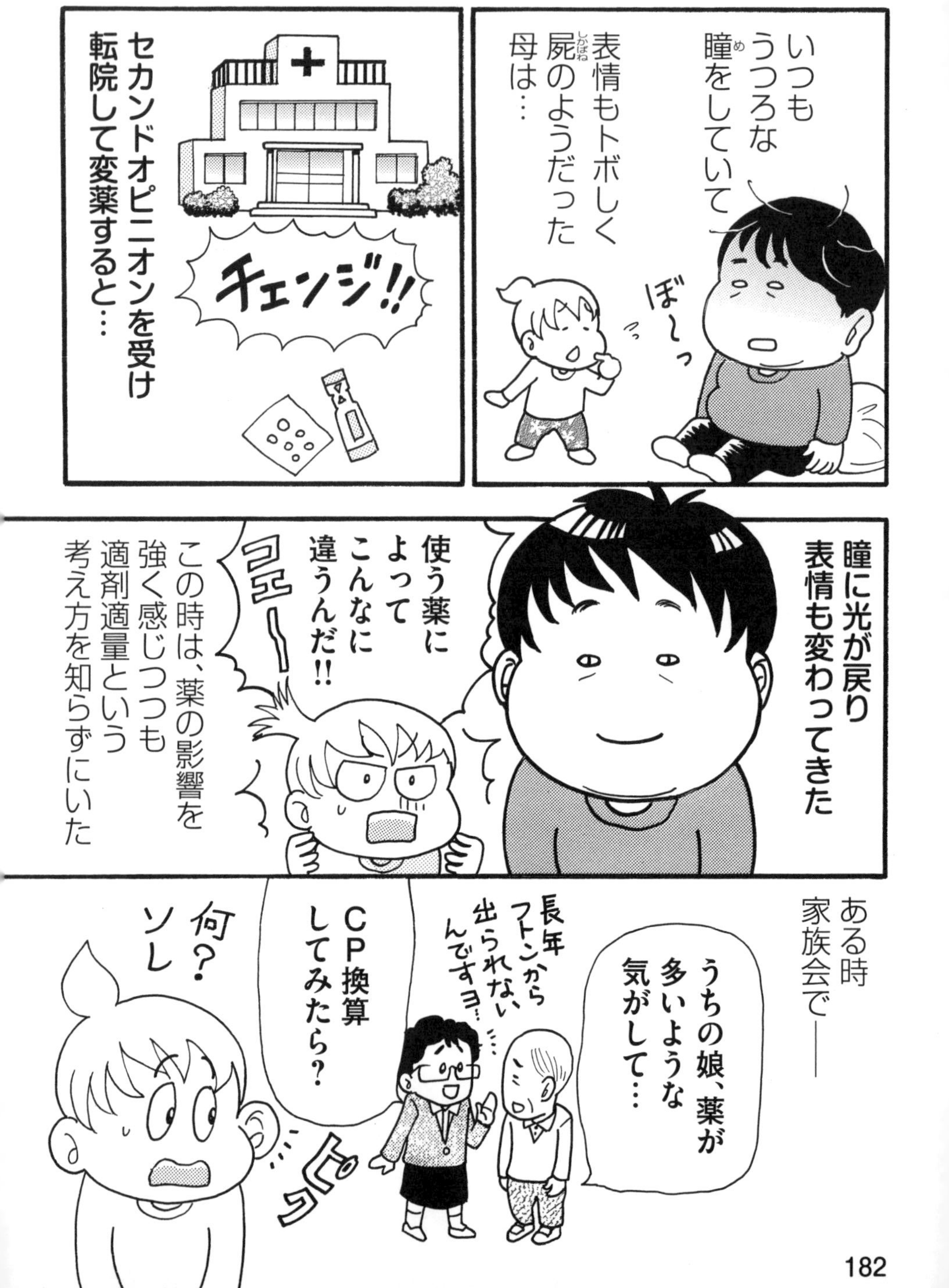
いつも
うつろな
瞳《め》をしていて
表情もトボしく
屍《しかばね》のようだった
母は…
ぼ〜っ
セカンドオピニオンを受け
転院して変薬すると…
チェンジ!!
瞳に光が戻り
表情も変わってきた
使う薬によってこんなに違うんだ!!
コエ〜
この時は、薬の影響を
強く感じつつも
適剤適量という
考え方を知らずにいた
ある時
家族会で——
うちの娘、薬が多いような気がして…
長年フトンから出られないんですヨ……
CP換算してみたら?
ピクッ
何?ソレ

CP換算とは

飲んでいる抗精神病薬の量を
クロルプロマジンの量に換算して、
異なる種類の薬を飲んでいても
その量の比較をしやすくするための
めやすです

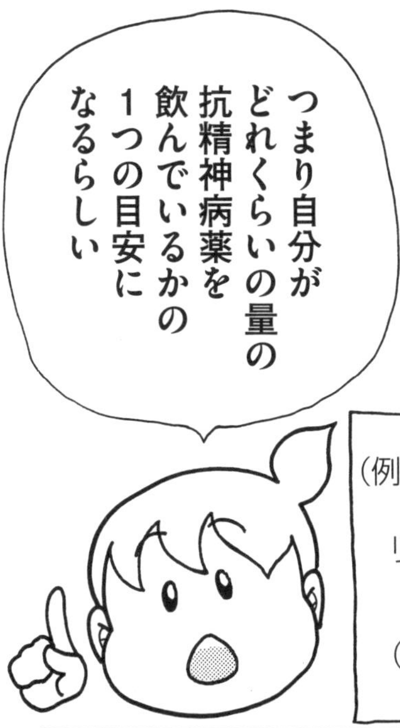
つまり自分が
どれくらいの量の
抗精神病薬を
飲んでいるかの
1つの目安に
なるらしい
(例)クロルプロマジン100mg=リスパダール1mg
⇩
リスパダール10mg=10×100=1000
CP換算すると1000mgになる

(NPOコンボのHPでも紹介されています)
http://www.comhbo.net/online/

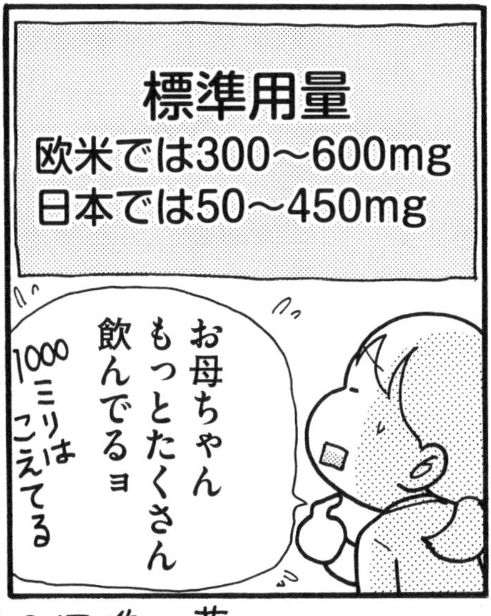
標準用量
欧米では300〜600mg
日本では50〜450mg
お母ちゃんもっとたくさん飲んでるョ
1000ミリはこえてる

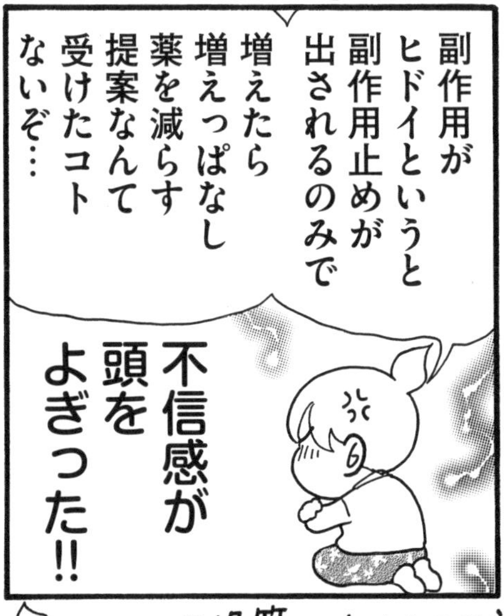
副作用がヒドイというと副作用止めが出されるのみで増えたら増えっぱなし薬を減らす提案なんて受けたコトないぞ…
不信感が頭をよぎった!!

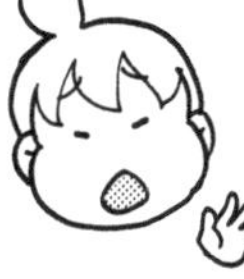

CP換算は、あくまで目安！標準より薬が多くても
その人の適量は薬の効き具合や、症状・副作用の
出方など総合的に判断されるそうな。
疑問をもったら、まずは医師に相談してみましょう!!

終章 その⑬ 薬と環境の関係

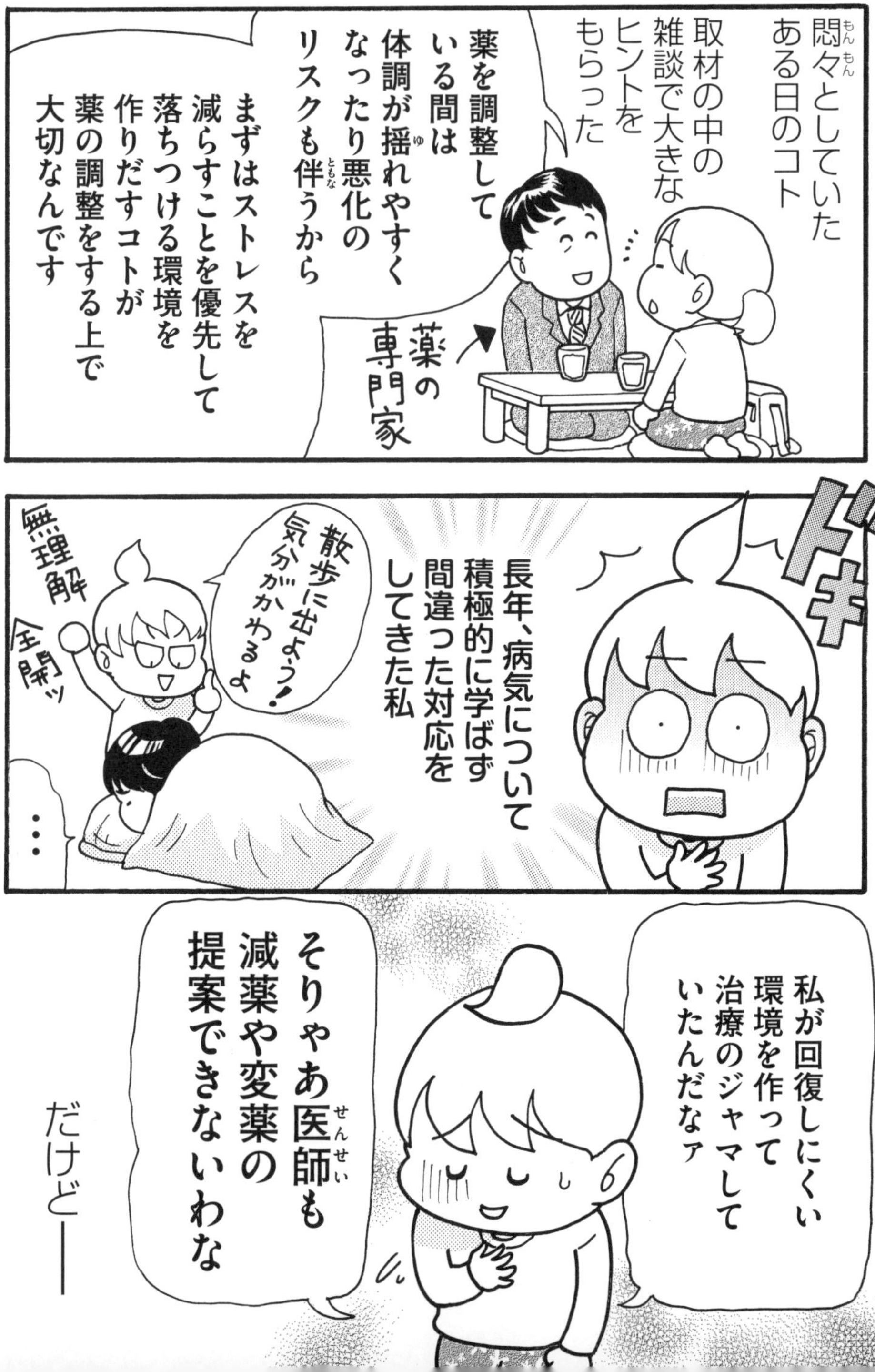
悶々《もんもん》としていたある日のコト
取材の中の雑談で大きなヒントをもらった
薬を調整している間は体調が揺《ゆ》れやすくなったり悪化のリスクも伴《ともな》うから
まずはストレスを減らすことを優先して落ちつける環境を作りだすコトが薬の調整をする上で大切なんです
薬の専門家
ドキ
長年、病気について積極的に学ばず間違った対応をしてきた私
散歩に出よう！気分がかわるよ
無理解
全開ッ
…
私が回復しにくい環境を作って治療のジャマしていたんだなァ
そりゃあ医師《せんせい》も減薬や変薬の提案できないわな
だけど——

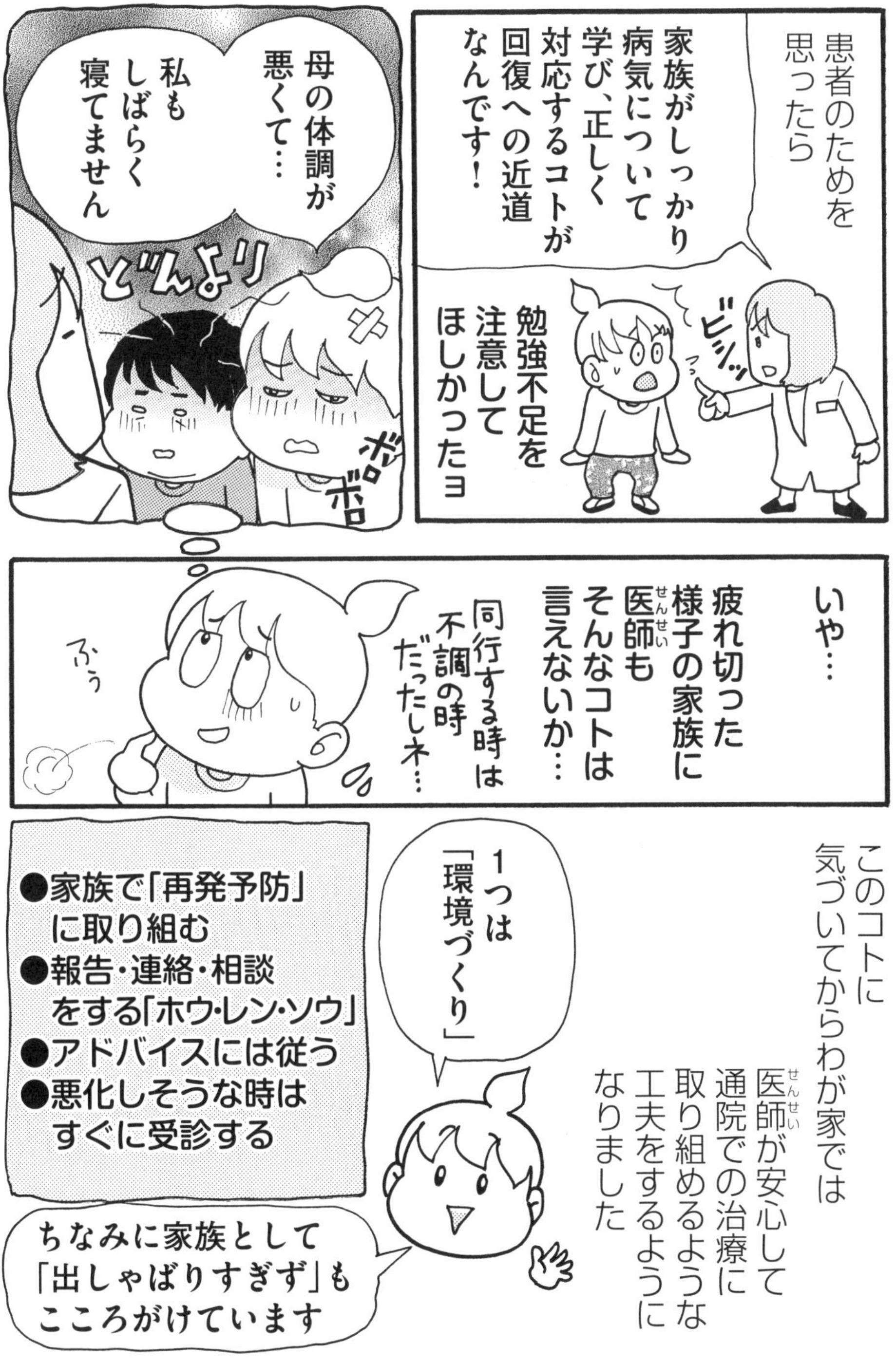
患者のためを思ったら
家族がしっかり病気について学び、正しく対応するコトが回復への近道なんです！
ビシッ
勉強不足を注意してほしかったヨ
母の体調が悪くて…
私もしばらく寝てません
どんより
ボロボロ
いや…
疲れ切った様子の家族に医師《せんせい》もそんなコトは言えないか…
同行する時は不調の時だったしネ…
ふぅ
このコトに気づいてからわが家では
医師《せんせい》が安心して通院での治療に取り組めるような工夫をするようになりました
1つは「環境づくり」
●家族で「再発予防」に取り組む
●報告・連絡・相談をする「ホウ・レン・ソウ」
●アドバイスには従う
●悪化しそうな時はすぐに受診する
ちなみに家族として「出しゃばりすぎず」もこころがけています

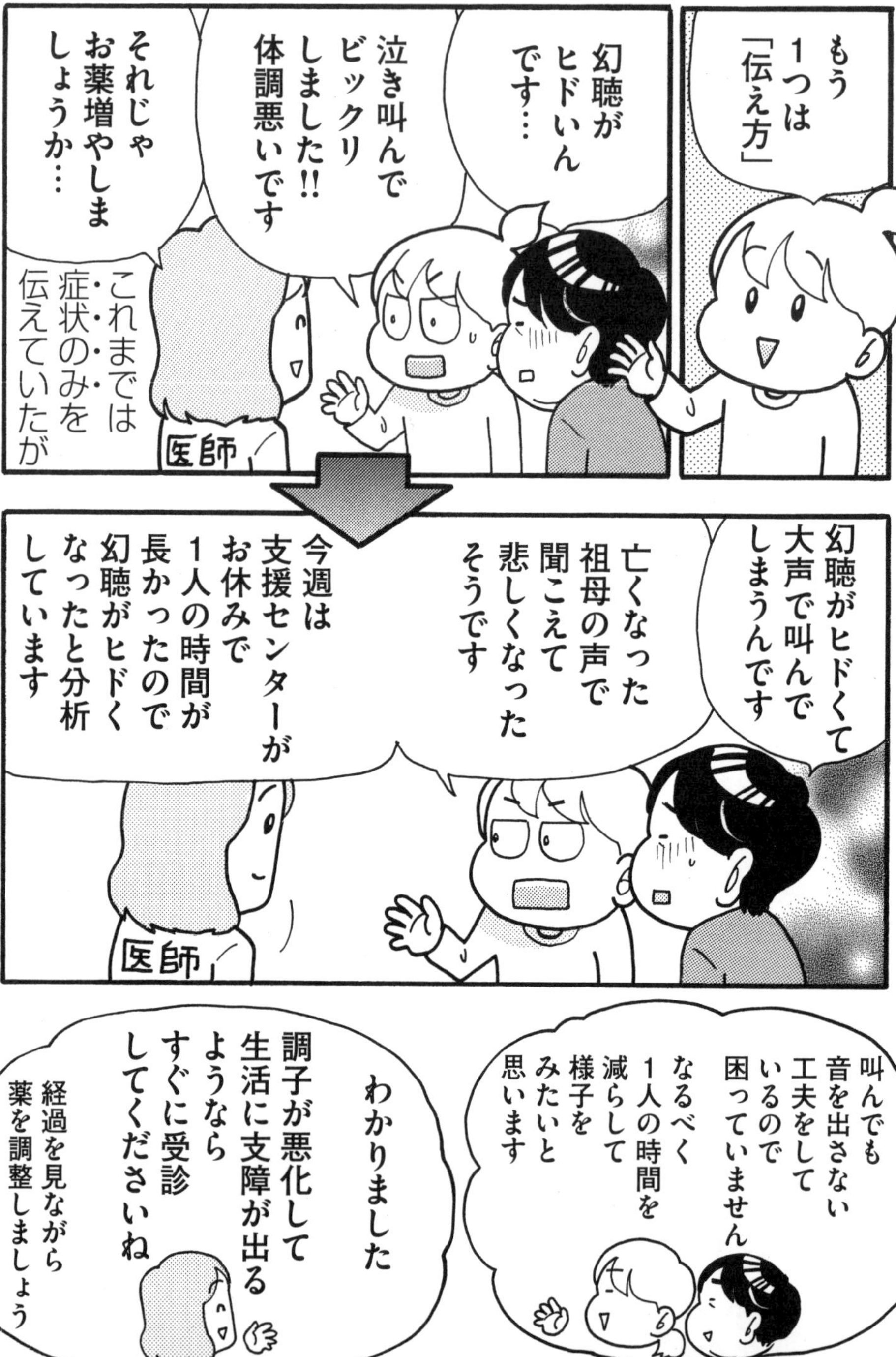
もう
1つは
「伝え方」
幻聴がヒドいんです…
泣き叫んでビックリしました!!体調悪いです
それじゃお薬増やしましょうか…
これまでは・・・症状のみを伝えていたが
医師
幻聴がヒドくて大声で叫んでしまうんです
亡くなった祖母の声で聞こえて悲しくなったそうです
今週は支援センターがお休みで1人の時間が長かったので幻聴がヒドくなったと分析しています
医師
叫んでも音を出さない工夫をしているので困っていません
なるべく1人の時間を減らして様子をみたいと思います
わかりました
調子が悪化して生活に支障が出るようならすぐに受診してくださいね
経過を見ながら薬を調整しましょう

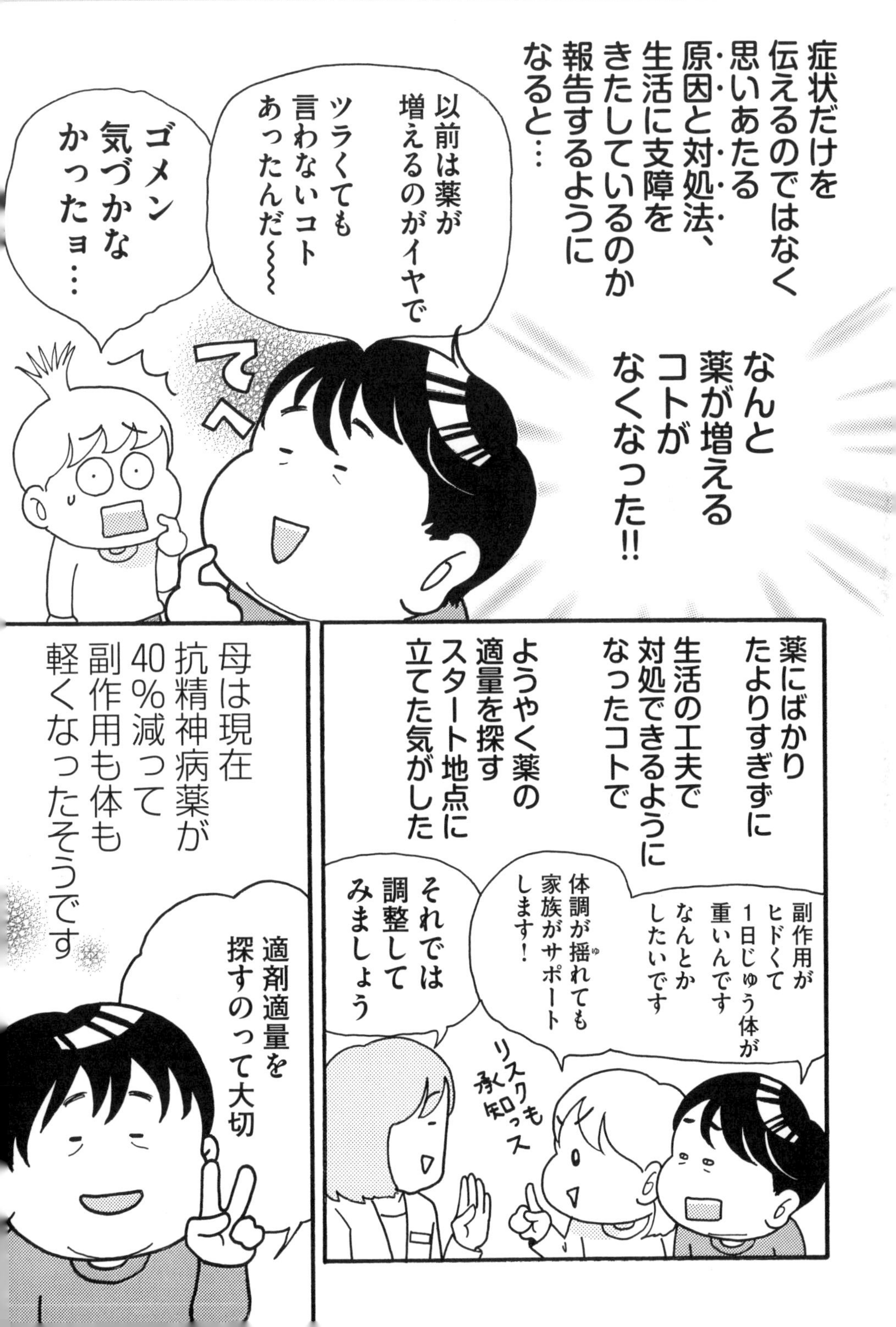
症状だけを伝えるのではなく思いあたる原因と対処法、生活に支障をきたしているのかも報告するようになると…
なんと薬が増えるコトがなくなった!!
以前は薬が増えるのがイヤでツラくても言わないコトあったんだ〜〜〜
てへ
ゴメン気づかなかったョ…
薬にばかりたよりすぎずに生活の工夫で対処できるようになったコトでようやく薬の適量を探すスタート地点に立てた気がした
副作用がヒドくて1日じゅう体が重いんですなんとかしたいです
体調が揺《ゆ》れても家族がサポートします！
それでは調整してみましょう
リスクも承知っス
母は現在抗精神病薬が40%減って副作用も体も軽くなったそうです
適剤適量を探すのって大切

セカンドオピニオンと転院を考えたとき…

なかなか回復できないと、不安になって「転院」の2文字が頭をよぎることがありますが、そんな時は**まずは主治医に不安な気持ちを伝え、気になるコトに関して、説明してもらうのが大切**だと思います。勝手に転院すると、これまでの治療が中断して症状が進んでしまう可能性もあるし、今の医師としっかりコミュニケーションがとれなければ、次の病院に行っても、また同じようになってしまうかもしれません。

わが家ではかつて１度だけセカンドオピニオンを受け、その病院に転院したことがありますが、その理由は…

①病院が遠くて通うのがとても大変だった
②主治医がご高齢で、この先どのくらい診てもらえるか不明だった
③副作用がひどいので薬の変更を何度も頼んだが、聞いてもらえず納得できる説明が受けられなかった

セカンドオピニオンを受けると、他の専門家の意見を聞くことで治療への選択肢が広がったり、現在の主治医の治療に納得できるようになる、といったメリットがあります。

母はセカンドオピニオンによって、副作用を減らすための変薬の提案を受け、転院することに決めました。セカンドオピニオンから転院までは、地域活動支援センターと病院のソーシャルワーカーが連携してスムーズに、移ることができました。

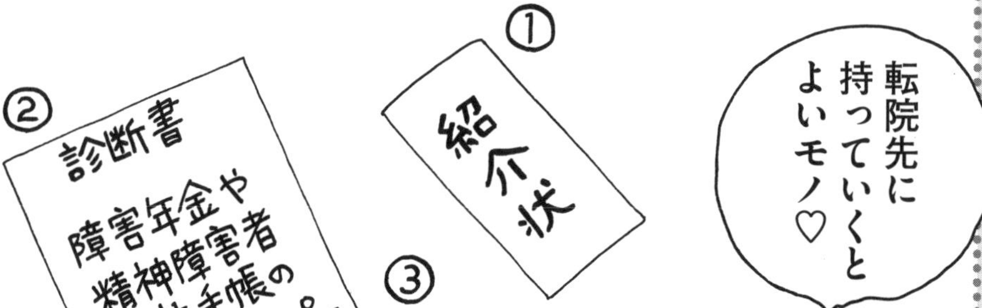
転院先に
持っていくと
よいモノ♡
①
紹介状
②
診断書
障害年金や精神障害者福祉手帳の診断書のコピー
③
処ほうせん

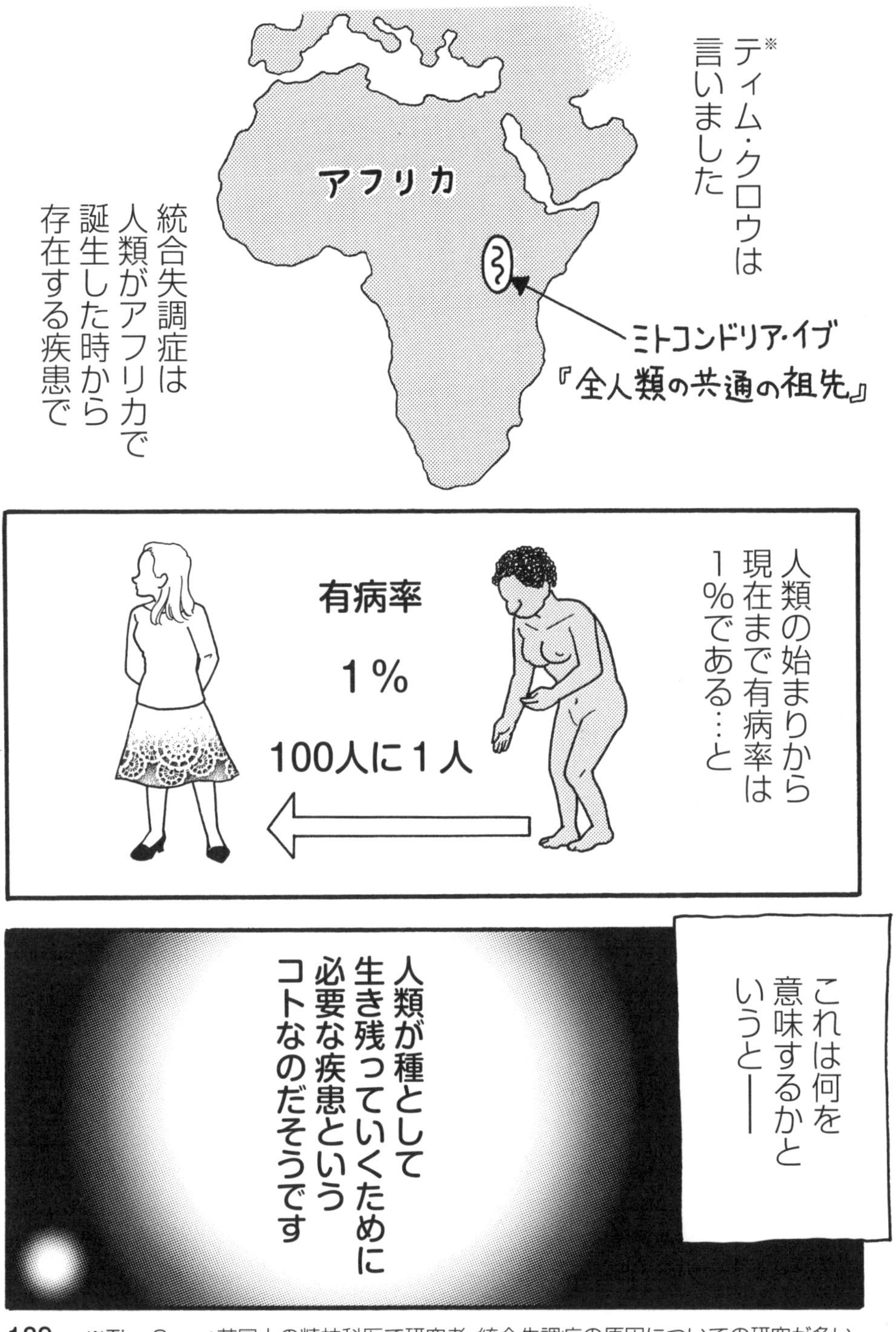

ティム・クロウ※は言いました
アフリカ
ミトコンドリア・イブ
『全人類の共通の祖先』
統合失調症は人類がアフリカで誕生した時から存在する疾患で
人類の始まりから現在まで有病率は1％である…と
有病率
1％
100人に1人
これは何を意味するかというと――
人類が種として生き残っていくために必要な疾患というコトなのだそうです

※Tim Crow：英国人の精神科医で研究者。統合失調症の原因についての研究が多い。

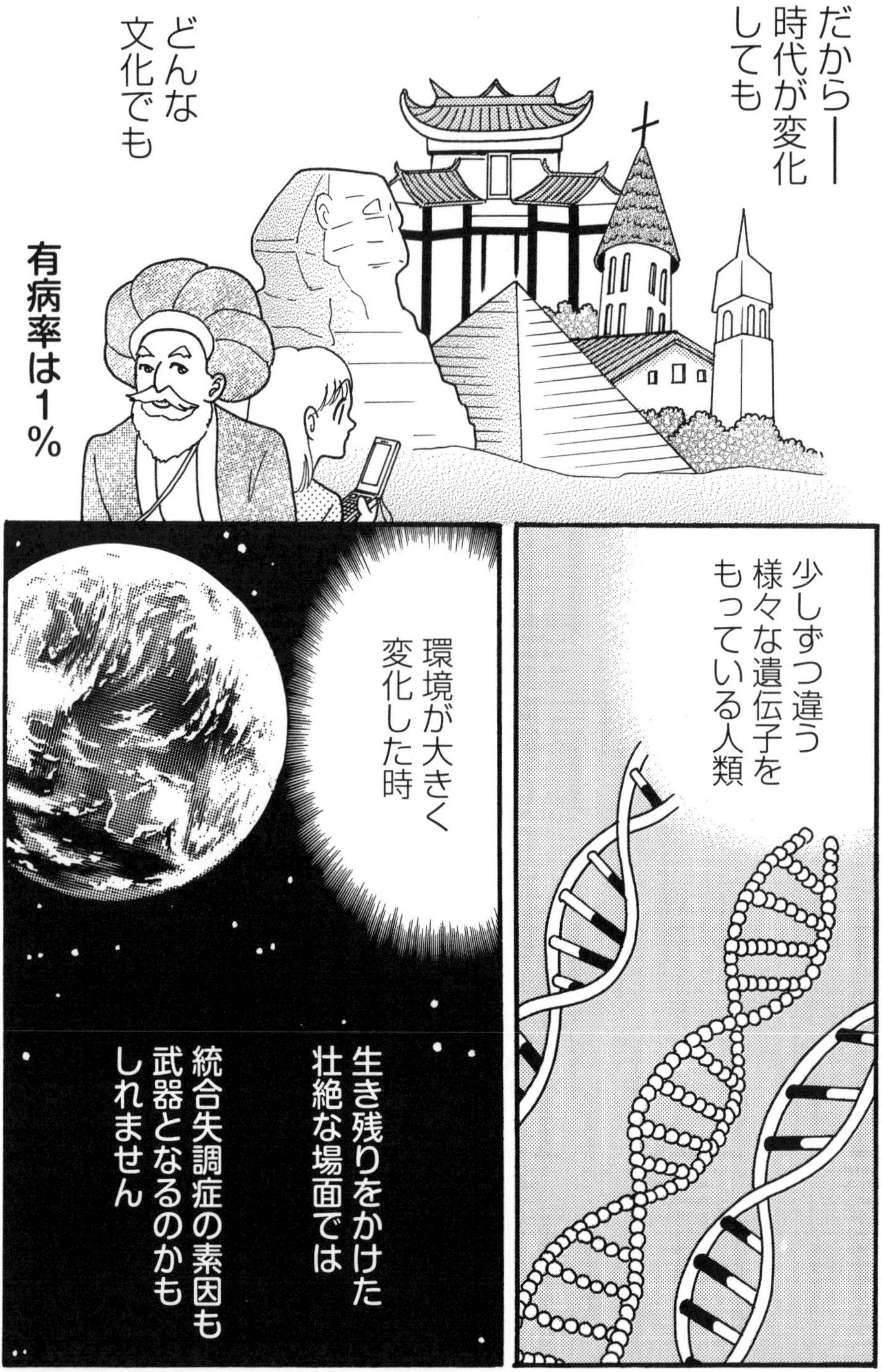
だから――
時代が変化しても
どんな文化でも
有病率は1％
少しずつ違う様々な遺伝子をもっている人類
環境が大きく変化した時
生き残りをかけた壮絶な場面では
統合失調症の素因も武器となるのかもしれません

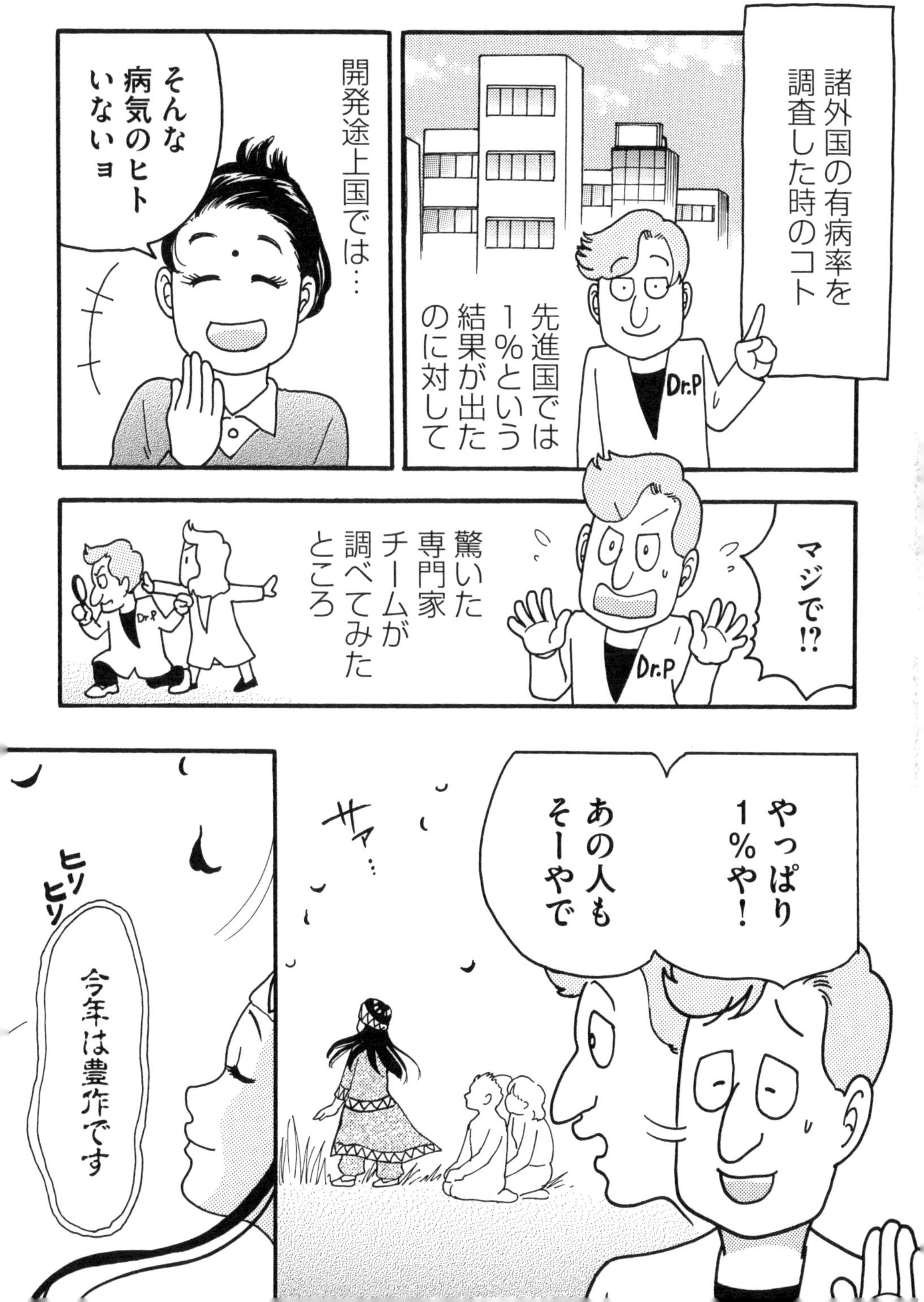
諸外国の有病率を調査した時のコト
先進国では1%という結果が出たのに対して
開発途上国では…
そんな病気のヒトいないヨ
マジで!?
驚いた専門家チームが調べてみたところ
やっぱり1%や! あの人もそーやで
サァ…
ヒソヒソ
今年は豊作です

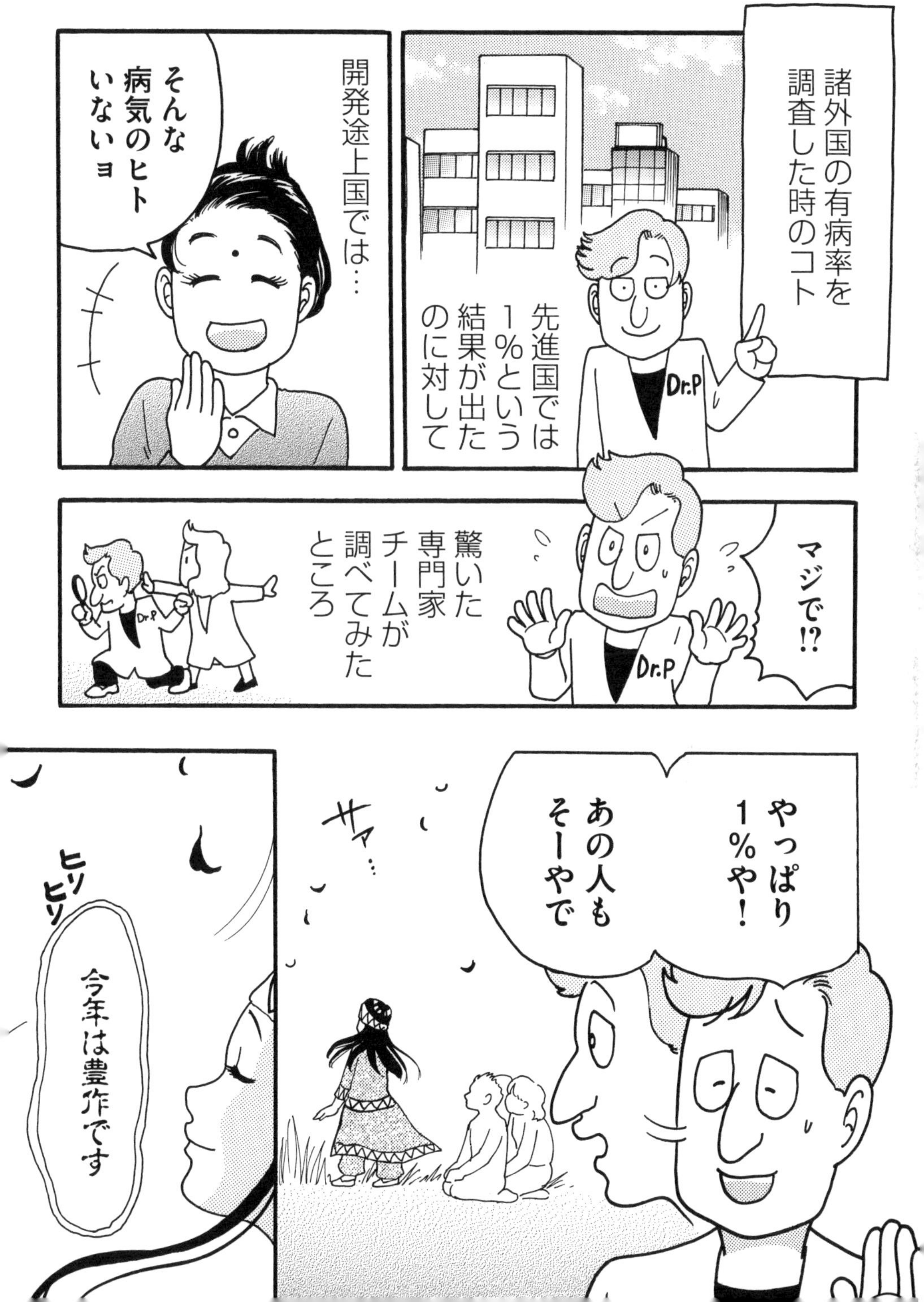

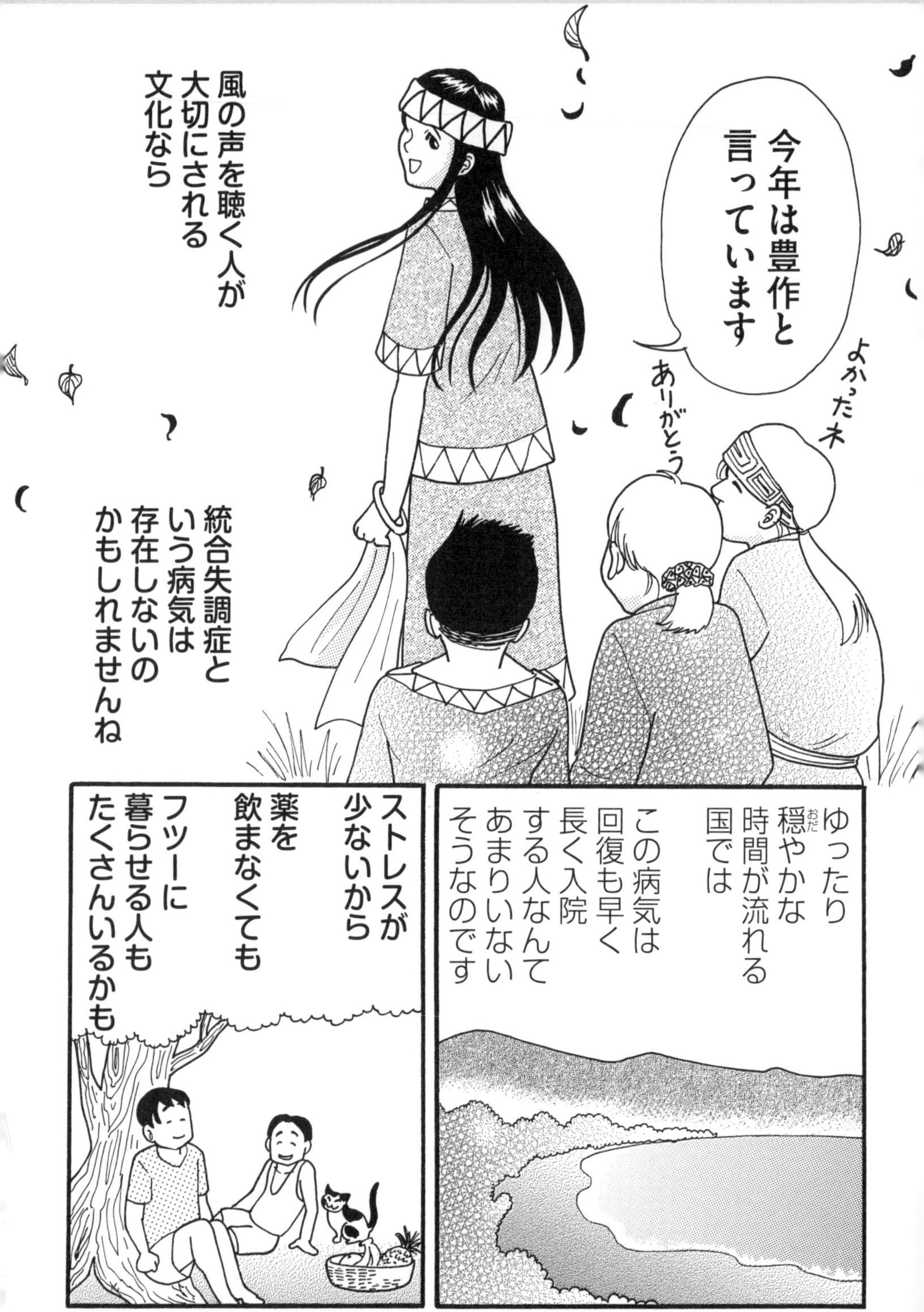
今年は豊作と言っています
よかったネ
ありがとう
風の声を聴く人が大切にされる文化なら
統合失調症という病気は存在しないのかもしれませんね
ゆったり穏《おだ》やかな時間が流れる国では
この病気は回復も早く長く入院する人なんてあまりいないそうなのです
ストレスが少ないから薬を飲まなくてもフツーに暮らせる人もたくさんいるかも

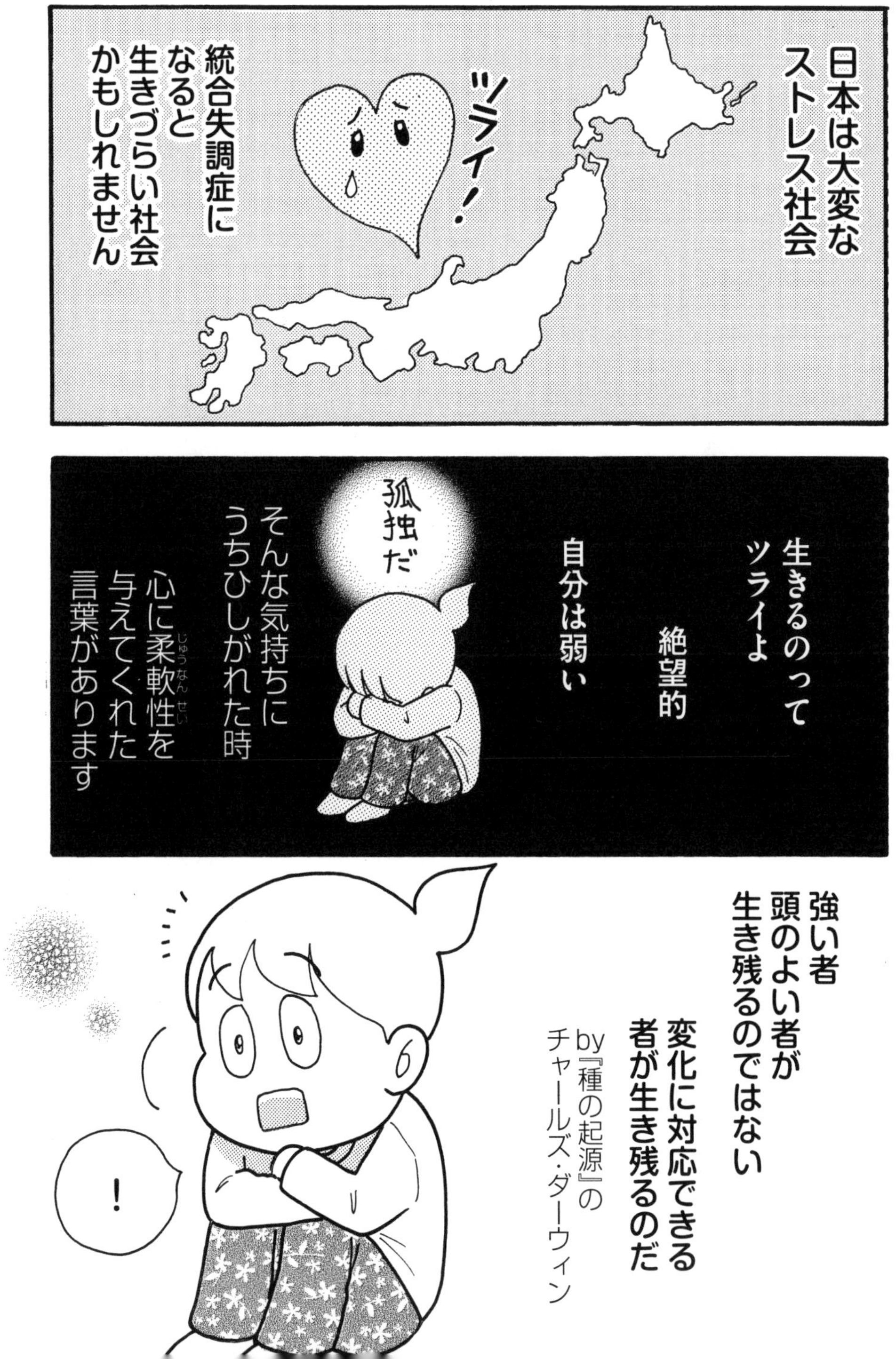
日本は大変なストレス社会
ツライ！
統合失調症になると生きづらい社会かもしれません
生きるのってツライよ
絶望的
自分は弱い
孤独だ
そんな気持ちにうちひしがれた時
心に柔軟性《じゅうなんせい》を与えてくれた言葉があります
強い者 頭のよい者が生き残るのではない
変化に対応できる者が生き残るのだ
by『種の起源』のチャールズ・ダーウィン
！

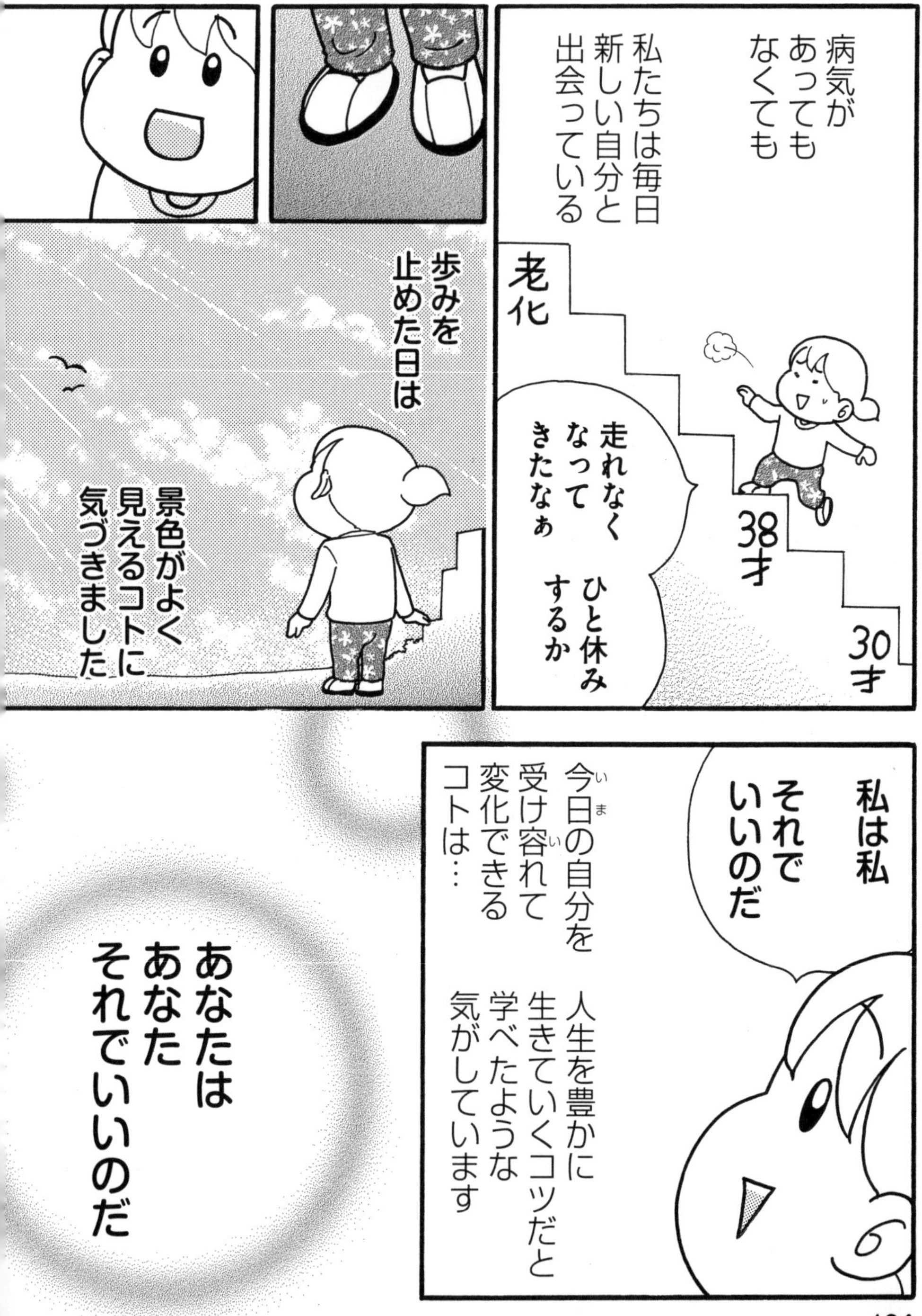
病気が
あっても
なくても
私たちは毎日
新しい自分と
出会っている
老化
38才
30才
走れなく
なって
きたなぁ
ひと休み
するか
歩みを
止めた日は
景色がよく
見えるコトに
気づきました
私は私
それで
いいのだ
今日《いま》の自分を
受け容《い》れて
変化できる
コトは…
人生を豊かに
生きていくコツだと
学べたような
気がしています
あなたは
あなた
それでいいのだ

おわりに

２００８年に統合失調症の母をもつ子ども（家族）の目線で『わが家の母はビョーキです』という本を描きました。その本の続編の原稿を試し読みしていた母が、ふともらした言葉に私は驚きました。

「統合失調症の薬はアルコールと一緒に飲んではいけなかったのか…」

「これまで30年以上もこの病とつきあってきて、今さら何を言うのか?」と問うと…

「薬の説明を何回聞いても、頭がボーッとしているからすぐに忘れてしまう。自分でも勉強できれば良いけれど、専門書は難しいし、集中力が続かないから文章でかかれた本は頭に入らない」と言うのです。

私は、家に「統合失調症」の本がたくさんあるにもかかわらず、当事者である母が「読めなかった」ということに、今さらながら気づかされたのです。そういうわけで「母が自分の病気について知るために、気軽に読める本を作ろう」というのが、この本を描くことにしたキッカケです。

本を描くにあたっては、資料としてたくさんの専門書を読みましたが、あらためて「自分がマンガに起こす」という視点で読んでみると、だんだん苦しくなってきました。

わが家では、専門書に書かれているような回復できる医療を提供している病院にたどり着くまでに、相当に苦労し時間もかかったので「精神科に通えば、回復につながるとは言えない!」と、そんな否定的な気持ちばかりが頭の中をかけめぐって、描けなくなってしまったのでした。

しかしながら、精神医療の世界は変わってきている実感もあります。早期に「適切な治療に結びつき」「本人と家族が正しい知識をもって」「困った時には周囲の支援を受ける事ができる」環境がそろった方が、早期に回復して元の日常に戻っていらっしゃるのを目の当たりにして、「統合失調症の治療もここまできたのか」という驚きと希望を抱けるようになりました。今回本で取り上げた「こころちゃんのケース」は、私と母が「こんな治療が受けられたらよかったのに…」と、うらやましく思った経験談をモデルにしました。

昔は「病識がない」「判断力が低下する」「選択するのが苦手になる」という理由から、患者の代わりに家族が決める「家族主体」の治療が基本でしたが、これからは自分の事は自分で決める「当事者主体」の治療の時代です。自分に合った医療機関・治療方法や薬を、納得した上で選んでいきたいものです。

そのためにも、当事者のみなさんには、「統合失調症」についてよく知って欲しいと思います。この本が、統合失調症を知るための初めの1歩になるとうれしいです。

最後に、この本を描き上げるコトができたのは、「描いて欲しい」と言ってくださった、当事者のみなさんのおかげです。当事者活動をして、たくさん読書もされる知識の豊富な方から、母のように普段はまったく本が読めない、身体がだるくて起きることもままならない方まで、たくさんの人が試し読みに参加してくださり、経験に基づく貴重なご意見をいただきました。

また、専門家としてたび重なる修正原稿に目を通して、何度も的確にアドバイスをしてくださった福田正人先生、取材や資料集め、表現方法についてともに考え、支えてくれた編集の森美智代氏にもこの場をかりて心より感謝いたします。ありがとうございました。

2011年　春

中村ユキ

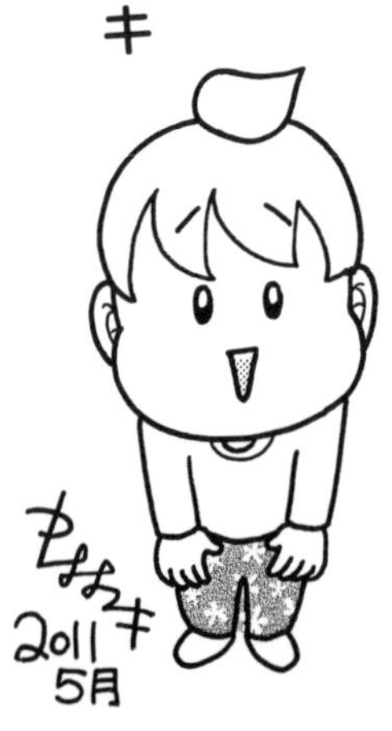

●もう少し知りたい人におススメの本、サイト●

＊総合的に書かれている本

『統合失調症～正しい理解と治療法～（健康ライブラリー）』伊藤順一郎監修　講談社（2005.3）

＊統合失調症の薬に関する本

『改訂第４版・統合失調症の薬がわかる本』八木剛平著　ＮＰＯ法人コンボ（2010.7）

『ココ・カラ主義で減らす統合失調症治療薬の副作用』長嶺敬彦著　ＮＰＯ法人コンボ（2010.11）

＊病気とのつきあい方や問題の対処の仕方へのヒントをくれる本・雑誌

『書き込み式 統合失調症対処講座』内野俊郎著　ＮＰＯ法人コンボ（2010.3）

『レッツ当事者研究 1』べてるしあわせ研究所著　ＮＰＯ法人コンボ（2009.6）

『改訂版・こんなときにはどうするの？』こんなときにはどうするの？制作委員会編　NPO法人コンボ（2009.8）

『心病む人のための　高森流コミュニケーションＱ＆Ａ』高森信子著　日本評論社（2010.12）

＊専門家だけでなく当事者や家族がライターを務め、他の人がどうしているかもわかる

メンタルヘルスマガジン『こころの元気＋《プラス》』ＮＰＯ法人コンボ（毎月１回発行）

＊家族に理解を求めるための１冊

『家族のための統合失調症入門』白石弘巳著　河出書房新社（2005.5）

『第2版・あなたの力が家族を変える』高森信子著　ＮＰＯ法人コンボ（2008.11）

『家族が知りたい統合失調症への対応Ｑ＆Ａ』高森信子著　日本評論社（2009.3）

＊仲間や支援者の生の声を聞きたい

動画サイト［統合失調症と向き合う jpop - voice］http://jpop-voice.jp/schizophrenia/index.html

●参考文献、サイト●

『よくわかる最新医学 統合失調症』春日武彦著　主婦の友社（2005.2）

『家族のための統合失調症入門』白石弘巳著　河出書房新社（2005.5）

『統合失調症～正しい理解と治療法～（健康ライブラリー）』伊藤順一郎監修 講談社（2005.3）

『ササッとわかる「統合失調症」』水野雅文著　講談社（2010.11）

『うちの子に限って！？』宮田雄吾（文）・中村ユキ（マンガ）　学研（2010.10）

『もう少し知りたい統合失調症の薬と脳』福田正人著　日本評論社（2008.11）

『改訂新版・じょうずな対処・今日から明日へ 病気・くすり・くらし』ＮＰＯ法人コンボ（2008.6）

『こころの元気＋《プラス》』「眠れない時の工夫あれこれ」　高森信子監修　2007年7月号より

『第2版・あなたの力が家族を変える』高森信子著　ＮＰＯ法人コンボ（2008.11）

『知って安心メンタルヘルス12の福祉サービス』ＮＰＯ法人コンボ（2009.3）

『書き込み式 統合失調症対処講座』内野俊郎著　ＮＰＯ法人コンボ（2010.3）

『改訂新版・あせらず・のんびり・ゆっくりと』伊藤順一郎監修　ＮＰＯ法人コンボ（2010.11）

『ココ・カラ主義で減らす統合失調症治療薬の副作用』長嶺敬彦著　ＮＰＯ法人コンボ（2010.11）

『改訂第４版・統合失調症の薬がわかる本』八木剛平著　ＮＰＯ法人コンボ（2010.7）

『改訂版・こんなときにはどうするの？』こんなときにはどうするの？制作委員会編　ＮＰＯ法人コンボ（2009.8）

『正体不明の声 ～対処するための10のエッセンス～』原田誠一著　アルタ出版（2002.3）

『きみも声優になれる!!』神谷 明著　主婦の友社（1994.10）

（サイト）［リカバリーキャラバン隊］［QAシリーズ］http://recoverycaravan.blogspot.com/

中村ユキ（なかむら・ゆき）

1973年埼玉県生まれの大阪育ち。猪突猛進タイプの双子座O型。 百貨店を退職して上京。マンガ家に。
その後、知人の紹介で入ったアシスタント先の先輩であるタキと結婚する。
現在はフリーのマンガ家として、新媒体およびWeb上で活躍中。
特技は長時間のマシンガントークと引っ越し。
著書に『わが家の母はビョーキです』『わが家の母はビョーキです2（家族の絆編）』（ともにサンマーク出版）
『マンガでわかる!統合失調症 家族の対応編』『てんやわんやのトーシツ・ライフ』（ともに日本評論社）がある。

福田正人（ふくだ・まさと）

1958年栃木県生まれ。東京大学医学部卒業。
現在、群馬大学大学院医学系研究科神経精神医学教授。

マンガでわかる!統《とう》合《ごう》失《しっ》調症《ちょうしょう》

2011年 6 月10日　第1版第 1 刷発行
2023年 5 月31日　第1版第13刷発行

著　　者……中村ユキ

監　　修……当事者のみなさん　福田正人

発 行 所……株式会社 日本評論社

〒170-8474 東京都豊島区南大塚3-12-4

電話 03-3987-8621（販売）-8595（編集）

振替00100-3-16

印　　刷……株式会社KPSプロダクツ

製　　本……株式会社難波製本

ISBN978-4-535-98336-6 Printed in Japan

装丁・本文レイアウト……銀山宏子（スタジオ・シープ）